उच्च-शिखरीय भारतीय औषधीय पादप

उच्च-शिखरीय भारतीय औषधीय पादप

डॉ. अनिल कुमार धीमान

एम.एस.-सी., पी.एच.डी. एम.ए.,
एम.लिब.एस.-सी., बी. एड., पी.जी.डी.सी.ए.,
एफ.ए.पी.एस., एफ.ए.बी.एस.,
एफ.ई.एस., ए.पी.एस.आई

गुरूकुल काँगडी विश्वविद्यालय
हरिद्वार (उत्तराखंड), भारत

2018

दया पब्लिशिंग हाउस®
ऐस्ट्रल इंटरनेशनल (प्रा.) लिमिटेड
की इकाई
नई दिल्ली –110 002

प्रथम संस्करण, 2010

ISBN: 978-81-7035-642-4

प्रकाशक : **दया पब्लिशिंग हाउस®**
ऐस्ट्रल इंटरनेशनल (प्रा॰) लिमिटेड की इकाई
– ISO 9001:2008 Certified Company –
4736/23, अंसारी रोड, दरियागंज
नई दिल्ली-110002
दूरभाष 011-4354 9197, 2327 8134
ईमेल: info@astralint.com
वेबसाइट: www.astralint.com

भारत में प्रकाशित

सर्मपण

अपने दादा, दादी

श्री मंगतराम धीमान

व

श्रीमति गंगादेवी जी को

प्राक्कथन

आदि काल से ही मानव व्याधियों की चिकित्सा के लिए जड़ी–बूटियों का उपयोग करता रहा है। प्राचीन समय में ऋषि अपने आश्रम के आस–पास वाटिकाओं में पेड़–पौधों के अतिरिक्त कई औषधीय पौधे भी अवश्य उगाते थे, जिससे कि आवश्यकता पड़ने पर तुरन्त औषध तैयार करने में आसानी होती थी। भारतवर्ष में रोग निवारण के लिए पेड़–पौधों की उपयोगिता का प्रथम लिखित विवरण 3500–1800 वर्ष ईसा पूर्व रचित ग्रन्थ 'ऋग्वेद' में मिलता है किन्तु इसे पर्याप्त नही माना जा सकता हैं। इसके उपरान्त 'अथर्व वेद' में औषधीय पौधों के संग्रह, उपयोग एवं व्यवसाय का कोई विशेष प्रमाण उपलब्ध नही है। वेदों में लगभग 100 औषधीय पौधों (288 केवल अर्थववेद में ही राजीव कमल, 1988 के अनुसार) का वर्णन आया है। इसके बाद चरक संहिता (1000–800 ईसा पूर्व) में औषधीय वनस्पतियों के उपयोग, संग्रह आदि का समुचित वर्णन है। सुश्रुत संहिता (800–700 ईसा पूर्व) जो वास्तव में शल्य चिकित्सा का ग्रन्थ है, में भी औषधीय पौधों के तरह तरह के उपयोगों का वर्णन है। इसके अतिरिक्त औषधीय पौधों से सम्बन्धित आचार्य वाग्भट द्वारा रचित ग्रन्थ अष्टांग हृदय संहिता है, इन तीनों ग्रन्थों को 'बहुग्रंथी' कहा जाता है। इनमें लगभग 1500 औषधीय पौधों (600–700 के लगभग ठाकुर बलवन्त सिंह, 1999 के अनुसार) के नाम हैं जिनमें से 775 के आस–पास पौधों की वानस्पतिक नामों से ठीक–ठीक पहचान कर ली गई है।

प्रारम्भिक काल में चिकित्सा में वनस्पतियों का प्राकृतिक स्वरूप में ही उपयोग होता रहा क्योंकि मानव अधिक स्वाभाविक वातावरण में रहने तथा छोटे जनपदों, ग्रामों एवं वनों के समीप निवास करने के कारण चिकित्सोपयोगी वानस्पतिक समुदाय से भली प्रकार परिचित था, किन्तु विकास की निरन्तर प्रक्रिया के कारण वनस्पति सम्पदा से दूर रहने की परिस्थितियाँ उत्पन्न हुई एवं चिकित्सकों का वनस्पति जगत् से प्रत्यक्ष सम्बन्ध टूटने लगा। इस कमी को दूर करने के लिए अनेक भेषज संहिताओं एवं निघण्टु ग्रन्थों की रचना हुई जिनमें धन्वन्तरि निघण्टु, गुडूच्यादि निघण्टु, मदन–विनोद या मदन–पाल एंव भावप्रकाश निघण्टु प्रमुख हैं। बाद में अनेक आयुर्वेदाचार्यो, महर्षियों एवं अनुसंधान कर्ताओं ने औषधीय पौधों पर कार्य किया तथा 1877 में यू0 सी0 दत्त द्वारा 'मैटेरिया मैडिका ऑफ हिन्दूज' प्रकाशित की गई। 1889–91 में डब्लू0 डायमोक, सी0जे0एच0 वार्डन व डा0 हूपर द्वारा रचित 'फारमोकोपिया इण्डिका' प्रकाशित हुई। सन् 1933 ई0 में आर0एन0 चौपड़ा द्वारा लिखित 'इण्डिजिनस ड्रग्स ऑफ इंण्डिया', के0 आर0 कीर्तिकर व बी0डी0 बसु (1935) द्वारा रचित 'इण्डियन मेडिसिनल प्लान्ट्स', आर0एन0 चोपड़ा, एस0एल0 नायर व आई0सी0 चोपड़ा (1956) की 'ग्लॉसरी ऑफ मेडिसिनल प्लान्ट्स' आदि भारतीय चिकित्सा प्रणाली में औषधीय पौधों पर लिखे गये महत्वपूर्ण ग्रन्थ हैं।

उपरोक्त ग्रन्थों में अधिकतर उन पौधों का वर्णन किया गया है जो सामान्य रूप से उपलब्ध हैं और उनका प्रयोग जन–साधारण को सुलभ है। आज औषधोपयोगी या रोग–प्रतिरोधक क्षमता बढ़ाने एवं स्वास्थयवर्धक रूप में नित प्रतिदिन व्यवहार करने के लिए मात्र प्रमाणिक औषधपयोगी पौधों के प्रति ही नही बल्कि उन अनेक पौधों के प्रति जिन्हें भारत के आदिवासी व ग्रामवासी तरह तरह से खाते एंव रोगों से निवारण के लिए काम में लाते हैं, विश्व के लोगों की दिलचस्पी बढ़ रही है। यह बात धीरे धीरे प्रमाणित होती जा रही है कि भारत के आदिवासी व ग्रामवासी अपनी संतानों को पीढी दर पीढी वनों को प्रयोगशाला के रूप में प्रयोग करने तथा वनस्पति विविधता के बहुमुखी उपयोगों की जानकारी देते रहे हैं। अब तक प्राप्त आंकड़ों के अनुसार भारत में लगभग 2000 औषधीय पौधों की जातियाँ पाई जाती हैं, इनमें से अधिकतर मैदानी भागों की कम ऊँचाई वाले क्षेत्रों में पाई जाती हैं।

परन्तु अभी भी हमारे देश में कई ऐसे पेड़–पौधे हैं जो अधिक ऊँचाई (3000 मीटर या उससे ऊपर लगभग 6000 मीटर की ऊँचाई तक) पर प्राकृत रूप में उपलब्ध हैं और जिन पर बहुत कम कार्य हुआ है।

उच्च–ऊँचाई वाले क्षेत्रों में पाये जाने वाले पेड़–पौधों में भी बहुत से औषधीय गुणों वाले है, जिन्हे स्थानीय लोग पारम्परिक रूप से विभिन्न रोगों की मुक्ति के लिए प्रयोग करते आ रहे हैं। प्रमाणिक रूप से इनके औषधीय गुणों पर कम कार्य हुआ है और जितना हुआ भी है वह अधिकतर आंग्ल भाषा में उपलब्ध है। इसी को ध्यान में रखते हुए प्रस्तुत पुस्तक *उच्च–शिखरीय भारतीय औषधीय पादप* में कुछ ऐसे ही पेड़–पौधों का वर्णन किया गया है, जो 3000 मीटर या उससे ऊपर लगभग 6000 मीटर की ऊँचाई पर मिलतें हैं और जिन्हें स्थानिक लोग काफी समय से औषधीय रूप में प्रयोग करते आ रहे हैं। इनमें से कुछ पहले ही भारतीय चिकित्सा पद्यति अर्थात आयुर्वेद में सम्मिलित हैं, परन्तु अधिक मात्रा में यहाँ पाये जाने वाले पौधों पर प्रमाणिकता सिद्ध करके उन्हे भारतीय चिकित्सा पद्यति में समाविष्ट करने की आवश्यकता है।

इस पुस्तक को तैयार करने में प्रत्यक्ष व अप्रत्यक्ष रूप से अनेक स्त्रोतों का सहारा लिया गया है और कुछ बाहय स्त्रोतों से फोटोग्राफ भी लिए गये हैं। जिन–जिन लेखकों की कृतियों का प्रयोग किया गया है, लेखक उनके प्रति अपना आभार प्रकट करता है। जहाँ तक परोक्ष रूप से सहायता का प्रश्न है, लेखक प्रो0 पुरूषोत्तम कौशिक जी विभागाध्यक्ष, गुरूकुल काँगड़ी विश्वविद्यालय हरिद्वार व डा0 एस0 के0 गुप्ता जी, अवकाश प्राप्त विभागाध्यक्ष, वनस्पति विज्ञान विभाग, डी0ए0वी0(पी0जी0) कालेज, मुजफ्फरनगर का आभारी है, जिन्होने इस पुस्तक को अधिक उपयोगी बनाने में अपने अमूल्य सुझाव दिये। लेखक अपने पुस्तकालय विज्ञान के वरिष्ठ साथी श्री सुरेशचन्द सिन्हा, अवकाशप्राप्त पुस्तकालय अधिकारी, केन्द्रिय भवन अनुसंधान संस्थान, रूड़की व अपने साथी श्री सुशील कुमार शर्मा, केन्द्रिय पुस्तकालय, भारतीय तकनीकी संस्थान, रूड़की का भी आभारी है, जिन्होने मुझे इस विषय पर सामग्री जुटाने मे सहयोग दिया।

इस पुस्तक की रूप रेखा व कृति लिखते समय मुझे अपनी पिछली कृतियों की भाँति इसमें भी अपने माता–पिता श्री रामलाल धीमान व श्रीमती कमला देवी जी का आशीर्वाद सदैव प्राप्त रहा। इन्हीं के आशीर्वाद की बदौलत यह कृति पाठकों की सेवा में अर्पित है। लेखक अपने प्रिय पुत्र चिरंजीव अमन कुमार का भी आभारी है जिसे वह इस कार्य को करते समय पूरा पित्रवत् स्नेह नहीं दे पाया। लेखक अपनी पत्नी श्रीमती यशोदा रानी जो लेखक के साथ पुस्तकालय विज्ञान के क्षेत्र में कई पुस्तकें लिख चुकी है, का भी आभारी है जिसने लेखक को दैनिक कार्यो से निवृत्त रख कर इस कार्य को शीघ्र अति–शीघ्र पूरा कराने में अपनी पूर्ण पत्नीत्व की भूमिका निभाई।

अन्त में लेखक दया पब्लिशिंग हाउस, दिल्ली के प्रति भी आभार प्रकट करता है, जिसने इस पुस्तक को लिखने का सौभाग्य प्रदान कर इसे पाठकों के सम्मुख रखने का अवसर दिया। पुस्तक को और अधिक उपयोगी बनाने हेतु सुझावों का स्वागत है, उन्हें पुस्तक के अगले संस्करण में सम्मिलित करने का प्रयास किया जायेगा। यह कृति पाठकों की सेवा में प्रस्तुत है। पाठकगण इससे लाभान्वित हो सकेगें, ऐसा लेखक का विश्वास है।

डॉ0 अनिल कुमार धीमान
सूचना वैज्ञानिक
गुरूकुल काँगड़ी विश्वविद्यालय,
हरिद्वार, उत्तराखंड (भारत)

विषय सूची

विषय सूची

अध्याय 1

परिचय

प्रकृति ने भारत को एक अखंण्ड भौगोलिक इकाई का रूप दिया है, तीन ओर अभेद्य पर्वतीय दीवार तथा एक ओर असीम सागर से घिरा एक गहरा समुद्र। भारत एक महादेश है और उसका भौगोलिक विस्तार विषुवत रेखा के उत्तर में 8°4° उत्तरी अक्षांश से लेकर 37°6° उत्तरी अक्षांश तथा 68° 7°, पूरबी देशान्तर से 97° 25° पूरबी देशान्तर के बीच है। कर्क रेखा भारत को लगभग दो समान भागो में विभाजित करती है। भारत की विशालता का अनुमान इस तथ्य से ही लगाया जा सकता है कि पूरब से पश्चिम को इसका विस्तार 2,977 किलोमीटर और उत्तर से दक्षिण को 3,219 किलोमीटर है। देश की स्थलीय सीमा 15,168 किलोमीटर और समुद्री सीमा 5,689 किलोमीटर है। भारत का क्षेत्रफल 32,76,141 वर्ग किलोमीटर है। भारत की स्थलीय सीमा पर उत्तर में नेपाल और तिब्बत (चीन) देश है, पश्चिम में पाकिस्तान और पूर्व में बंगला देश तथा म्यान्मार (बर्मा) के स्वतन्त्र देश हैं।

हिन्द महासागर के सिरहाने स्थित इस देश की स्थिति अत्यन्त उपयोगी है। भारत के निर्माण में हिमालय की श्रृंखलाओं का सबसे महत्वपूर्ण योगदान है, जो देश के उत्तर–पश्चिम से दक्षिण–पूरब को फैली है। मध्य एशिया से समय–2 पर यह एशिया के हृदयस्थल 'पामीर की गाँठ' द्वारा मध्य एशिया के पर्वतों–हिन्दूकोह, कराकोरम, कुनलुन, तीनशान आदि से सम्बन्धित है। इसकी औसत ऊँचाई 6,700 मीटर है और इसके उत्तर में तिब्बत का सर्वोच्च

पठार तथा दक्षिण में सतलुज, गंगा व ब्रह्मपुत्र का विशाल मैदान स्थित है। एशिया में 6,500 मीटर से अधिक ऊँची 94 चोटियों में से 92 चोटियाँ इसी पर्वतीय प्रदेश में स्थित है।

भारत में वार्षिक ऋतुओं का अत्यधिक महत्व हैं क्योंकि जन–जीवन की स्वरलहरी की गतिविधि का आधार ऋतुएँ ही हैं। भारतीय परम्परा के अनुसार बसन्त, ग्रीष्म, पावस, बरसात, शरद तथा हेमन्त छः ऋतुएँ हैं। साधारणतया सर्दी, गर्मी तथा वर्षा तीन ही ऋतुएँ मानी जाती है, पर भारत सरकार के अन्तरिक्ष विभाग ने भारतवर्ष को निम्नांकित ऋतुओं में बाँटा है :–

(अ) उत्तर–पूर्वी मानसून की ऋतुएँ–

(1) शीत ऋतु (जनवरी–फरवरी तक)

(2) ग्रीष्म ऋतु (मार्च से मध्य जून तक)

(ब) दक्षिण–पश्चिमी मानसून की ऋतुएँ–

(3) वर्षा ऋतु (मध्य जून से मध्य सितम्बर तक)

(4) वापसी मानसून की ऋतु (मध्य सितम्बर से दिसम्बर तक)

(1) शीत ऋतु

इस समय सूर्य की किरणें दक्षिणी गोलार्द्ध में मकर रेखा पर लम्बवत् होती है, फलस्वरूप उत्तरी गोलार्द्ध में शीत ऋतु होती है। जनवरी के महीने में भारत में शीतकाल की दशाएँ होती है और तापक्रम अपेक्षाकृत नीचा होता हैं। समताप रेखाओं को देखने से ज्ञात होता है कि इस समय तापक्रम का वितरण प्रायः अक्षांशीय रहता है और समताप रेखाएँ पूर्व से पश्चिम को जाती है। तापक्रम उत्तरी भारत में विशेष रूप से नीचा हो जाता है। उत्तरी पहाड़ी घाटियों में प्रायः हिमपात होता है और पंजाब का औसत तापक्रम लगभग 10° सें0ग्रे0 रहता है। गंगा की घाटी का भी औसत तापक्रम 16° सें0गे0 से अधिक नही होने पाता, यद्यपि डेल्टा की ओर तापक्रम कुछ अधिक रहता है। दक्षिणी भारत में उत्तर की अपेक्षा कुछ अधिक तापक्रम रहता है और इसकी औसत मात्रा 26° सें0गे0 रहती है। त्रिवेन्द्रम का तापक्रम 22°सें0गे0 तथा चेन्नई (मद्रास) का 24° सें0गे0 रहता है। तापक्रम के इस वितरण के फलस्वरूप उत्तरी भारत के मैदानी भाग में कभी–कभी पाला भी पड़ता है और प्रायः

खेतों पर सवेरे घना कुहरा छाया दिखाई देता है। पहाड़ी क्षेत्रों में हिमपात होता है। दक्षिणी भारत की स्थिति बिल्कुल भिन्न रहती है क्योंकि यहाँ तापक्रम काफी ऊँचा रहता है।

उत्तरी भारत में तापक्रम कम होने के कारण शीत ऋतु में यहाँ उच्चभार क्षेत्र बन जाता है। दक्षिण में, विशेषकर हिन्दमहासागर के गर्म भागों में इस समय निम्नभार रहता है। फलस्वरूप हवाएँ उच्चभार क्षेत्र से निम्नभार की ओर चलती हैं। वायुभार का घटाव अधिक तेज नहीं होता और सम–वायुभार रेखाएँ प्रायः निकट–2 नही होती, जिसका परिणाम यह होता है कि हवाएँ कहीं भी बहुत तेज नही चलती। केवल समुद्र तट के निकट यह सम–वायुभार रेखाएँ कुछ मुड़ी हुई तथा कुछ निकट–निकट होती है, फलस्वरूप यहाँ तेज हवाएँ चलती हैं। इन हवाओं की दिशा उत्तरी मैदान में पश्चिमी तथा उत्तर–पश्चिमी बंगाल में उत्तरी तथा बंगाल की खाड़ी व देश के अन्य भाग में उत्तर–पूर्वी होती है।

इस ऋतु में हवाएँ प्रायः स्थल की ओर से आती हैं और यही कारण है कि इनमें आर्द्रता नही होती और यह वर्षा नहीं कर सकती है। उत्तरी भारत में मौसम विशेष रूप से सुहावना होता है। आकाश सर्वत्र स्वच्छ रहता है। सम्पूर्ण भारत में 10 प्रतिशत से अधिक मेघाच्छादन नही होता। अपेक्षित आर्द्रता बहुत ही कम होती है। सामान्यता देश का अधिकतर भाग इन हवाओं द्वारा वर्षा नही कर पाता है, केवल बंगाल की खाड़ी को पार कर जहाँ इन हवाओं की दिशा उत्तर–पूर्व हो जाती है। यह हवाएँ जब भारत के दक्षिण–पूर्वी तट पर पहँचती है तो समुद्र से होकर गुजरने के कारण कुछ नमी ले लेती है और मद्रास के निकटस्थ क्षेत्रों में वर्षा करती है। मद्रास, दक्षिणी आन्ध्र प्रदेश, दक्षिण–पूर्वी मैसूर एवं दक्षिण–पूर्वी केरल में इन हवाओं से प्रायः मजे की वर्षा होती है। तट के निकट प्रायः 86 सें0मी0 वर्षा होती है। परन्तु पश्चिम की ओर यह मात्रा घटती जाती है और अन्त में केवल 12 सें0मी0 ही रह जाती है। मद्रास–तट पर ये हवाएँ अचानक सम–वायुभार रेखाओं के निकट होने के कारण काफी तेज हो जाती हैं और झंझावातीय वर्षा करती हैं जिससे कभी – 2 नदियों में बाढ़ आदि भी आ जाती है।

शीत ऋतु में उत्तरी भारत में विशेषकर उत्तर–पश्चिमी भाग में कुछ शीतोष्ण कटिबन्धीय चक्रवात भी अपना प्रभाव डालते हैं। इन चक्रवातों की

उत्पत्ति प्रायः भूमध्य सागरीय क्षेत्रों में होती है, और यह ईरान, अफगानिस्तान, पाकिस्तान की यात्रा करते हुए यहाँ तक पहुँचते हैं। कभी–कभी यह चक्रवात अपनी यात्रा में कुछ दक्षिण की ओर मुड़ जाते हैं और फारस की खाड़ी तथा अरब सागर के ऊपर से होकर गुजरते हैं। इस समय यह कुछ वाष्प ग्रहण कर लेते हैं, फलस्वरूप इनमें वर्षा करने की क्षमता बढ़ जाती है। गर्म प्रदेश से उत्तर–पश्चिमी भारत की ओर बहने वाली यह ठंडी हवा की धाराएँ ठंडी होकर वर्षा करती है। पंजाब व पश्चिमी उत्तर प्रदेश में इन चक्रवातों से प्रायः12 सें0मी0 तक वर्षा प्राप्त हो जाती है जो इस शुष्क ऋतु में विशेष महत्वपूर्ण हैं। इन चक्रवातों का आगमन अचानक होता है और मौसम अचानक बदल जाता है। गेंहूँ की खेती के लिए इस चक्रवातीय वर्षा का विशेष महत्व है।

(2) ग्रीष्म ऋतु

मार्च के महीने से सूर्य के भूमध्यरेखा पर आते ही तापक्रम बढ़ना प्रारम्भ हो जाता है। अचानक तापक्रम में परिवर्तन होता है, और ऊँचे तापक्रम, तेज धूप तथा स्वच्छ आकाश के कारण ऋतु में तीव्र परिवर्तन होता है। मार्च से मई तक तापक्रम बराबर बढ़ता रहता है। दक्षिणी भारत के भीतरी भागों में मार्च से मई तक तापक्रम बढ़कर 38° सें0ग्रे0 हो जाता है। मई के महीने तक, जब सूर्य उत्तर की ओर बढ़कर कर्क रेखा के निकट आ जाता है, प्रायद्वीपीय भाग में तापक्रम 41° से0ग्रे0 के लगभग रहता है। पर उत्तरी भारत में तापक्रम अधिक बढ़ जाता है। गंगा के मैदान में प्रायः 43° से0ग्रे0 से 49° सें0गे0 तापक्रम का अनुभव होता है। रात में दिन की अपेक्षा गर्मी कम होती है। कही–कहीं तो दैनिक तापान्तर 16° से0ग्रे0 से 22° सें0ग्रे0 तक रहता है। ज्यों–ज्यों तट से भीतर की ओर दक्षिण से उत्तर की ओर बढ़ते जाते हैं, तापान्तर बढ़ता जाता है।

मार्च में तापक्रम में अचानक परिवर्तन के फलस्वरूप वायुभार में परिवर्तन हो जाता है और इसका परिणाम यह होता है कि स्थानीय हवाएँ शीत–ऋतु की अपेक्षा कुछ तेज हो जाती है। पर वायुभार सम्बन्धी दशाएँ बहुत अधिक परिवर्तित नही होती, और उत्तर के मैदानी भाग में पछुवा हवाएँ ही चलती रहती हैं। ग्रीष्म–ऋतु के आरम्भ में अरब सागर और

बंगाल की खाड़ी में तापक्रम अपेक्षाकृत कम होने के कारण वायुभार कुछ बढ़ जाता है और पश्चिमी घाट की तरफ पश्चिम से और बंगाल की खाड़ी के आस–पास दक्षिण से हवाएँ चलने लगती है। यह हवाएँ अचानक वायुभार के परिवर्तन के कारण कभी–कभी तेजी से चलती है और अल्प मात्रा में वर्षा भी करती है। यह कुछ उष्ण कटिबंधीय चक्रवातों के प्रारम्भिक रूप होते हैं। मई के महीने में उत्तरी भारत में तापक्रम बढ़ने के साथ ही वायुभार घटता है और वायुभार के तेज घटाव के फलस्वरूप तेज चलने वाली हवाएँ उत्पन्न होती है। उत्तरी मैदान में, दिन में काफी तेज हवाएँ चलती हैं और आकाश धूल से भर जाता है। इन तेज, गर्म–गर्म हवाओं को 'लू' कहते हैं। दिन में दस बजे के बाद लू के कारण लोगों का घर से बाहर निकलना मुश्किल हो जाता है और शाम को प्रायः 5 बजे तक यही दशा रहती है। कभी–कभी तो रात को भी यह गर्म हवाएँ चलती रहती हैं। मैदानी भाग में प्रतिवर्ष भयंकर गर्मी एवं लू से काफी लोग मर जाते हैं। इस ऋतु में बंगाल में दोपहर के बाद प्रायः तेज आँधियों के रूप में हवाएँ चलती हैं। इन्हें काल बैसाखी (North-Westers) कहते हैं। इन भयंकर हवाओं के साथ–साथ कभी–कभी अचानक तेज वर्षा भी हो जाती है। ये हवाएँ बहुत विध्वंसकारी होती है और जन–धन की विशेष हानि करती हैं। तेज तूफानी हवाएँ उत्तरी भारत में भी कभी–कभी 115 किलोमीटर प्रतिघंण्टा तक के वेग से चलती हैं। ग्रीष्म ऋतु में प्रायः वर्षा नहीं होती। प्रारम्भ में मार्च के महीने में जब अचानक तापक्रम व वायुभार की दशाएँ बदलती हैं, उत्तरी भारत में तेज आंधियों के साथ कभी–कभी ओले भी पड़ जाते हैं। इन ओलों से रबी की पकी हुई फसल को काफी हानि पहुँचती है। पंजाब, पश्चिमी उत्तर प्रदेश और आसाम में प्रायः इस प्रकार के ओले पड़ने की सम्भावना बनी रहती है। मई में अरब सागर एवं खाड़ी से हवाएँ स्थल की ओर चलने लगती है, तो फुहारों के रूप में यह 12 सेमी. तक वर्षा करती है। यह वर्षा आम पकने के लिए विशेष उपयोगी है, इसलिये इसे आम की बौछार कहते हैं। उत्तरी भारत के भीतरी भागों में इस प्रकार की वर्षा नहीं होती, और यदि होती भी है तो काफी देर में इन हवाओं का अस्पष्ट प्रभाव समुद्र–तट के भीतर केवल कुछ भागों तक पड़ता है।

(3) वर्षा ऋतु

जून के महीने में सूर्य की किरणें कर्क रेखा पर लम्बवत् होती हैं, जो भारत के बीच से गुजरती है। परिणामतः तापक्रम काफी ऊँचे हो जाते हैं। ग्रीष्म ऋतु का चरम उत्कर्ष मई के महीने में पहुँचता है जब उत्तरी भारत का तापक्रम 43–49º से.ग्रे. तक पहुँच जाता है। इस ऊँचे तापक्रम का परिणाम यह होता है कि जिस प्रदेश में शीत ऋतु में उच्चाभार क्षेत्र बना था, ग्रीष्म ऋतु के अन्त तक, एवं वर्षा ऋतु के आरम्भ में एक निम्नभार का क्षेत्र बनता है। यह निम्न भार पंजाब के निकट भारत के उत्तरी–पश्चिमी भाग में बन जाता है। इस समय दक्षिण के समुद्री भागों में अपेक्षाकृत कम तापक्रम होने के कारण अधिक वायुभार की पेटी पाई जाती है। भूमध्यरेखा के निकट स्थित निम्न वायुभार की पेटी क्षीण पड़ने लगती है, और अन्त में नष्ट हो जाती हैं। दक्षिणी हिन्द महासागर में इस समय मेडागास्कर के निकट, एवं आस्ट्रेलिया के पश्चिमी तट के निकट उष्ण कटिबन्धीय उच्चभार क्षेत्र बन जाता है और हवाएँ तेजी से ऊपर की ओर चलने लगती हैं। दक्षिणी–पूर्वी व्यापारिक हवाएँ भी अवरोध के अभाव में भूमध्य रेखा को पार करके उत्तर में आ जाती हैं और पृथ्वी की गति के कारण उत्तर–पूर्व की ओर मुड जाती हैं। इन हवाओं का प्रवेश भारत में दक्षिण–पश्चिमी मानसून हवाओं के रूप में होता है।

दक्षिण के समुद्री भाग से आने वाली मानसूनी हवाएँ जब महाद्वीपीय भारत के दक्षिण में पहुँचती हैं, तो देश की रचना के कारण वे दो भागों में विभक्त हो जाती हैं–अरब सागर की शाखा और बंगाल की खाड़ी की शाखा। इनका विवरण इस प्रकार हैः

(अ) अरब सागर की शाखा

दक्षिण–पश्चिमी मानसून की यह शाखा अरब सागर को पार करके सबसे पहले जून के प्रारम्भ में ही पश्चिमी घाट की पहाड़ियों से टकराती है। यह मुम्बई के निकट अपना सबसे पहले प्रहार करती है और यही कारण है कि पश्चिमी घाट के पहाड़ों को पार करने के प्रयत्न में इन्हें ऊपर उठना पड़ता है जिसके फलस्वरूप ये हवाएँ ठंडी होकर वर्षा करती हैं। पश्चिमी ढालों पर जो, समुद्र से आने वाली हवाओं के सम्मुख पड़ते

हैं, प्रायः 380 सेमी. तक वर्षा होती है। महाबलेश्वर में इन हवाओं से 650 सेमी. वार्षिक वर्षा होती है। पहाड़ी ढालों से तट की ओर वर्षा की मात्रा घट जाती है, इसी कारण मुम्बई में, जो पहाड़ों से कुछ दूर तट पर स्थित है, केवल 178 सेमी. वर्षा होती है। जब पश्चिमी घाट के पहाड़ों को पार कर, यह हवाएँ पूर्व की ओर मुड़ती हैं, तो इनकी नमी घट जाती है और वर्षा करने की शक्ति क्षीण हो जाती है। पहाड़ों के पूर्व में तो इन हवाओं से नाममात्र की ही वर्षा हो पाती है, क्योंकि वृष्टिछाया प्रदेश में ये हवाएँ पहाड़ों की चोटी से नीचे उतरती होती हैं और गर्म होने लगती हैं। ये यहाँ वर्षा नहीं करतीं और आगे बढ़ जाती हैं। कुछ दूर और हट कर ये हवाएँ पठारी भाग पर नीचे उतरती हैं और कुछ वर्षा करती हैं। इन हवाओं द्वारा वर्षा की विविधता का स्पष्टीकरण इस बात से हो जाता है कि मंगलौर में जो पश्चिम के घाट पर स्थित है, वर्षा ऋतु में 208 से.मी. होती है, बंगलौर में जो पहाड़ों के पूर्व के स्थित है 50 से.मी. वर्षा होती है। पूर्वी तट पर स्थित चेन्नई (मद्रास) में जहाँ ये हवाएँ पहुँचते–पहुँचते अस्तित्वहीन होने लगती हैं, 38 से.मी. से भी कम वर्षा होती है।

अरब सागर से चलने वाली हवाओं की एक शाखा पश्चिमी घाट के पहाड़ों के उत्तर नर्मदा और ताप्ती की घाटियों से होकर भारत के मध्यवर्ती भाग की ओर तेजी से बढ़ती है। यहाँ तट के निकट कोई अवरोध न होने के कारण ये हवाएँ भीतर तक चली जाती हैं और दक्षिण के पठारी भाग की अपेक्षा अधिक वर्षा करती हैं। नागपुर में इन हवाओं से लगभग 90 से.मी. वर्षा होती है।

अरब सागरीय पश्चिमी मानसून हवाओं की उत्तरी शाखा गुजरात एवं कच्छ से होकर उत्तर–पूर्व की ओर बढ़ जाती है। गुजरात एवं काठियावाड़ में जहाँ इन हवाओं के मार्ग में पहाड़ियाँ पड़ती हैं, कुछ वर्षा हो जाती है। अरावली की पहाड़ियों के दक्षिण–पश्चिमी भागों पर ये हवाएँ कच्छ को पार करके थार के मरुस्थल से होकर उत्तर–पूर्व की ओर जाती हैं। ये यहाँ कोई अवरोध न होने के कारण वर्षा नहीं करतीं। साथ ही अधिक शुष्क गर्म रेतीली धरातल होने के कारण इनकी भाप धारण करने की शक्ति भी कम हो जाती है, और हवाएँ शुष्क हो जाती हैं, जिसके फलस्वरूप पंजाब में ये कभी–कभी नाममात्र की वर्षा करती हैं।

(ब) बंगाल की खाड़ी की शाखा

दक्षिण–पश्चिमी मानसूनी हवाओं की पूर्वी शाखा बंगाल की खाड़ी को पार करके भारत के पूर्वी भागों में प्रवेश करती है। यहाँ ये हवाएँ भाप से लदी हुई होती हैं और आसाम के बीच में स्थित गारो, खासी और जयन्तिया की पहाड़ियों से पूर्व से पश्चिम को फैले क्रम से टकराती है, और वर्षा करती हैं। यहाँ पर स्थित चेरापूँजी स्थान पर औसत 1988 से.मी. वार्षिक वर्षा होती है। चेरापूँजी पादस्थल पर स्थित है, जिसके तीन ओर लगभग 1,500 मीटर से अधिक ऊँची पहाड़ियाँ हैं। यहाँ दक्षिण से आने वाली भाप भरी हवाओं को निकलने का मार्ग नहीं मिल पाता, और वे यहाँ इस घोड़े की नाल के समान घाटी के भीतर घुसकर घनघोर वर्षा करती हैं। यहाँ एक वर्ष में 2,300 से. मी. वर्षा हुई देखी गई है, जिसमें से लगभग 1,270 से.मी. वर्षा केवल 2 महीनों में होती पाई गई है। पर इन पहाड़ियों के उत्तर में वृष्टिछाया प्रदेश में वर्षा की मात्रा काफी कम हो जाती है। दक्षिण में भी पहाड़ी ढ़ालों पर ही थोड़ी दूर पर वर्षा की मात्रा घट जाती है। चेरापूँजी से 40 किलोमीटर दक्षिण में स्थित सिलहट नगर में वर्षा ऋतु में 270 से.मी. वर्षा होती है और उत्तर में गुवाहाटी में इन हवाओं से वर्षा ऋतु में केवल 110 से.मी. वर्षा होती है।

असोम के उत्तर–पूर्वी भाग में भी वर्षा अधिक होती है, क्योंकि ब्रह्मपुत्र की घाटी तीन ओर से ऊँचे पहाड़ों–पूर्वी हिमालय एवं नागा पहाड़ियों से घिरी है। मानसूनी हवाएँ इन पर्वतों को पार न कर सकने के कारण यहाँ घोर वर्षा करती है, जिसकी मात्रा लगभग 380 से.मी. होती है।

उत्तरी भारत में बंगाल की खाड़ी से आने वाली मानसूनी हवाओं की दिशा बदल कर पूर्व एवं पश्चिम की ओर दक्षिण–पूर्व हो जाती है क्योंकि जब ये हवाएँ उत्तर की ओर बढ़ती है, तो हिमालय की ऊँची श्रेणियाँ इन्हें पार नहीं जाने देतीं। ये यहाँ टकराकर फूट पड़ती हैं और इनसे घनघोर वर्षा होती है। मजबूर होकर हिमालय की श्रृंखला के सहारे ये पश्चिम को मुड़ जाती हैं। चूँकि गंगा के किनारे मैदानी भाग में इन्हें कोई विशेष अवरोध नहीं मिलता, अतः पंजाब तक बढ़ती चल जाती हैं। ज्यों–ज्यों हम पश्चिमी भारत की ओर बढ़ते हैं, वर्षा की मात्रा कम होती जाती है। हिमालय के दक्षिणी ढालों पर ये हवाएँ अधिक वर्षा करती हैं और ज्यों–ज्यों हम प्रायद्वीपीय भारत की ओर बढ़ते हैं, वर्षा की मात्रा कम होती जाती है। इसका प्रमाण यह है कि औसतन

वर्ष में कोलकाता 120 से.मी., पटना 104 से.मी., इलाहाबाद 86 से.मी. और दिल्ली 56 से.मी. वर्षा प्राप्त करते हैं। परन्तु इन्हीं क्षेत्रों के पहाड़ी भागों में अधिक वर्षा होती है। दार्जिलिंग 260 से.मी. मसूरी 206 से.मी. और शिमला इन्हीं हवाओं से वर्षा ऋतु में 180 से.मी. वर्षा प्राप्त करते हैं।

बंगाल की खाड़ी की मानसूनी हवाओं की एक शाखा गंगा की ऊपरी घाटी वाली शाखा से अलग होकर दक्षिण की ओर चम्बल घाटी की ओर बढ़ती है। पर ज्यादा आगे तक नहीं जा पाती, और थोड़ी वर्षा अरावली के पूर्वी ढालों पर करती है। एक शाखा प्रारम्भ से ही उत्तरी उड़ीसा एवं आन्ध्र–तट से होकर छोटा नागपुर के पठार एवं पूर्वी घाट के पहाड़ों के उत्तरी भाग में वर्षा करती है।

(4) वापसी मानसून की ऋतु

लगभग सारे भारत में वर्षा अपना प्रभाव डालती है। ग्रीष्म ऋतु की जलती हुई धरती, वर्षा की फुहारें एवं मूसलाधार बौछारें पाकर ठंडी हो जाती हैं और तापक्रम कुछ नीचे गिरने लगता है। सूर्य भी सितम्बर में कर्क रेखा से दक्षिण की ओर हटकर भूमध्य रेखा पर आ जाता है। अक्टूबर के महीने में जैसे ही सूर्य कुछ और दक्षिण की ओर हटता है, भारत के तापक्रम में विशेष कर उत्तरी भारत के तापक्रम में तेजी से कमी होती है और यहाँ का निम्नभार क्षेत्र समाप्त हो जाता है। बंगाल की खाड़ी तथा अरब सागर से कुछ तापक्रम की अधिकता के कारण निम्नभार उत्पन्न हो जाता है, फलस्वरूप जो मानसूनी हवाएँ उत्तर–पश्चिमी भीतरी भाग की ओर बढ़ रही थी, उनकी शक्ति क्षीण हो जाती है तथा उन्हें लौटना पड़ता है क्योंकि वायुभार सम्बन्धी दशाएँ विपरीत हो जाती हैं। सितम्बर के मध्य में ही पंजाब व निकटस्थ क्षेत्रों से मानसूनी हवाएँ लौटने लगती हैं और अक्टूबर के अंत तक यह उन्हीं स्थानों तक सीमित रह जाती हैं और इनका वर्षा ऋतु के आरम्भ में पहले–पहले आगमन हुआ था अर्थात् बंगाल की खाड़ी एवं समुद्र तट के निकट।

उत्तर–भारत में जैसे ही मानसून वापस होना प्रारम्भ होता है, आकाश स्वच्छ हो जाता है, बादल समाप्त हो जाते हैं, तापक्रम कुछ हल्का सा बढ़ा हुआ ज्ञात होता है और ऋतु साफ हो जाती है। यह थोड़ी गरमी खरीफ की

फसल के पकने में सहायक होती है और इस खुले मौसम में जाड़ा प्रारम्भ होने से पहले ही किसान अपनी रबी फसल बो लेते हैं।

लौटती हुई ये मानसून हवाएँ भारत के पूर्वी तट पर अपना प्रभाव डालती हैं। सुदूर उत्तर–पश्चिम से लौटकर ये हवाएँ नवम्बर के महीने में पहुँचती है, और तट पर पहुँचने के पूर्व ही ये हवाएँ बंगाल की खाड़ी को पार करते समय कुछ नमी ले लेती हैं। परिणाम यह होता है कि इन हवाओं से चेन्नई (मद्रास) के पूर्वी तट पर लगभग 50 से.मी. वर्षा होती है। यह मात्रा पश्चिम की ओर घटती जाती है। लौटती हुई मानसून हवाओं की यह वर्षा ॠतु की उत्तर–पूर्वी हवाओं से होने वाली वर्षा से पहले ही हो जाती है।

अक्टूबर से दिसम्बर तक के समय में जब मानसून वास्तव में लौटता रहता है, बंगाल की खाड़ी के दक्षिण भाग में अंडमान द्वीप समूहों के निकट के कुछ उष्ण कटिबन्धीय चक्रवात भी उत्पन्न होते हैं। यह चक्रवात पश्चिम की ओर से चलकर उत्तर व उत्तर–पूर्व की ओर मुड़ जाते हैं और इस प्रकार आन्ध्र प्रदेश, उड़ीसा व बंगाल के तट पर अपना प्रभाव डालते हैं। इनसे अल्प मात्रा में वर्षा भी होती है पर वास्तव यह चक्रवात अप्रैल में प्रारम्भ होने वाले उष्ण कटिबन्धीय चक्रवातों के अन्तिम रूप में रहते हैं। अरब सागर में यह चक्रवात उत्पन्न अवश्य होते है पर बंगाल की खाड़ी की अपेक्षा कम उत्पन्न होते है और इनकी दिशा प्रायः तट के समानान्तर उत्तर–पश्चिम को होती है, जिससे स्थलीय भागो में इनका कोई असर नही पड़ता हैं।

भारत के वनस्पति प्रकार
(Vegetation types of India)

भारत वृहद विविधता का क्षेत्र है, जहाँ विश्व की कुल 2 प्रतिशत भूमि पर, विश्व की 7.1 प्रतिशत जीवित जातियाँ पायी जाती है। भारत, विश्व के 12 प्रमाणित विशाल जैव–विविधता वाले क्षेत्रों में से एक है व विश्व की मान्य 18 अत्तप्य स्थलों (Hot Spots) में से दो, पूर्वी हिमालय व पश्चिमी घाट, भारत में ही है। अनुमानतः देश में पौधों की 48,000 प्रजातियां (विश्व के पादपों का 11 प्रतिशत) पायी जाती हैं। जलवायु और संगठन के आधार पर

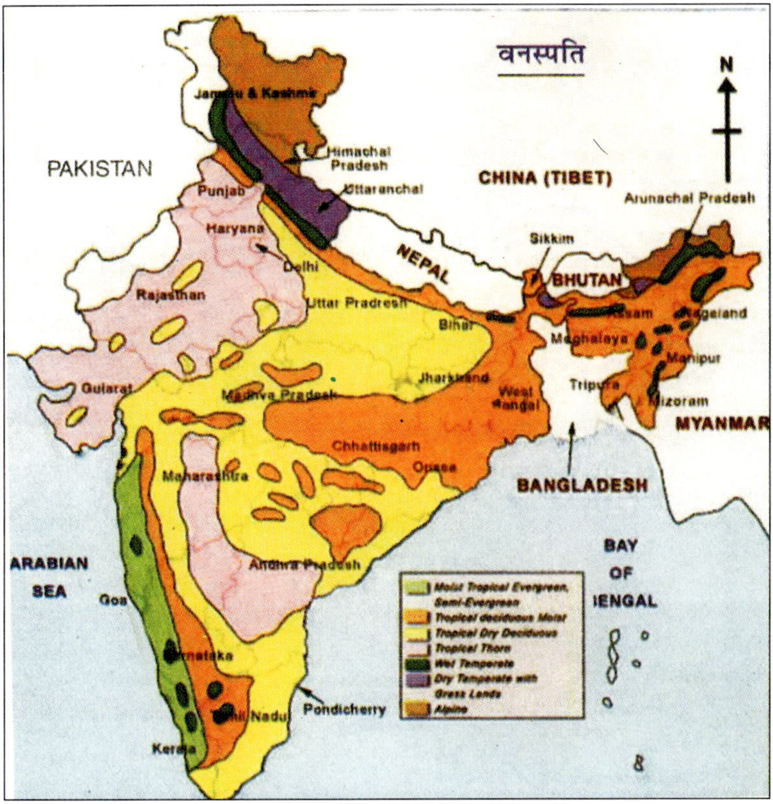

मानचित्रः भारत के वनस्पति क्षेत्र

भारत के वानस्पतिक समुदायों का वर्गीकरण चैम्पियन और सेठ (1967, 1972) ने निम्न प्रकार से किया है –

1. उशण आर्द्र सदाबहार वन

(Tropical Humid Evergreen Forests)

उष्ण कटिबंधी तथा उपोष्ण कटिबंधी क्षेत्र में वर्षा की अधिकता (150 से.मी.) वाले क्षेत्रों में सदाबहार वन पाये जाते हैं, जिनमें सघन वृक्ष, 20 मी. या अधिक उँचाई वाले और सदैव पत्तियों से लदे रहते हैं। इन वनों में लताएँ,

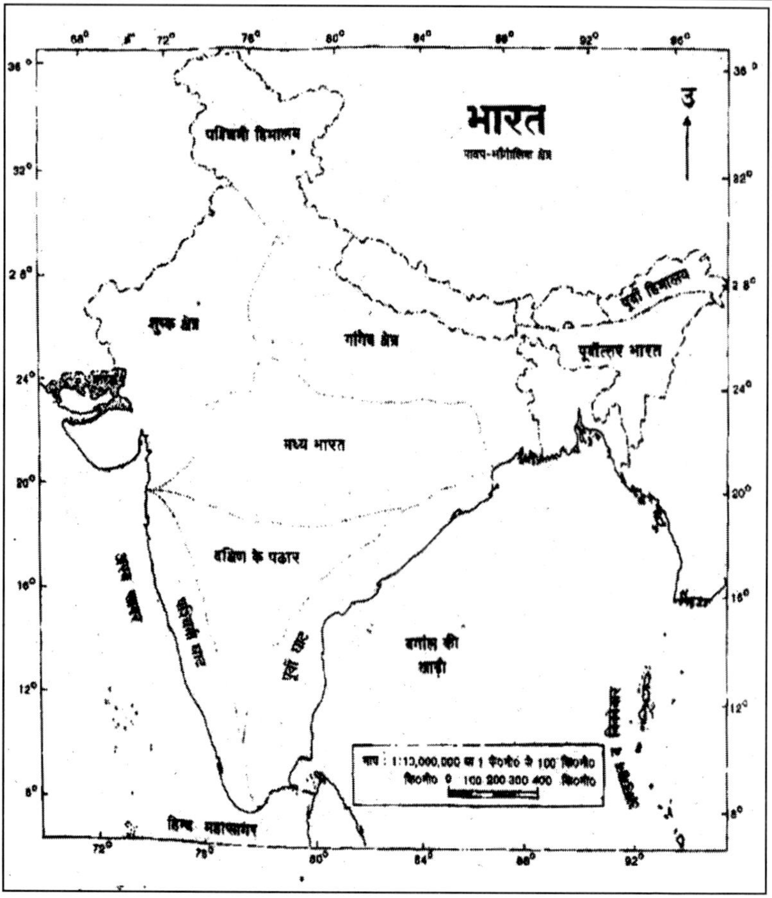

मानचित्रः भारत के भौगोलिक क्षेत्र

अधिपादप फर्न, झाड़ियाँ और शाकीय पौधे भी बहुतायत में सघनता से पाये जाते हैं। ऐसे सदाबहार वन अंडमान द्वीप समूह, पश्चिमी घाट, मैसूर के भागों (उत्तरी कनारा, अन्नामलाई व कुर्ग), असोम व बंगाल में मिलते हैं। इन वन्य क्षेत्रों में पाये जाने वाले प्रमुख पादप हैं– *होपिया, डिप्टेरोकार्पस, मेंगीफेरा, यूजीनिया, मेसुआ* (नाग केसर), *सेपिन्डस, माइरिस्टिका, टेरोस्पर्मम, पोलीएल्थिया, एलियोकार्पस, श्लीशेरा आर्टोकारपस, सिनेमोमम, हार्डवीकिया,* एवं *ऐल्सटोनिया,* अनेकों फर्न व आरकिड्स इत्यादि।

2. उष्ण अर्ध सदाबहार वन
(Sub-tropical Evergreen Forests)

सदाबहार वनों के समान ही ये वन भी अधिक वर्षा (लगभग 200 से.मी.) तथा उष्ण जलवायु के क्षेत्र में मिलते हैं। पश्चिमी घाट से थोड़ा पूर्व की ओर (प्रायद्वीप या Peninsula के अन्दर की ओर), पूर्वी उड़ीसा और आसाम में पाये जाने वाले इन वनों में सदाबहार प्रजातियों का भी मिश्रण होता है। संभवतः इसीलिये इनको अर्ध सदाबहार वन कहते हैं। सदाबहार वन की सामान्य पादप प्रजातियों के अतिरिक्त यहाँ पाई जाने वाली अन्य पादप प्रजातियाँ हैं, *जाइलिया, टर्मिनेलिया, बेम्बूसा, इक्सोरा, गारसीनिया, स्टेरक्यूलिया, मैलोटस, वाइटिस, गेरूगा, पावेटा, बाहिनिया, ऐलबीजिया,* एवं *इलेटेरिया* इत्यादि। इसके अतिरिक्त अनेकों ओरकिड्स, फर्न, घास व शाकीय पौधे जैसे *ऐन्ड्रोपोगोन, क्रोटोलेरिया, इम्पीरेटा, इनुला, डेस्मोडियम* एवं *वुडफोर्डिया* आदि भी यहाँ पाये जाते हैं।

3. उष्ण नम पर्णपाती वन
(Tropical Moist Deciduous Forests)

अपेक्षाकृत कम वर्षा स्थानों पर (100 से 200 से.मी.) पाये जाने वाले पर्णपाती वनों में पत्तियाँ बहुत थोड़े समय के लिये झड़ती हैं और इन वनों में कुछ सदाबहार वृक्ष भी पाये जाते हैं। ये वन मैसूर (कर्नाटक), मध्यप्रदेश, उड़ीसा के कुछ भागों में, उत्तराखंड में हिमालय की तराई वाले क्षेत्र में, तथा बिहार, बंगाल और उड़ीसा के कुछ भागों में फैले हैं। इन वनों में उत्तर की ओर *शोरिया रोबस्टा* सर्वप्रमुख वृक्ष प्रजाति पाई जाती हैं। अन्य प्रमुख पादप प्रजातियाँ हैं– *डलबरजिया, सिड्रेला, टर्मिनेलिया, ऐडिना, स्टेरक्यूलिया, बेम्बूसा, केसिया, लेगरस्ट्रोमिया, केरेया, कोर्डिया, पोन्गोमिया, डेन्ड्रोकेलेमस, फाइलेन्थस, मैलोटस, क्लेरोडेन्ड्रम, ब्यूटिया, डायोस्पाइरोस, मीलिया, यूजिनिया, अकेशिया, लेन्टाना* एवं *क्लिमेटिस* इत्यादि।

4. उष्ण शुष्क पर्णपाती वन
(Tropical Dry Deciduous Forests)

उपरिवर्णित पर्णपाती वनों के समान ही इन वनों में वृक्षों से कुछ समय के लिये पत्तियाँ झड़ जाती हैं, ये वन भारत के सम्पूर्ण वन्य क्षेत्र के कुल एक

तिहाई भाग में फैले हुए हैं। पंजाब, उत्तर प्रदेश, बिहार, उड़ीसा, मध्यप्रदेश और भारतीय प्रायद्वीप (Indian Peninsula) के अधिकांश भागों में इस प्रकार के वन पाये जाते हैं। इन क्षेत्रों में वर्षा का वार्षिक औसत 60 से 100 से0मी0 तक पाया गया है व ग्रीष्म ऋतु की अवधि अनेक माह तक होती है, जिसके कारण झाड़ियाँ तो बहुलता से मिलती ही हैं, इसके साथ ही वृक्ष भी छोटे (लंबाई 10 से 15 मीटर) होते हैं। इन वनों को प्रमुख पादप प्रजाति के अनुसार बहुधा दो भागों में बाँटा जाता है– 1. उत्तरी पर्णपाती वन (*शोरिया रोबस्टा,* प्रधान) और 2. दक्षिणी पर्णपाती वन (*टेक्टोना ग्रेन्डिस प्रधान*)।

उत्तरी वनों में *एनोजीसस, टर्मिनेलिया, सेमीकारपस, बुचनानिया, केरिसा, फ्लेकोरशिया, एम्बीलिका, मधूका, अकेशिया, जिजिफस, लेनिया, स्टेरक्यूलिया, डेन्ड्रोकेलेमस, सालमेलिया, एडीना, डायोस्पाइरोस, बाहिनिया, यूजीनिया, ऐग्ले, ग्रीविया, ऐढाटोडा* एवं *हेलीक्टेरस* इत्यादि प्रमुख पादप पाये जाते हैं।

इसी प्रकार दक्षिणी वनों की प्रमुख पादप प्रजातियों में *डलबरजिया, काइडिया, डिलेनिया, टरमिनेलिया, अकेशिया, ऐरोस्पर्मम, डायोस्पाईरोस, एनोजीसस, बोसवेलिया, बाहिनिया, क्लोरोजाइलोन, सोयमिडा, हार्डवीकिया, मेटेनस, डेन्ड्रोकेलेमस* एवं *होलेरिना* इत्यादि उल्लेखनीय हैं।

5. उष्ण समुद्रतटीय वन
(Tropical Littoral Forests)

समुद्र तटों पर सीमित ये वन बंगाल में सुन्दरवन में और उड़ीसा, मद्रास (तमिलनाडु), कोचीन और मुम्बई के समीप समुद्र तटीय क्षेत्रों में मिलते हैं। कुछ नदियों के किनारे दलदली क्षेत्रों में भी ये वन मिल जाते हैं। अल्प लवण युक्त दलदलों में *फीनिक्स, आइपोमिया, फैगमाइटिस, केस्यूराइना, फाइकस, थेस्पेसिसा, ऐन्टाडा, डेरिस, पेन्डेनस एवं सोफोरा* की प्रजातियाँ मिलती है। लवणमृदीय दलदलों (Helophilous conditions) में सामान्य मेनग्रोव वनों के पौधें, जैसे – *ब्रुगिऐरा, सेरियोप्स, राइजोफोरा, एबीसीनिया, सोनेरेशिया* व *नीपा* इत्यादि पाये जाते हैं।

6. उष्ण शुष्क सदाबहार वन
(Tropical Dry Evergreen Forests)

तमिलनाडु के पूर्वी भाग में तथा पूर्वी और पश्चिमी घाट के कुछ क्षेत्रों

में कम वर्षा के होते हुए भी सदाबहार वन पाये जाते हैं। यहाँ वृक्षों की लंबाई कम (10 से 15 मीटर) होती है। इन वनों में वृक्षों की प्रमुख प्रजातियाँ *केलोट्रोपिस, फेरोनिया, टर्मिनेलिया, इक्सोरा, डिप्टेकार्पस, स्टिरक्यूलिया* एवं *मेसुआ* इत्यादि पाई जाती हैं।

7. उष्ण कंटीले वन (Tropical Scrubby Forests)

वर्षा की कमी वाले क्षत्रों में पर्णपाती वनों का स्थान कंटीले वन लेते हैं। राजस्थान के पश्चिमी अतिशुष्क क्षेत्र में केवल कंटीले जंगल व झाड़ियाँ ही मिलती हैं और अधिक रेतीले स्थानों पर वृक्षों का लगभग अभाव ही होता है। यहाँ वर्षा का वार्षिक औसत लगभग 20 से 60 से.मी. का होता है। पंजाब और उत्तर प्रदेश के पश्चिमी–दक्षिणी भाग, राजस्थान, गुजरात, महाराष्ट्र, कर्नाटक, मध्यप्रदेश एवं तमिलनाडु के कुछ भागों में ये वन पाये जाते हैं। इन वनों में अधिकांश वृक्ष 8 या 10 मीटर से अधिक लंबे नहीं होते। यहाँ की पादप प्रजातियों में वर्ष के अधिकांश महीनों में पत्तियाँ लगभग होती ही नहीं है। वर्षा ऋतु में घास और शाकीय पौधे बहुयायत से पाये जाते हैं। इन वनों की प्रमुख पादप प्रजातियों में, *अकोशेया नाइलोटिका* (बबूल), *प्रोसोपिस जूलीफ्लोरा* (विलायती बबूल), *प्रोसेपिस सेनेरेनिया* (खेजड़ी), *कैपेरिस* (कैर), *जिजिफस* (बेर), *एलबीजिया* (सिरस), *इरीथोक्साइलोन, कोरडिया, रेन्डिया, बेलेनाइटिस* (हिंगोटा) शामिल हैं व *मेटीनस, एनोजीसस, स्यूडा ग्रीविया, लेप्टाडीनिया, ऐस्पेरेगस, ब्यूटिया,* एवं प्रमुखतः *केलोट्रोपिस* इत्यादि पादप भी इन वनों में बहुयातय से पाये जाते हैं।

8. उपोष्ण वन (Subtropical Forests)

मध्य प्रदेश, उड़ीसा, और बंगाल के कुछ भागों तथा आसाम, उत्तरांचल प्रदेश और जम्मू में कम ऊँचाई तक पहाड़ों पर (1500 से 1800 मीटर) ये वन कम तापमान परन्तु नम जलवायु में पाये जाते हैं। पादप संगठन में इनको उष्ण व शीतोष्ण वनों के बीच की स्थिति माना जा सकता है। इनको तीन भागों में बांटा गया है–

(क) नम पहाड़ी वन (Humid Hilly Forests)

महाबलेश्वर, माथेरान (महाराष्ट्र), पचंमढी, कुर्ग, कलिम्पोंग, दार्जिलिंग, और आसाम की कुछ पहाड़ियों पर अपेक्षाकृत अधिक वर्षा वाले क्षेत्रों में ये वन अवस्थित है। यहाँ पाई जाने वाली प्रमुख पादप प्रजातियों में *यूजीनिया, रेन्डिया, ग्लोचीडियोन, टरमिनेलिया, ओलिया, मुराया, मेटिनस, फाइकस, पिटोस्पोरम, टेरोकार्पस, सेकोपेटेलम, लेन्टाना, केरेया, अल्नस, बेटूला, सिड्रेला, क्यूरकस, कोफिया, गारसीनिया* एवं *पोपुलस* इत्यादि उल्लेखनीय हैं।

(ख) शुष्क सदाबहार वन (Dry Evergreen Forests)

हिमालय की तराई में (कम ऊँचाई वाले पहाड़ी स्थानों पर) मुख्यता *अकेशिया पोडेस्टा, डोडोनिया विस्कोसा, ओलिया कस्पीडेटा* इत्यादि पादप प्रजातियों के घने, पर छोटे जंगल पाये जाते हैं। इनमें वर्षा कम होने पर भी तापमान कम होने से पत्तियाँ एक साथ नहीं झड़ती और पेड़ हमेशा हरे बने रहते हैं।

(ग) चीड़ के वन (Pine Forests)

पश्चिमी हिमालय के बहुत क्षेत्रों में और आसाम की कुछ पहाड़ियों (खासिया व जयन्तियो) में *पाइनस खासियाना,* एवं *पाइनस रोक्सबरगाई* की प्रमुखता वाले वन मिलते हैं। कभी–कभी इन चीड़ के पेड़ों के बीच *क्यूरकस इन्काना, बरबेरिस* और *केरिसा* इत्यादि के पौधें भी मिलते हैं।

9. पर्वतीय शीतोष्ण वन (Montane Temperate Forests)

भारतीय उपमहाद्वीप की स्थिति उष्ण और उपोष्ण कटिबंधों में होने के कारण यहाँ वानस्पतिक शीतोष्ण वनस्पति तो नहीं पाई जाती पर हिमालय पर्वत श्रृंखलाओं में 1800 से 3800 मीटर ऊँचाई के बीच के क्षेत्र में अनेक पादप प्रजातियाँ ऐसी पाई जाती हैं जो शीतोष्ण प्रदेशों की वनस्पति को निरूपित करती हैं। इसीलिये इस वनस्पति को पर्वतीय शीतोष्ण (Montane temperate) कहा जाता है। यहाँ तापमान एवं आर्द्रता दोनों कम होते हैं। इस प्रकार के वनों को वर्षा की मात्रा के अनुसार तीन वर्गों में बांटा गया है। ये हैं–

(क) आर्द्र शीतोष्ण वन (Wet Temperate Forests)

दक्षिण भारत की नीलगिरी पर्वत श्रृंखलाओं में पाये जाने वाले सदाबहार वन इस श्रेणी में आते हैं तथा 'शोलों' के नाम से विख्यात हैं। सघन 15 से 20 मीटर ऊँचाई वाले वृक्षों में अधिपादप आर्किड बहुलता से मिलते हैं। यहाँ के पादपों में *होपिया, बेलेनोकारपस, आर्टोकारपस, इलियोकार्पस* (रूद्राक्ष), *म्यूक्यूना* (कौंच), *डायोस्कोरिया* इत्यादि उल्लेखनीय हैं। वृक्षों के नीचे ऐस्टेरेसी, रूबियेसी और लेग्यूमिनोसी कुल के सदस्यों का स्तर मिलता है।

उत्तरी भारत की पूर्वी पश्चिमी हिमालय पर्वत श्रृंखलाओं में ये वन अधिक विस्तृत हैं। यहाँ वृक्षों की लंबाई 25 मीटर तक होती है और घने सदाबहार या अर्ध–सदाबहार वन पाये जाते हैं। इन वनों की उल्लेखनीय पादप प्रजातियाँ, *क्यूरकस, एसर, प्रूनस, अल्मस, सिमप्लोकोस, यूरिया, बिगोनिया, एबीस, पाइसिया, माइकेलिया, थनबरजिया, रोडोडेन्ड्रोन, बेटुला* एवं *पोपुलस* इत्यादि हैं।

(ख) नम शीतोष्ण वन (Moist Temperate Forests)

हिमालय में ही कम वर्षा वाले क्षेत्रों के इन वनों में क्यूरकस एवं शंकुधारी वृक्षों की प्रमुखता पाई जाती है। ये पेड़ कभी–कभी 40–50 मीटर तक लंबे होते हैं। इन वृक्षों के बीच *कोटोनियास्टर* व *बरबेरिस* की झाड़ियाँ तथा अनेक फर्न प्रजातियाँ पाई जाती हैं।

(ग) शुष्क शीतोष्ण वन (Dry Temperate Forests)

ये वन पश्चिमी हिमालय में कुमायूँ के पश्चिम में पंजाब और कश्मीर तक बहुत कम वर्षा वाले भागों में पाये जाते हैं। इनमें *क्यूरकस, पाइनस, सीड्रस* एवं *पाइसिया* इत्यादि प्रजातियाँ मुख्य रूप से पाई जाती हैं। अन्य पादप प्रजातियों में *फ्रेक्सीनस, प्लेक्ट्रेन्थस, ऐल्नस, डेस्मोडियम, इंडिगोफेरा,* एवं *आरटीमीजिया* प्रमुख हैं।

10. अल्पाइन वन
(Alpine Forests)

लगभग 3500 - 3800 मीटर की ऊँचाई व इससे ऊपर हिमालय में हिमरेखा तक पाये जाने वाले वानस्पतिक समुदाय, इस प्रकार के वनों में

सम्मिलित किये जा सकते हैं। कम ऊँचाई पर ये छोटे वृक्षों वाले जंगल होते हैं, तो ऊपर जाने पर ये झाड़ियों में बदल जाते हैं और हिम रेखा के समीप केवल शाकीय प्रजातियाँ मिलती हैं, जिनको अल्पाइन मीडो (Alpine Meadows) कहा जाता है। कम ऊँचाई की पादप प्रजातियों में *एबीस, बेटुला, पाइनस, रोडोडेन्ड्रोन, पाइरस, क्यूरकस, सेलिक्स, जूनीपेरस, रोजा* एवं *स्माइलेक्स* प्रमुख हैं।

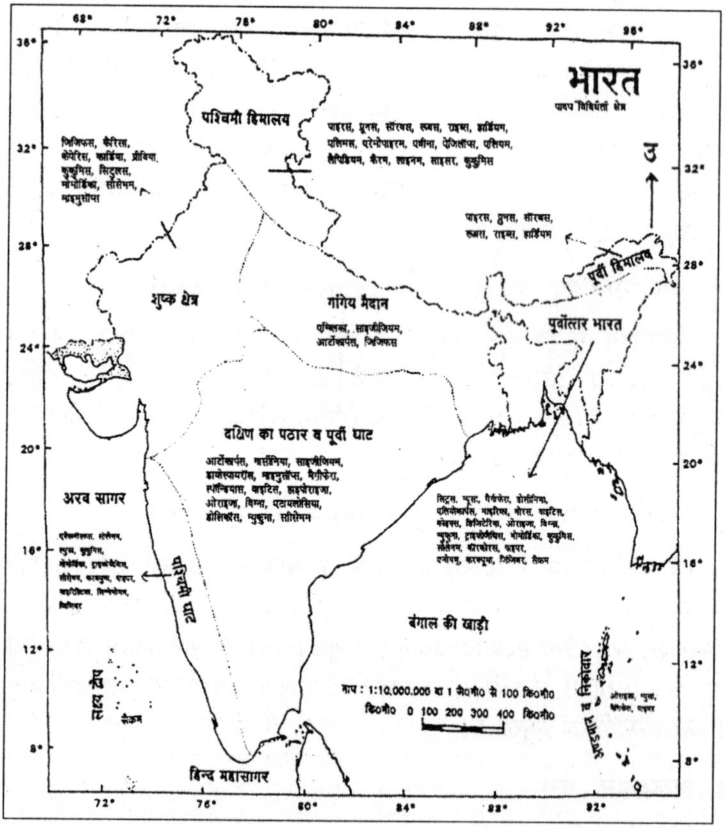

मानचित्रः भारत के पादप विविधता क्षेत्र

अधिक ऊँचाई की पादप प्रजातियों में *सीडम, प्राइमूला, सेक्सीफ्रागा, ऐनेरिया, जेन्शियाना, ऐनिमोन, रियम, जन्कस, कारेक्स* एवं *पोटेन्टिला* आदि उल्लेखनीय हैं।

भारत के पादपीय क्षेत्र

(Phytogeographic Regions of India)

समय–समय पर विभिन्न विद्वानों ने भारत को विशिष्ट पादप भौगोलिक क्षेत्रों (Phytogeographic regions) या विभिन्न पादपीय प्रातों में बाँटा हैं, इनमें हुकर (1855), क्लार्क (1998), प्रेन (1903–1908), हुकर (1909), काल्डर (1938), चटर्जी (1939) और राजी (1955) के नाम प्रमुख हैं।

इन पादपी प्रान्तों के तुलनात्मक अध्ययन से ज्ञात होता है कि भारत की राजनीतिक सीमाओं में परिवर्तन से भी इन पादपी प्रांतों के विभाजन पर कुछ प्रभाव हुआ है, परन्तु यदि भारत को राजनीतिक दृष्टि के स्थान पर पादप भौगोलिक परिप्रेक्ष्य में देखें तो चटर्जी (1939) का वर्गीकरण ही अधिक उपयुक्त है। राजी ने दक्षिण भारत के पौधों के प्रवास मार्ग के अध्ययन से भू–आकृतिक और जलवायु संबंधी आधार पर भारत को 22 पादपीय प्रांतों में विभाजित किया है।

सन् 1947 में भारत के विभाजन के पश्चात, पादपी प्रांतों की सीमारेखा का नवीनतम निर्धारण चटर्जी (1962) के द्वारा किया गया है। यह निम्न प्रकार से है–

1. पश्चिम हिमालय (Western Himalayas)
2. पूर्वी हिमालय (Eastern Himalayas)
3. सिंध का मैदान (Indus Plains)
4. गंगा का मैदान (Gangetic Plains)
5. मध्य भारत (Central India)
6. दक्कन (Deccan)
7. मालाबार या पश्चिमी तट (Western Coasts or Malabar)

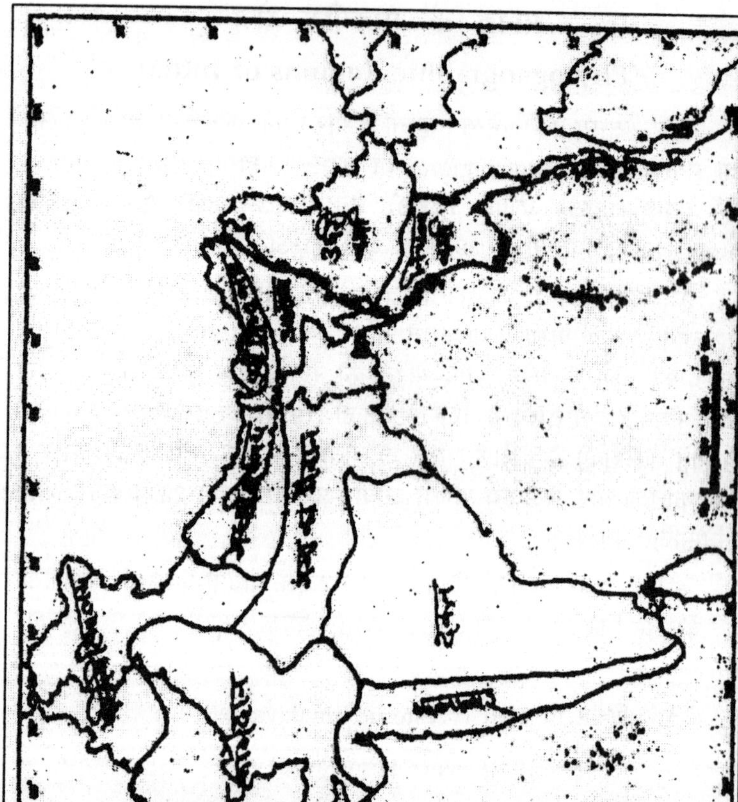

मानचित्रः भारत के पादपीय प्रान्त (हूकर के अनुसार)

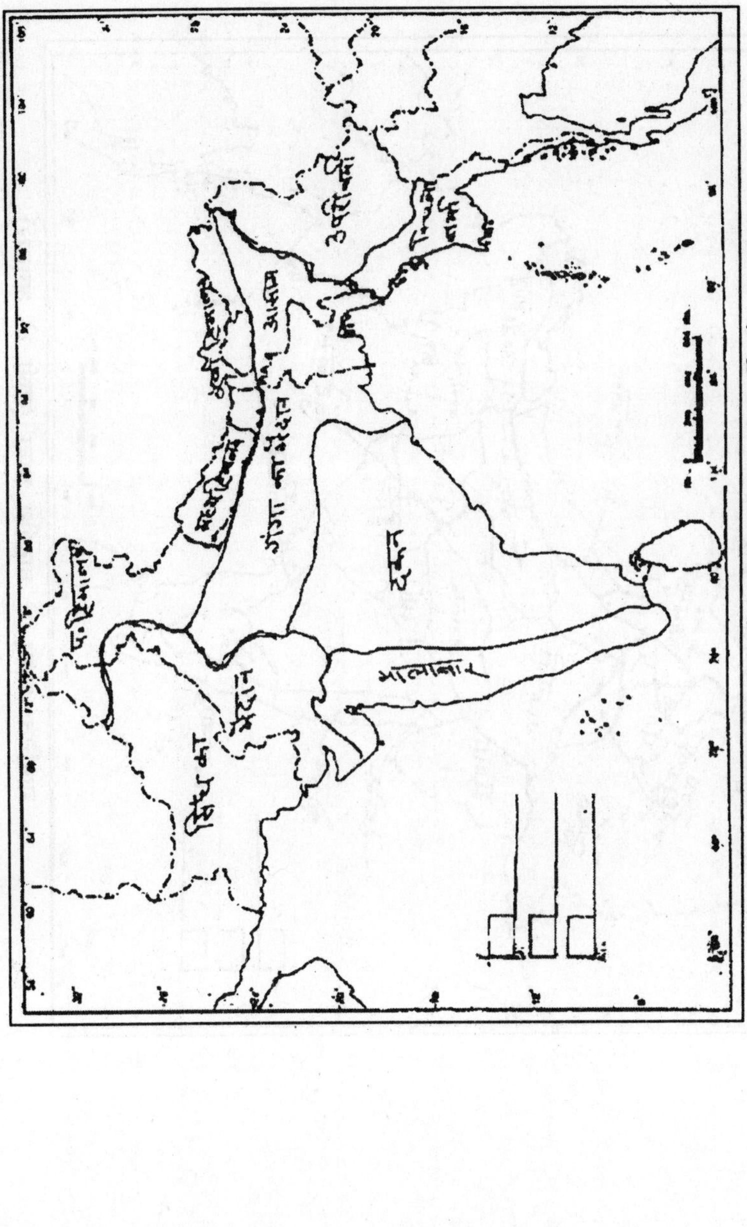

मानचित्र: भारत के पादपीय प्रान्त (चटर्जी के अनुसार)

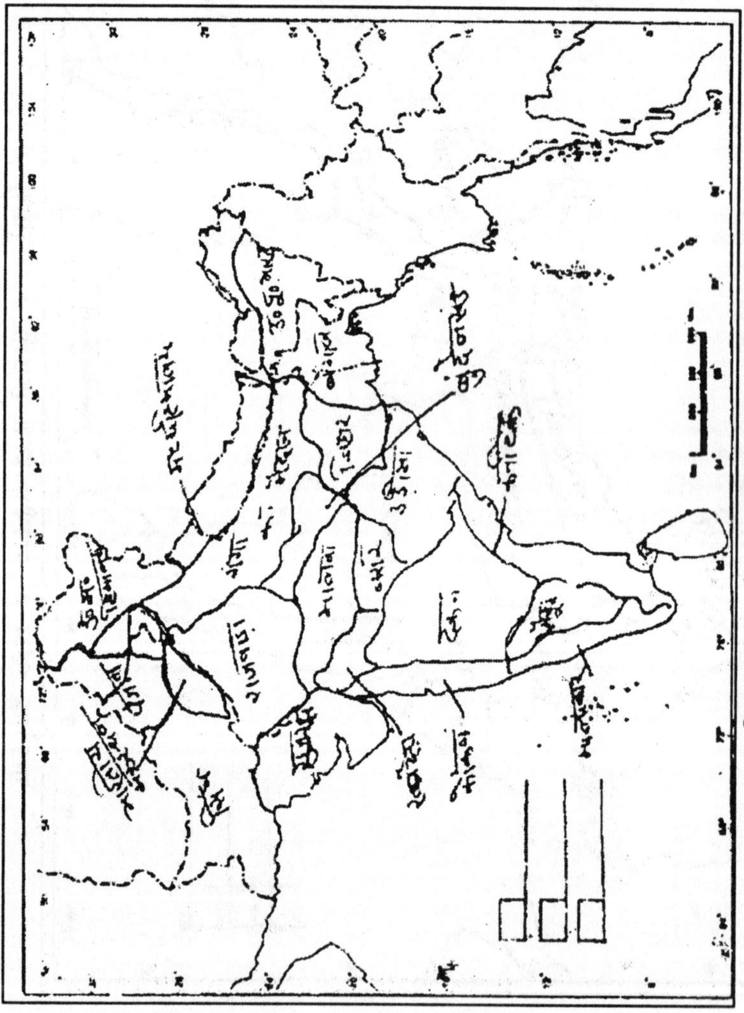

मानचित्रः भारत के पादपीय प्रान्त (राजी के अनुसार)

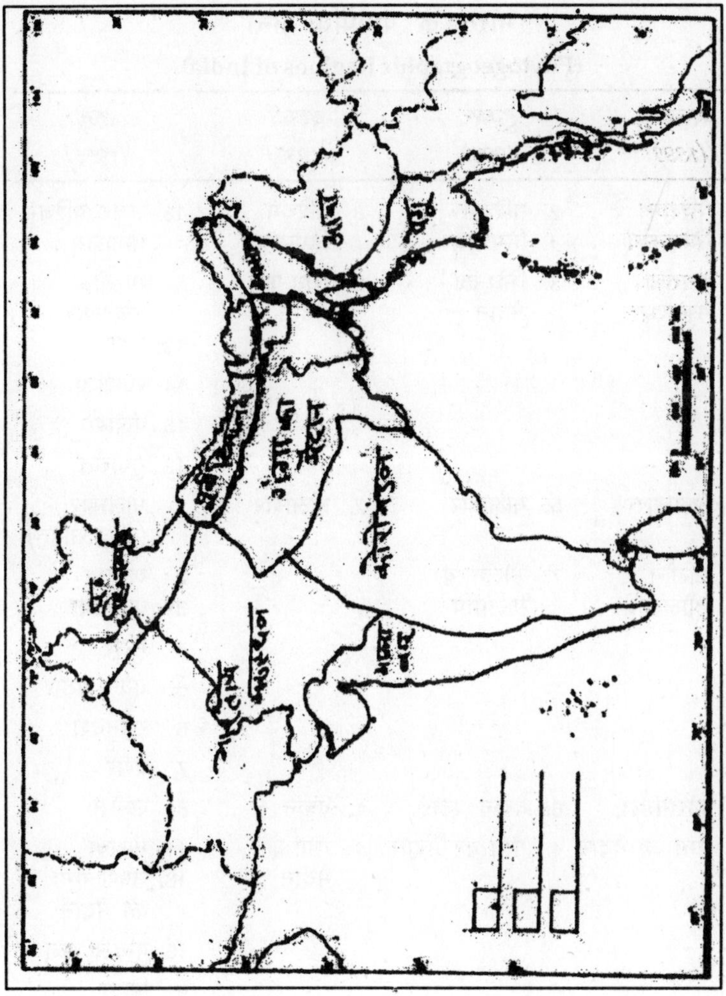

मानचित्रः भारत के पादपीय प्रान्त (क्लार्क के अनुसार)

8. असोम (Assam)

9. अंडमान निकोबार द्वीप समूह (Bay Islands of Andman & Nicobar)

भारत के पादपीय प्रान्त
(Phytogeographic Regions of India)

क्लार्क (1898)	*हुकर (1909)*	*चटर्जी (1939)*	*राजी (1955)*
1. पश्चिम हिमालय	2. पश्चिम हिमालय	8. पश्चिम हिमालय	18. उत्तर पश्चिम हिमालय
2. भारतीय मरूस्थल	3. सिंध का मैदान	3. सिंध का मैदान	भारतीय मरूस्थल 13. सिंध 14. रजवाड़ा 15. पंजाब 12. गुजरात
3. मालाबार	5. मालाबार	2. मालाबार	1. मालाबार (लंका सहित)
4. सीलोन (श्रीलंका)	7. सीलोन व मालद्वीप		2. कोंकण 3. कनांटक 4. मैसूर 5. दकन पठार 6. खानदेश 7. बरार
5. कोरोमंडल	6. दकन पठार	1. दकन	8. उड़ीसा
6. गंगा का मैदान	4. गंगा का मैदान	4. गंगा का मैदान	11. मालवा 16. उपरी गंगा का मैदान 10. बुन्देल खंड 9. बिहार 17. बंगाल

भारत के पादपीय प्रान्त–जारी

क्लार्क (1898)	*हुकर (1909)*	*चटर्जी (1939)*	*राजी (1955)*
7. पूर्वी हिमालय	1. पूर्वी हिमालय	6. पूर्वी हिमालय	20. पूर्वी हिमालय
		7. मध्य हिमालय	21. उ0 पूर्वी भारत
			19. म0 हिमालय
8. बर्मा (म्यानमार)	8. बर्मा (म्यानमार)	5. आसाम	
9 आवा		9. ऊपरी बर्मा	
10 पेगू		10. निम्न बर्मा	
11. मलाया प्रायद्वीप	9. मलाया प्रायद्वीप		

इस प्रकार ज्ञात होता है कि चटर्जी द्वारा सन् 1939 में पूर्ववर्णित भारत के पादपीय प्रांतों के निर्धारण में बर्मा एवं अन्य क्षेत्रों को हटा दिया गया है। इन पादपीय प्रांतों के पौधों का नवीनतम विश्लेषण लेग्रिस (1963) के द्वारा किया गया है। इस विवरण के बारे में कुछ महत्वपूर्ण एवं सारगर्भित तथ्य निम्न प्रकार से हैं–

1. पश्चिमी हिमालय (Western Himalayas)

देश की उत्तरी सीमाओं का निर्धारण हिमालय की सबसे ऊँची पर्वत श्रृंखलाओं द्वारा होता है, यह पर्वतीय क्षेत्र विश्व का एक महत्तवपूर्ण पादप भौगोलिक क्षेत्र है, निम्न ऊँचाईयों पर जिसकी जलवायु एवं वनस्पति विशुद्ध उष्णकटिबंधीय से लेकर अधिक ऊँचाई वाले क्षेत्र में विशुद्ध अल्पाइन (Alpine) प्रकार की पाई गई है। इस उत्तरी पर्वतीय क्षेत्र, को पादप भौगोलिक दृष्टि से तीन भागों में बांटा जा सकता है, ये हैं पश्चिमी क्षेत्र, मध्य क्षेत्र, और पूर्वी क्षेत्र।

कश्मीर से कुमायूँ (उत्तराखंड) तक फैले इस क्षेत्र में तापमान बहुत कम रहता है, जाडों में भारी हिमपात और 5000 मीटर से ऊपर की ऊँचाई वाले क्षेत्रों में हर समय बर्फ जमी रहती है। प्रति वर्ष औसत वर्षा 100 से 200 से0मी0 तक होती है और इसकी मात्रा पश्चिम की ओर कम होती जाती है। ऊँचाई के अनुसार इसमें तीन प्रकार के वानस्पतिक अनुक्षेत्र पाये गये हैं–

(क) उप–पर्वतीय अनुक्षेत्र (Submontane Zone)

इस अनुक्षेत्र की समुद्र तट से ऊँचाई लगभग 1500 मीटर तक है, जिनमें हिमालय की तराई का इलाका, और शिवालिक पर्वत श्रेणियाँ सम्मिलित हैं। उपोष्ण वनों (Subtropical) के इस क्षेत्र में पाई जाने वाली प्रमुख पादप प्रजातियाँ है–*शोरिया रोबस्टा* (साल), *साल्मेलिया मालाबारिका* (सेमल), *ब्यूटिया मोनोस्पर्मा* (ढाक), *टर्मिनेलिया अर्जुना* (अर्जुन), *सिड्रेला तूना* (तुन), *एनोजीसस* (धौंकड़ा), *ऐडिना* (हलदू), *डेन्ड्रोकेलेमस* (बांस), *डलबरजिया* (शीशम) एवं *कैरिसा* (करौंदा) इत्यादि। अधिक ऊँचाई पर *पाइनस लौंगीफोलिया* (चीड़) भी मिलता है।

(ख) शीतोष्ण अनुक्षेत्र (Temperate Zone)

1500 से 3000 मीटर की ऊँचाई तक के इस अनुक्षेत्र में पर्वतीय शीतोष्ण वन (Hilly temperate forests) पाये जाते हैं, जिनमें *पाइनस एक्सेल्सा* (चीड़) *सिड्रस देवदारा* (देवदार), *क्यूरकस* (ओक), *ऐसर* (मेपल), *अलमस, बेटुला* (भोजपत्र), *प्रूनस* (नाख), *पोपूलस* (पोपलर), *फैक्सीनस, पाइसिया, ऐबीज क्यूप्रेसस* (सरी), एवं *टेक्सस* आदि आवृतबीजी एवं शंकुधारी वृक्ष मिलते हैं।

(ग) पर्वतीय अनुक्षेत्र (Alpine Zone)

3500 मीटर से ऊपर हिमरेखा तक अधिकतर छोटे वृक्ष एवं झाड़ियाँ ही मिलते हैं। हिमरेखा के समीप तो केवल शाकीय पौधे ही पाये जाते हैं। इन पौधों में *रोडोडेन्ड्रान* (बुरांस) की झाड़ियाँ तथा *एबीस, बेटुला* एवं *जूनीपेरस* प्रमुख हैं।

2. पूर्वी हिमालय (Eastern Himalayas)

नेपाल से पूर्व में सिक्किम, भूटान और उत्तरी भारत के क्षेत्र में, पश्चिमी हिमालय की तुलना में तापमान और वर्षा अधिक होते हैं। बर्फ भी बहुत कम पड़ती है, और हिमरेखा 5500 मीटर की ऊँचाई पर पाई जाती है। इसे भी तीन अनुक्षेत्रों में ऊँचाई के अनुसार विभाजित किया गया है–

(क) उष्ण अनुक्षेत्र (Tropical or Sub-montane Zone)

लगभग 1800 मीटर की ऊँचाई तक उष्ण अर्ध सदाबहार (Wet deciduous forests) पाये जाते हैं। इस क्षेत्र में पाई जाने वाली प्रमुख पादप

प्रजातियाँ हैं– *शोरिया, टर्मिनेलिया, एलबीजिया* (सिरस), *विशोफिया, सिड्रेला, आरटोकारपस* (कटहल), डिलेनिया, डेन्ड्रोकेलेमस, *ऐंथोसिफेलस* एवं *बाहिनिया* (कचनार) इत्यादि।

(ख) उष्ण अनुक्षेत्र (Tempreate Zone)

1800 से 3800 मीटर की ऊँचाई तक के क्षेत्र में सामान्य शीतोष्ण पर्वतीय वन मिलते हैं, जिनमें *क्यूरकस* (ओक), *सिप्पलोकोस केस्टेनोपासिस,* एवं अनेक शंकुधारी वृक्षों की प्रजातियाँ और अधिक ऊँचाई पर *सेलिक्स, रोडोडेन्ड्रोन* एवं *एरिन्डीनेरिया* इत्यादि पादप प्रमुखता से पाये जाते हैं।

(ग) पर्वतीय अनुक्षेत्र (Montane Zone)

3800 मीटर से हिमरेखा तक *रोडोडेंड्रोन* एवं *जूनीपेरस* की झाड़ियाँ और अधिक ऊँचाई पर शाकीय पौधे मिलते हैं।

3. सिंध का मैदान (Indus Plains)

भारत में इस क्षेत्र में पंजाब, हरियाणा, राजस्थान और कच्छ के समीपवर्ती क्षेत्र सम्मिलित हैं, वैसे यही क्षेत्र पाकिस्तान में सिंध और पंजाब तक फैला है। तापक्रम की अधिकता और वर्षा की कमी से इस क्षेत्र की वनस्पति में प्रमुखतया उष्ण कंटीले वनों (Dry scrubby forests) का उल्लेख किया जा सकता हैं। पंजाब के उत्तरी भागों और अरावली की घाटियों के नम स्थानों पर यही वन कुछ घने होते हैं, और उनमें उपोष्ण क्षेत्र के पौधे भी मिल जाते हैं। दक्षिण–पश्चिम के भाग में वर्षा बहुत कम होती हैं, और लगभग मरूस्थलीय परिस्थितियाँ पाई जाती हैं। *अकेशिया* (बबूल), *एनोजीसस, मेटिनस* (बैकाल), *प्रोसोपिस* (खेजड़ी), *सेल्वेडोरा* (पीलू), *केपेरिस* (कैर), *एलबीजिया* (सिरस), *युफोर्बिया, ग्रीविया* (घामन), एवं *केलोट्रोपिस* (आकड़ा) आदि की प्रजातियाँ मुख्यतया यहाँ पाई जाती हैं।

4. गंगा का मैदान (Gangetic Plains)

उत्तर प्रदेश, बंगाल और उड़ीसा के कुछ भागों में फैले इस क्षेत्र की जलवायु सामान्य वर्षा और जलोढ़ मृदा (Alluvial soil) के कारण विभिन्न वनस्पतियों के लिये अत्यन्त अनुकूल है। पूर्व में अधिक वर्षा होती है और पश्चिम में कम। यहाँ की प्रमुख वनस्पति उष्ण नम (Tropical deciduous forests) हैं।

गंगा–ब्रह्मपुत्र के डेल्टा में समुद्रतटीय मेंग्रोव भी पाये जाते हैं। बंगला देश का अधिकांश भाग इसी क्षेत्र में आता है।

गंगा व ब्रह्मपुत्र के डेल्टा के निकट सुन्दरवन के मेन्ग्रोव वन में *राइजोफोरा म्यूक्रोनेटा,* (*Rhizophora mucronata*), *एकेन्थस इलीसीफोलियस* (*Acanthus illcifolius*), एवीसिनेया एल्बा (*Avicennia alba*), व सोनेरेशिया ऐपेटेला (*Sonneratia apetalla*), आदि कुछ दलदली, लवणोद्भिद पादप (Halophytes) पाये जाते हैं।

उत्तर प्रदेश के मैदानी इलाकों में *डलबरजिया, अकेशिया, शोरिया* एवं *टेमेरिक्स* (झाऊ) आदि के वृक्ष पाये जाते हैं, अपेक्षाकृत शुष्क दक्षिण पश्चिमी उत्तर प्रदेश में *कैपेरिस, अकेसिया* व *सेकेरम* बहुतायत से पाये जाते हैं। विन्ध्याचल पर्वत श्रेणियों में पर्णपाती वन मिलते हैं, जिनमें मुख्यतया *ब्यूटिया मोनोस्पर्मा* (ढाक) *डायोस्पाइरोस मिलेनोजाइलोन* (तेंदू) *टरमिनेलिया, मधूका इंडिका* (महुवा), *कोर्डिया मिक्सा* (लसोड़ा) एवं *अकेशिया कटेचू* (खैर या कत्था) इत्यादि वृक्ष प्रजातियाँ प्रमुख हैं।

झाड़ियाँ वनस्पतियों में *जिजिफस* (झाड़ीबोर), *केरिसा* (करौंदा) एवं *इक्सोरा* (झांजनी) आदि प्रमुख हैं। घासों (Grasses) में *हेटेरोपोगोन* (कुदांली) एवं *डाइकेन्थियम* (पोलू) तथा द्विबीज पत्री शाकीय पौधों में *पेरीस्ट्रोफी* (काकजंघा) व *क्लिओम* (हुलहुल) आदि प्रमुखता से पाये जाते हैं।

5. मध्य भारत (Central India)

गंगा के मैदान और दक्षिणी पठार के बीच के क्षेत्र में मध्य प्रदेश, उड़ीसा के कुछ भाग और गुजरात का उत्तरी भाग, भारत के इस वानस्पतिक प्रांत में सम्मिलित है। वर्षा की अधिकता (सामान्यतया वर्ष में 150 से 200 से0मी0 तक) और सामान्य तापमान के कारण यहाँ टीक अथवा सागवान (*Tectona grandis*) के पर्णपाती वन दूर–दूर तक फैले हैं। इसके *मधूका, टरमिनेलिया, एनोजीसस, बोसवेलिया* (सालर), *मेंगीफेरा* (आम) एवं *बाहिनिया* आदि भी सम्मिलित हैं। इस क्षेत्र में जैविक विक्षोभ (Biological disturbance) की अधिकता के कारण अनेक स्थानों पर घास के मैदान पाये जाते हैं। पादप वितरण के आधार पर मध्य भारत को तीन भागों सालवन, मिश्रित पर्णपाती वन, एवं कंटीले वन में विभक्त किया गया है।

6. पश्चिमी तट या मालाबार (West Coast or Malabar)

भारत के पश्चिमी तट पर गुजरात के दक्षिण से कन्याकुमारी तक पहाड़ियों की श्रृंखला, और सर्वाधिक वर्षा के कारण उष्ण सदाबहार वन (Tropical evergreen forests) पाये जाते हैं जो धीरे–धीरे प्रायद्वीप के भीतरी (पूर्वी) भाग की ओर अर्धसदाबहार और उपोष्ण या पर्वतीय शीतोष्ण सदाबहार वनों में (नीलगिरी पर), परिवर्तित हो जाते हैं। अतः उपरोक्त तथ्यों के आधार पर यह कहा जा सकता है कि इस क्षेत्र में मुख्यतया चार प्रकार के वन पाये जाते हैं, जो निम्न हैं–

(क) उष्ण नम सदाबहार वन (Tropical Evergreen Forests)

ये वन समुद्र तट के सम्मुख पश्चिम घाट की निचली ढलानों पर मिलते हैं, यहाँ वृक्षों की प्रचुरता एवं बहुस्तरण मिलता है। वृक्षों की ऊँचाई 60 से 70 मीटर तक हो जाती है। यहाँ पाई जाने वाली प्रमुख *डिप्टेरोकार्पस, होपिया, स्टेरक्यूलिया, टेक्टोना* एवं *डलबरजिया* इत्यादि प्रजातियाँ हैं।

(ख) मिश्रित पर्णपाती या मानसून वन (Mixed Deciduous Forests)

ये पश्चिमी घाट के पहाड़ी प्रदेश में 1650 से 1700 मीटर की ऊँचाई तक मिलते हैं। अधिकाश वृक्ष पर्णपाती होते हैं तथा उष्ण सदाबहार वन के समान सघन नहीं बनते और न ही वृक्ष उँचे होते हैं। यहाँ की प्रमुख पादप प्रजातियाँ *टरमिनेलिया, लेगरस्ट्रोमिया* (सेजा), *टेक्टोना, एडीना* एवं *टेरोकार्पस* (बीजा) इत्यादि हैं।

(ग) शीतोष्ण सदाबहार वन (Temperate Evergreen Forests)

ये नीलगिरी की पहाड़ियों पर पाये जाते हैं, जो 1650 से 1700 मीटर की ऊँचाई तक मिलते हैं। नीलगिरी के *सदाबहार* वन *शोलों* (Sholas) के नाम से प्रसिद्ध हैं। यहाँ की वनस्पति के प्रमुख पौधों में *माइकेलिया नीलगिरीका, कोरडिया, गार्डीनिया* एवं *साइजीजियम* आदि के वृक्ष हैं।

(घ) मेन्ग्रोव वन (Mangroove Forests)

मुम्बई एंव केरल के समुद्रतट तथा एलीफेन्टा, उट्टान, मोरा आदि टापुओं में मेन्ग्रोव वनस्पति को निरूपित करने वाले पादप जैसे, *राइजोफोरा, सोनेरेटिया* एवं *एवीसीनिया* इत्यादि पाये जाते हैं।

7. दक्षिणी पठार (Deccan Plateau)

मध्य भारत के दक्षिण में और मालाबार के पूर्व में, भारतीय प्रायद्वीप का शेष भाग पठारी है और यहाँ करीब 100 से0मी0 वर्षा होती है। *टेक्टोना ग्रेन्डिस* उष्ण व शुष्क पर्णपाती वनों की प्रमुख वृक्ष प्रजाति है, इसके अतिरिक्त शुष्क पर्णपाती या कंटीले वनों के इस क्षेत्र में *हार्डवीकिया, बोसवेलिया, टेरोकार्पस, गेरूगा, बुचनानिया* (चार या चिरौंजी) एवं *डायोस्पाइरोस* की प्रजातियाँ सामान्यतया पाई जाती हैं।

8. असोम (Assam)

भारत के इस पूर्वी पहाड़ी में तापमान की अधिकता के साथ–साथ वर्षा भी बहुत अधिक होती है और यहाँ के वानस्पतिक समुदाय वर्षा बहुल वनों के समान होते हैं। पहाड़ी स्थानों पर उपोष्ण नम या सदाबहार पर्वतीय वन पाये जाते हैं। *पाइनस* के वन भी प्रमुख स्थान रखते हैं। बांस या *डेन्ड्रोकेलेमस* के घने जंगल प्रायः देखे जा सकती है। खासी एवं जयंतिया की पहाड़ियों में एक रोचक कीटभक्षी पादप *नेपेन्थीस* या घटपर्णी पादप भी पाया जाता है।

9. अण्डमान एवं निकोबार द्वीप समूह (Andmaan & Nicobar Islands)

इसके अंतर्गत अंडमान एवं निकोबार द्वीप समूह आते हैं। यहाँ की वनस्पति म्यानमार एवं मलेशिया से मिलती जुलती है। यहाँ बीच वन (Beech forests), सदाबहार वन, पर्णपाती वन तथा मेनग्रोव वनस्पति पाई जाती है। इस क्षेत्र के तटीय भाग में मेन्ग्रोव वनस्पति तथा द्वीप के भीतर लंबे वृक्षों के सदाबहार वन फैले हुए हैं। इस द्वीप के कुछ क्षेत्रों में शुष्क विलगित स्थल (Isolated dry lands) के छोटे–छोटे खंड भी मिलते हैं। मैंनग्रोव वनस्पति में *राइजोफोरा, टरमिनेलिया, डेरिस, डिप्टेरोकार्पस, बैरिंग्टोनिया* एवं *बेम्बूसा* (बांस) की कुछ प्रजातियाँ पाई जाती हैं।

जहाँ तक उच्च.ऊँचाई वाले पेड पौधों और वनस्पति का प्रश्न है, जो वनस्पति 3000 मीटर व उससे अधिक ऊँचाई वाले क्षेत्रों में मिलती है, उन्हें उच्चशिखरीय वनस्पति के नाम से जाना जा सकता है। इस प्रकार की

वनस्पति सामान्यतः हिमालय पर्वतीय श्रेणी के पर्वतीय अनुक्षेत्र (Alpine Zone) व उससे उपर पाई जाती हैं।

हिमालय पर्वतों की उत्पत्ति

हिमालय विश्व की सबसे विशाल पर्वत श्रृंखला है जो 27º–36º उत्तर अक्षांश तथा 73º–97º पूर्व देशांतर में स्थित है। यह पर्वतमाला लगभग 2500 किलोमीटर लम्बी है तथा इसका क्षेत्रफल लगभग दस लाख वर्ग किलोमीटर है। इसके पर्वतों की उत्पत्ति एंव उत्थान का इतिहास विशेष रोचक है। इन गगनचुम्बी पर्वतों का वर्तमान रूप अनेक युगों की देन है। वैज्ञानिकों का तो मत है कि यह पर्वत अब भी ऊपर उठ रहे हैं और इस प्रकार इनका अभीष्ट रूप सम्भवतः अभी नही प्राप्त हुआ है। हिमालय में पाई जाने वाली विभिन्न चट्टानों से यह स्पष्ट हो चुका है कि इस विशाल पर्वतमाला का निर्माण करने वाली चट्टानों का जन्म समुद्र के नीचे से हुआ था।

हिमालय अनादिकाल से अपने अद्‌भुत प्राकृतिक सौन्दर्य एवं वन सम्पदा से सर्वदा जनसाधारण को आकृष्ट करता रहा है। हिमालय उत्तर में कश्मीर से असम तक अनेक पर्वत श्रृंखलाओं का एक समूह है। इस हिमालय का विस्तार लम्बाई में लगभग 2,500 किलोमीटर एवं चौड़ाई में लगभग 300 किलोमीटर है। भूगर्भशास्त्रियों का मत है कि एक समय सम्पूर्ण हिमालय भूभाग समुद्र में विलीन था। सचमुच हिमालय की उत्पत्ति बहुत रोचक है। शैल अध्ययन के आधार पर वर्तमान भूमध्य सागर प्राचीन काल में चीन तक विस्तृत था, जिसके लिए वैज्ञानिको ने उत्तरी समुद्र, टैथिस समुद्र या भू–अभिनति नाम दिये है। यह उत्तर महाद्वीपीय भू–भाग (अंगारालैण्ड) एवं दक्षिण महाद्वीपीय भू–भाग में (गोंडवानालैण्ड) को एक दूसरे से पृथक करता था। दक्षिण महाद्वीपीय भू–भाग में भारत, दक्षिण अफ्रीका, दक्षिण अमेरिका, आस्ट्रेलिया एवं अंटार्कटिका आदि देश सम्मिलित थें और संभवतः आजकल की भॉति एक दूसरे से पृथक न होकर आपस में संलग्न थे। भू–अभिनति (जिओसिंक्लाइन) पर्वतमालाओं के उद्‌भव में बहुत ही महत्वपूर्ण माने गये हैं, क्योंकि ये अवसादन के विशाल क्षेत्र होते हैं। बहुधा यह पाया गया है कि अवसाद के उत्तरोत्तर संचयन के साथ–साथ इनका अधोभाग अवतालित हो जाता है, जिससे दीर्घकाल तक इनकी गहराई एक समान बनी रहती है और कई हजार फुट मोटा अवसाद एकत्रित होने की संभावना हो जाती है।

अवसाद के बढ़ते हुए भार के साथ दाब और तापक्रम दोनों ही बढ़ते हैं। इसके फलस्वरूप यह क्षेत्र अश्मवैज्ञानिकी (लिथोलोजिकल) तथा समास्थितिक समायोजनी (आइसोस्टेटिक) परिवर्तनों से अभिभूत होते हैं। भू–अभिनति में होने वाले ये क्रियाशील विर्वतनिक प्रक्रम तथा पर्वत रचना के प्रकृत इन जलमान चट्टानों को कालांतर में विशाल पर्वत–मालाओं में परिवर्तित कर देते हैं।

टैथिस–समुद्र (भू–अभिनति) की उल्लिखित परमियनकाल से लगातार बन रही चट्टानों का उत्थान हिमालय क्षेत्र में कम से कम पाँच बार हुआ। प्रथम उत्थान मध्य से उर्ध्व क्रिटेशस तक हुआ। इसके कारण टैथिस समुद्र अनेक कटक और श्रेणियों में विभाजित हो गया। गहन भागों में 'रेडियोलेरीय चार्ट' निर्मित हुई एवं उथले भागों में फ्लिश जैसी चट्टानें बनी। इसी समय 'असम वेज' (बंगाल, असोम और बर्मा को परस्पर अलग करती हुई) एवं कश्मीर वेज (सिंध और बलूचिस्तान को परस्पर अलग करती हुई) का निर्माण हुआ। उर्ध्व इओसीन (आदिनूतन) युग में दूसरा उत्थान हुआ। हिमालय का तीसरा उत्थान मध्य मायोसीन युग में हुआ। इसके परिणामस्वरूप टैथिस समुद्र का विलोप हुआ और उसके स्थान पर हिमालय पर्वत-श्रेणियों की रूप-रेखा बन गई। इसके फलस्वरूप उत्तर में उठते हुए हिमालय और दक्षिणी प्रायद्वीपीय खण्ड के बीच एक अग्रगर्त (फोरद्वीप) का भी विकास हुआ। हिमालय की ओर वाले भागों में शिवालिक पर्वत–श्रेणियों और मछार, दूपलिया, दिहींग जैसी चट्टानें हैं। उत्थान के सभी उत्थानों की अपेक्षा प्रगाढ़ होने के कारण इसके अनन्तर हिमालय की चट्टानों में बहुत ही महत्वपूर्ण संरचनात्मक परिवर्तन भी हुए हैं। इन कतिपय परिवर्तनों के कारण हिमालय की रचना बहुत ही जटिल और गूढ़ है। हिमालय का चौथा उत्थान शिवालिक की पर्वत-श्रेणियों की चट्टानों के निर्मित हो जाने के पश्चात प्लायोसीन कल्प में हुआ, जहाँ शिवालिक काल में विशाल सघन वन थे, वे सभी भूखण्ड दीर्घकाल के लिए हिमाच्छादित हो गये। सबसे अन्तिम तथा पॉचवा उत्थान प्लास्टोसीन कल्प में हुआ जिसमें पीर-पंजाल कई हजार मीटर ऊपर उठ गया।

हिमालय की चट्टानें विभिन्न उत्थानों के परिणामस्वरूप बनी हैं। हिमालय में आज भी परिवर्तन हो रहे हैं क्योंकि कई स्थानों पर भूमिक्षरण

(लैण्डस्लाइड) होता है एवं कई स्थान जमीन में धंस जाते हैं या ऊपर उठ जाते हैं। यह सभी परिवर्तन दर्शाते हैं कि हिमालय अभी भी सक्रिय है। यह हिमालय आज वैज्ञानिकों के लिए प्रयोगशाला है, जहाँ पर विपुल जड़ी–बूटियों, खनिजों एवं रत्नों का भण्डार है। हमारे वैदिक ग्रंथों में पृथ्वी को रत्नगर्भा कहा गया है। उस काल में भी रत्नगर्भा वसुन्धरा के समुद्र, नदियों, पर्वतों एवं वनों में अनेक खदानों के प्रमाण मिलते हैं। मानव को हजारों वर्ष पूर्व इनकी उपादेयता का ज्ञान था। यही कारण है कि मानव के जीवन के साथ खनिजों एवं रत्नों का विशेष महत्व रहा है।

वैदिक एवं महाभारत आदि पौराणिक ग्रन्थों में हिमालय को ऋषि–मुनियों की भावनाओं का सार कहा गया है। हिमालय भारत की उत्तर सीमा पर स्थित एक विशाल पर्वतराज है, जो शरीर से पर्वत होते हुए भी आत्मा से देवता है। इसी देवात्मा हिमालय को महाकवि कालिदास ने भारत की आत्मा कहा है। यथा :

अस्त्युत्तरस्यां दिशिदेवतात्मा, हिमालयों नाम नगाधिराजः।
पूर्वापरोतोयनिधीबगाह्य, स्थित्वापृथिव्या इवमानदण्डः।।

कश्मीर, लद्दाख, उत्तराखंड, दार्जिलिंग, मणिपुर, अरूणाचल, हिमाचल प्रदेश व सिक्किम आदि पर्वतीय प्रदेश इसी हिमालय के गर्भ में हैं। देवलोक हिमालय के कैलाश, मानसरोवर एवं मेरू नामक पर्वत संसार भर में प्रसिद्ध हैं। महर्षि चरक ने चरक–संहिता में लिखा है कि हिमालय देवलोक में निवास करने वाले इन्द्र से आयुर्वेद अध्ययन करने हेतु भृगु, अंगिरा, अत्रि, वशिष्ठ, कश्यप, अगस्त्य, पुलस्त्य, वामदेव, असित और गौतम आदि महर्षि हिमालय पर गये थे। हिमालय पर देवराज इन्द्र का शासन था। देवलोक त्रिविष्ठक हिमालय तिब्बत है। हिमालय पर गन्धर्व, किन्नर, सिद्ध और देवता वास करते थे, ऐसा उल्लेख पुराणों में मिलता है। इसका अधिन्त्य तथा अद्भुत प्रभाव है। यहाँ ब्रह्मर्षि सिद्ध तथा चारणों का स्थान है। यह दिव्यतीर्थ अनेक प्रकार के रत्नों और दिव्योषधियों का उद्गम स्थान है। यह हिमालय गंगा, यमुना, ब्रह्मपुत्र, सिंधु, चन्द्रभागा, व्यास, सतलुज, तिस्ता जैसी कतिपय विशाल महानदियों का उद्गम स्थल है।

हिमालय केवल पत्थर–मिट्टी का ढेर नहीं, वरन् यह लता, वनस्पति, वृक्ष, औषधि, खनिज, रत्नों एवं अपार जल सम्पदा का स्त्रोत है। यह देवभूमि है। हिमालय की देवत्व की भावना समस्त राष्ट्र में व्याप्त है। हिमालय और कैलाश जैसे नाम प्राचीन स्मारकों के रूप में अशोक के स्तम्भ सदृश्य हैं। यह शिव एवं पार्वती का प्रदेश है। वेदों में हिमालय की स्तुति के अनेको उदाहरण मिलते हैं। यथा :

यस्येमे हिमवनतो यहित्वा यस्य समुदं रसया सहाहुः।
यस्येमा प्रदिशो, यस्य वाहू कस्मै देवाय हविषाविधेम :।।

(ऋग्वेद)

हिमालय से निकलने वाली एवं समुद्र में मिलने वाली नदियाँ हमारे लिए उत्तम औषधि प्रदान करें।

हिमवतः प्रसवन्ति सिन्धौसमहसंगतः।
आपोह मस्ये तद्, दैवीदेह्यन् ह्दद्योत भेषजम्।।

(अथर्ववेद)

इसी प्रकार, हे मातृभूमि तेरी पहाड़ियों, तेरे हिमधवल पर्वत, हिमवन्त, तेरे वन, उपवन, हमारे लिए सुखमय हों।

गिरयसों पर्वता हिमवन्तोख्यते पृथ्वी स्योनमस्तुः।

(अथर्ववेद)

आदि मंत्र वेदों में हिमालय की स्तुति के सन्दर्भ में मिलते हैं। महर्षि चरक ने भी 'हिमवान् औषध भूमिनां श्रेष्ठम' कहा है। पर्वतराज हिमालय भारत का ही नही विश्व का एक गौरव है।

हिमालय पर्वत के ऊँचे भाग सदैव हिमाच्छादित रहते हैं। वह रेखा को जिसके ऊपर हिम कभी नही पिंघलती, हिमरेखा कहते हैं। इसकी ऊँचाई सर्वत्र एक सी नही हैं। प्रायः वायु की दिशा, ढाल व वायु से प्राप्त होने वाली आर्द्रता एंव तापमान पर हिमरेखा की ऊँचाई निर्भर होती हैं। हिमालय के पूर्वी भागों में हिमरेखा की ऊँचाई लगभग 4,200 मीटर और पश्चिम में लगभग 5,700 मीटर है, क्योंकि पूर्व में आर्द्रता अपेक्षाकृत अधिक प्राप्त होती है। इस प्रकार हिमालय के उत्तरी ढालों अर्थात तिब्बत की ओर हिमरेखा नमी के

अभाव में अधिक ऊँची हैं। पूर्व की ओर हिमरेखा की ऊँचाई 5,700 मीटर और पश्चिम की ओर 6,300 मीटर है। लद्दाख प्रदेश में हिमरेखा की ऊँचाई 5,400 मीटर है।

हिमालय हिमनदों का भी भण्डार है और सम्भवतः घ्रुवीय क्षेत्रों को छोड़कर संसार के विशालतम हिमनद यहीं पाये जाते हैं। विशेषकर आभ्यन्तरिक श्रेणी या महान हिमालय में असंख्य हिमनद पाए जाते हैं। निम्न एवं बाह्य हिमालय में ऊँची चोटियों को छोडकर ऊँचाई की कमी के कारण हिम नही एकत्र हो पाता और हिमनद नही प्राप्त होते हैं, क्योंकि यह श्रेणियाँ प्रायः 5,000 मीटर से नीची हैं। हिमालय के दक्षिण ढाल तेज होने के कारण कभी–कभी ऊपर के हिमनद 3,600 मीटर की निचाई तक फिसल आते हैं और कश्मीर हिमालय के क्षेत्र में तो यह हिमनद 2,400 मीटर की ऊँचाई तक पाये जाते हैं। कहीं–कहीं तो अन्तिम हिमोढ़ो (Terminal Moraines) के आधार पर यह ज्ञात हुआ है कि हिमनद 2,000 मीटर तक आ जाते हैं। सम्भवतः हिमनदों की निचली सीमा निचले अक्षांशों (विषुवत रेखा) की ओर ऊँची होती जाती है।

उत्तरी पर्वतीय क्षेत्र में प्राप्त होने वाले हिमनदों की गति बहुत ही धीमी है। प्रायः पार्श्वो की ओर इनकी गति 12 सेंटीमीटर प्रतिदिन ओर अग्रभाग की ओर 20 से 30 सेंटीमीटर प्रतिदिन है। काराकोरम श्रेणियों में प्राप्त प्रसिद्ध बालटोरों (Baltoro) हिमनद में अधिकतम आगे बढ़ने की गति 12 मीटर प्रतिदिन हुई है और पामीर क्षेत्र के फेडचेन्को हिमनद की अधिकतम आगे बढ़ने की गति 50 सेंटीमीटर प्रतिदिन है।

यहाँ के हिमनदों के आकार में काफी भिन्नता मिलती है। सामान्य रूप से अधिकतर हिमनद आकार में 4–5 किलोमीटर हैं, फिर भी सिक्किम क्षेत्र के, जम्मू तथा कुमायूँ क्षेत्र के गंगोत्री व मिलाम आदि अनेक विशाल हिमनदों का आकार काफी बड़ा हैं। काराकोरम श्रेणी के हिस्पार तथा बाल्टोरो आदि हिमनद 58 से 60 किलोमीटर तक लम्बे हैं। पामीर क्षेत्र का फेडचेन्को हिमनद जो कश्मीर की उत्तरी पूर्वी सीमा के निकट मिलता है, लगभग 62 किलोमीटर लम्बा है। इन हिमनदों में हिम की मोटाई भी सर्वत्र एक–सी नही है। प्रायः इनकी मोटाई 125 मीटर से 300 मीटर तक हैं। सर्वाधिक मोटाई फेडचेन्को हिमनद की 540 मीटर तक है। हिमालय के यह प्रसिद्ध हिमनद अप्रत्यक्ष रूप

से उत्तरी भारत को जीवन प्रदान करते हैं क्योंकि यहाँ की अजल प्रवाहिनी नदियाँ अपना जल विशेषकर गर्मियों में इन्हीं हिमनदों के पिंघलने से प्राप्त करती हैं। गंगा, यमुना आदि नदियों के उद्‌गम स्थल गंगोत्री एवं यमुनोत्री हिमनद ही हैं, जो घाटी हिमनदों से कुछ भिन्न विस्तृत हैं।

हिमालय की पर्वत-श्रृंखला भारत के उत्तर में एक अभेद्य दीवार के रूप में विस्तृत हैं। इसके अनेक शिखर संसार में अपनी समता नहीं रखते। संसार के सर्वोच्च पर्वत शिखरों का आधार हिमालय ही है। यहाँ लगभग 140 ऐसी चोटियाँ हैं जो 6,000 मीटर से अधिक ऊँची हैं। सर बरार्ड के अनुसार हिमालय प्रदेश की चोटियाँ ऊँचाई के अनुसार पाँच भागों में विभक्त की जा सकती हैं। पहली वे चोटियाँ जो 8,400 मीटर से अधिक ऊँची हैं– ऐसी चार चोटियाँ हैं। नेपाल हिमालय की एवरेस्ट व कंचनजंगा, काराकोरम की के–टू (K-2) या गाडविन आस्टिन चोटी तथा नेपाल की मकालू चोटी। दूसरी श्रेणी की वे चोटियाँ हैं जो 8,400 मी0 से नीची हैं पर 8,100 मीटर से अधिक ऊँची हैं। इस प्रकार की भी चार श्रेणियाँ हैं – धौलागिरि, चोयू, मनासलू (नेपाल हिमालय) तथा नंगा पर्वत (पंजाब हिमालय)।

तीसरी कोटि में 7,800 मीटर से लेकर 8,100 मीटर तक ऊँची चोटियाँ हैं, जिनमें हिमालय की 12 चोटियाँ आती हैं। इनमें से अधिकांश नेपाल हिमालय में स्थित हैं। कुछ काराकोरम तथा पंजाब हिमालय में भी स्थित हैं। चौथे प्रकार की चोटियों की संख्या 31 हैं जो 7,500 मीटर से 7,800 मीटर ऊँची हैं और हिमालय के लगभग सभी भागों में पाई जाती है। पाँचवी श्रेणी की चोटियाँ 7,200 मीटर से 7,500 मीटर तक ऊँची हैं और इनकी संख्या 36 है। इन पाँच कोटि की मुख्य चोटियों के अतिरिक्त अन्य असंख्य चोटियाँ यहाँ मिलती हैं। इन पर्वत–श्रेणियों की कुछ प्रमुख चोटियों की ऊँचाई इस प्रकार है:

1.	एवरेस्ट	8,848 मीटर	नेपाल हिमालय
2.	गॉडविन आस्टिन या K-2	8,611 मीटर	काराकोरम हिमालय
3.	कंचनजंगा	8,598 मीटर	नेपाल हिमालय
4.	मकालू	8,481 मीटर	नेपाल हिमालय
5.	धौलागिरी	8,172 मीटर	नेपाल हिमालय

6.	चो यू (Cho Oyu)	8,153 मीटर	नेपाल हिमालय
7.	मनासलू	8,156 मीटर	नेपाल हिमालय
8.	नंगा पर्वत	8,126 मीटर	पंजाब हिमालय
9.	अन्नपूर्णा	8,078 मीटर	नेपाल हिमालय
10.	ग्रेशर ब्रम–I	8,068 मीटर	काराकोरम हिमालय
11.	ब्राड पीक	8,047 मीटर	काराकोरम हिमालय
12.	ग्रेशर ब्रम–II	8,035 मीटर	काराकोरम हिमालय
13.	गोसांई नाथ	8,013 मीटर	नेपाल हिमालय
14.	राकापोशी	7,788 मीटर	काराकोरम हिमालय

उपरोक्त तालिका से यह भी स्पष्ट होता है कि चोटियों की संख्या सबसे अधिक नेपाल हिमालय में है। कुमायूँ हिमालय की सर्वोच्च चोटी नंदा देवी (7,817 मीटर), आसाम हिमालय की सर्वोच्च चोटी नमचा बरवा (7,756 मीटर) तथा सिक्किम की सर्वोच्च चोटी कांगटो (7,090 मीटर) है।

भारत के उत्तरी पर्वतीय प्रदेश उत्तराखंड में प्राप्त इन चोटियों की महत्ता एवं विशालता का स्पष्टीकरण तब होता है जब हम संसार के अन्य मुख्य पर्वतों की ऊँची चोटियों पर दृष्टि डालते हैं। दक्षिणी अमेरिका के एण्डीज पर्वतों की सर्वोच्च चोटी अकनकंगुआ (Aconcangua) 7,035 मीटर और उत्तरी अमेरिका के राकी पर्वतों की सर्वोच्च चोटी माउंट मैकिनली (Mt. McKinley) जो अलास्का प्रदेश में स्थित है, 6,187 मीटर ऊँची हैं। अफ्रीका की सर्वोच्च चोटी किलीमंजारो (Kilimanjaro) 5,895 मीटर और योरप की सबसे ऊँची चोटी माउंट ब्लेंक (Mount Blanc) 4,810 मीटर ऊँची है। काकेशश की सबसे ऊँची चोटी, एलबुर्ज 5,632 मीटर और आस्ट्रेलिया क्षेत्र की सर्वोच्च चोटी जो न्यूजीलैंड में स्थित है, माउण्ट कुक (Mount Cook) की ऊँचाई केवल 3,763 मीटर है। इस दृष्टि से हिमालय प्रदेश की चोटियाँ कहीं अधिक महत्वपूर्ण सिद्ध होती है।

हिमालय श्रेणियों का वर्गीकरण

हिमालय पर्वतमाला के अन्तर्गत अनेकानेक पर्वत–श्रेणियाँ सम्मिलित हैं। इनकी रचना सर्वत्र एक सी नही है। भूगोलवेत्ताओं ने हिमालय की विभिन्न दशाओ के आधार पर इन्हे अनेक उप–विभागों में विभक्त किया है। इनमें तीन वर्गीकरण उल्लेखनीय है :–

(क) भौगोलिक (Geographical);

(ख) प्रादेशिक (Regional); तथा

(ग) भूगर्भीय (Geological) वर्गीकरण।

(क) भौगोलिक विभाजन

इसके अनुसार हिमालय पर्वतमाला को तीन स्पष्ट श्रेणियों में विभक्त किया गया है जो पूर्व से उत्तर–पश्चिम को एक दूसरे के समानान्तर फैली है। ये इस प्रकार है :–

(1) 'हिमाद्रि' अथवा वृहत् हिमालय अथवा आभ्यन्तरिक श्रेणी (Inner or Great Himalayas)

यह कश्मीर में नंगा पर्वत से लेकर आसाम तक एक दुर्भेद्य पर्वतीय दीवार के रूप में विस्तृत हैं। इस विशाल हिमालय के उच्च श्रृंग सदैव हिमाच्छादित रहते है और बर्फ की अधिकता के कारण यहाँ बड़े–बड़े हिमनद तथा हिमाल हैं। औसत रूप से इस श्रेणी की चौड़ाई 25 किलोमीटर तथा ऊँचाई 6000 मीटर है। यहॉ चालीस ऐसी ज्ञात चोटियाँ हैं जिनकी ऊँचाई 7000 मीटर से अधिक हैं। यहॉ संसार की सर्वोच्च चोटियाँ – एवरेस्ट (8848 मीटर), गाडविन आस्टिन (K-2) (8611 मीटर), कंचनजंगा (8598 मीटर), चौलागिरि (8172 मीटर) तथा नंगा पर्वत (8126 मीटर) आदि पाई जाती है। इस श्रेणी का ढाल तेज है और इसमें प्रायः चौड़ी घाटियों का अभाव है। अधिकतर स्थानावृत ग्रेनाइट, नीस और शिष्ट चट्टानों का बना हुआ है। यहाँ मिलने वाले बड़े हिमनद भारत की कुछ महत्वपूर्ण नदियों के उद्गम–स्थल हैं। कश्मीर में जस्कर श्रेणी तथा लद्दाख श्रेणी हैं। इस क्षेत्र में लेह तथा शिपकी दर्रे भारत तथा तिब्बत के बीच द्वार का कार्य करते हैं। कुल्लू के पूर्व में वृहत हिमालय एक अविच्छिन्न श्रेणी के रूप में विद्यमान है जिसे कहीं–कहीं हिमालय की पूर्वगामी नदियों की गहरी और संकरी घाटियाँ काटती है।

(2) 'हिमालय' अथवा लघु हिमालय अथवा मध्य श्रेणी (Short or Middle Himalayas)

आभ्यन्तरिक श्रेणी के दक्षिण में लगभग 80 से 100 किलोमीटर चौड़ी

एक श्रेणी के रूप में लघु हिमालय श्रेणियाँ पूर्व से पश्चिम को पहली श्रेणी के लगभग समानान्तर फैली हुई है। यह श्रेणियाँ औसत रूप से लगभग 3000 मीटर ऊँची है और इनकी अधिकतम ऊँचाई 5000 मीटर तक है। इनका निर्माण करने वाली चट्टानों में नीस, ग्रेनाइट, शैल व स्लेट आदि मुख्य हैं। इन श्रेणियों का क्रम बहुत ही जटिल है और यत्र–तत्र इनकी अनेक भुजाएँ फैली हुई है। बृहत हिमालय तथा मध्य श्रेणी के बीच दो अत्यन्त प्रसिद्ध खुली हुई घाटियाँ पाई जाती हैं – पश्चिम में लगभग 4900 वर्ग किलोमीटर में विस्तृत प्रसिद्ध कश्मीर की घाटी और पूर्व में इसकी प्रतिरूप नेपाल में स्थित काठमाण्डू की घाटी। समुद्री धरातल से लगभग 1700 मीटर की ऊँचाई पर भी यह घाटियाँ अधिकतर समतल मैदान की तरह है। भारत के कुछ प्रसिद्ध पर्वतीय स्थान शिमला, मसूरी, दार्जिलिंग आदि इन्ही श्रेणियों के निचले भागों में स्थित हैं। गर्मियों में ये स्थान विशेष आकर्षण के केन्द्र बन जाते हैं और मैदान के धनी व्यक्तियों को लू व गर्मी में शरण देते हैं।

(3) बाह्य हिमालय अथवा शिवालिक श्रेणी
(Outer Himalayas or Siwaliks)

यह पर्वत–श्रेणी, जिसकी औसत चौड़ाई 15 से 30 किलोमीटर तक और ऊँचाई प्रायः 1500 मीटर से अधिक नही है, उपरोक्त दोनों श्रेणियों के दक्षिण में पूर्व से पश्चिम को विस्तृत है। यह अपेक्षाकृत नवीन भी है और इसका निर्माण कंकड़, रेत और मिट्टी से हुआ है। यह श्रेणियाँ अधिकतर हरे–भरे जंगलों में आच्छादित हैं और इनके पाद–प्रदेश के बाद ही सतलज–गंगा का मैदान प्रारम्भ हो जाता है। जहाँ यह श्रेणियाँ मध्य हिमालय से पृथक होती है वहाँ कहीं–कहीं कुछ चोरस घाटियाँ पाई जाती है जिन्हे पश्चिम में दून (Doon) व पूर्व में दुआर या द्वार (Duar) कहते हैं। देहरादून एक ऐसी ही घाटी में स्थित है। अन्य दून घाटियाँ – कोटादून, पाटलीदून, कोठरीदून, हरकीदून व किर्यादादून आदि हैं।

यह तीनों समानान्तर पर्वत–श्रेणियाँ पश्चिम की अपेक्षा पूर्व में अधिक संकीर्ण हैं और इनके बीच की घाटियाँ संकरी होकर लुप्त हो गई है। इनके बीच में दो स्पष्ट सीमान्त दरारों (Boundary Faults) का क्रम मिलता है। बृह्त एवं मध्य हिमालय के बीच विशाल सीमान्त दरार (Great Boundary Faults) पाई जाती है जो पंजाब से आसाम तक विस्तृत है और यहाँ उलटे

मोड़ पाये जाते हैं। मध्य एवं बाह्य हिमालय के बीच इन दरारों का क्रम अधिक स्पष्ट नही है और यह ज्ञात होता है कि जैसे–जैसे शक्ति का दबाव पडा है अनेक छोटी–बड़ी सीमान्त दरारें बन गई हैं। इन दरारों वाले क्षेत्रों में प्रायः प्राचीन चट्टानों के ऊपर नयी चट्टानें पाई जाती हैं।

(ख) प्रादेशिक विभाजन

बरार्ड महोदय ने हिमालय पर्वत की पश्चिमी सीमा सिन्धु तथा पूर्वी सीमा ब्रहमपुत्र नहीं निर्धारित की हैं वरन् प्रादेशिक विभाजन के अनुसार इसे चार भागों में विभक्त किया है। यह भाग इस प्रदेश में बहने वाली प्राचीन नदियों की गहरी घाटियों द्वारा एक दूसरे से पृथक होते हैं। प्रादेशिक विभाजन इस प्रकार हैः–

(1) पंजाब हिमालय

पश्चिमोत्तर में सिन्धु नदी की गहरी घाटी से लेकर सतलज नदी की घाटी तक विस्तृत पर्वतीय प्रदेश को पंजाब हिमालय के नाम से सम्बोधित करते हैं। यह भाग लगभग 550 किलोमीटर लम्बा है। यहाँ पहाड़ियों के ऊपरी भागों में नग्न एवं अपेक्षाकृत प्राचीन चट्टानें पाई जाती है। यहाँ पर्वत–श्रेणियाँ अधिक ऊँची नहीं हैं और एक दूसरे से विस्तृत चौड़ी चोटियों या निचले भागों द्वारा अलग है। पीर पंजाल, धौलाधर, जास्कर आदि पर्वत–श्रेणियाँ इसी भाग में हैं। इन श्रेणियों के उत्तरी ढाल निर्जन एवं उजाड़ हैं पर दक्षिणी ढाल वनाच्छादित हैं।

(2) कुमायूँ हिमालय

यह भाग पश्चिम में सतलज नदी से लेकर पूर्व में उत्तराखंड प्रदेश व नेपाल की सीमा के निकट बहने वाली काली नदी तक विस्त्रत है। यह लगभग 325 किलोमीटर लम्बा है। पंजाब हिमालय की अपेक्षा यह भाग अधिक ऊँचा है और यहाँ अनेक हिमनदीय झीलें पाई जाती है। हिमाद्रि भाग में लगभग 6600 वर्ग किलोमीटर क्षेत्र हिमालय (Snow Fields) से ढका हुआ है। यहाँ श्रेणियों के बीच के मैदान अपेक्षाकृत छोटे हैं, जिन्हें हिमाचल में दून कहा जाता है। इस प्रदेश में सम्पूर्ण उत्तराखंड का अधिकांश भाग तथा हिमालय प्रदेश का भाग सम्मिलित है और शिमला, मंसूरी,

नैनीताल, अल्मोड़ा आदि इसी भाग में स्थित हैं। यहाँ नंदादेवी (7817 मीटर), कामेट (7756 मीटर), केदारनाथ (6940 मीटर), बद्रीनाथ (7138 मीटर), त्रिशूल (7120 मीटर), श्रीकान्त (6728 मीटर) तथा गंगोत्री (6614 मीटर) आदि प्रसिद्ध चोटियॉ पाई जाती हैं। गंगा व यमुना आदि नदियों के उद्गम–स्थल गंगोत्री तथा यमुनोत्री यहीं पर स्थित हैं।

(3) नेपाल हिमालय

यह हिमालय का सबसे लम्बा प्रदेश है जो काली नदी की चोटी से लेकर पूर्व में तिस्ता नदी तक लगभग 800 किलोमीटर की लम्बाई में विस्तृत हैं। यहाँ पर हिमालय पर्वत और भी कम चौड़े हो गये हैं और काठमांडू की चोटी के अतिरिक्त अन्य महत्वपूर्ण घाटियाँ यहीं हैं। यहाँ श्रेणियों के बीच की सीमान्त दरारें स्पष्ट रूप से देखी जा सकती हैं, जिनसे होकर प्रायः नदियों ने अपने मार्ग बना लिए हैं। यह प्रदेश सबसे अधिक ऊँचा है और यहाँ हिमालय की सबसे अधिक ऊँची चोटियाँ मिलती हैं जिनमें एवरेस्ट (8848 मीटर), कंचनजंगा (8598 मीटर), मॅकालू (8481 मीटर) आदि मुख्य हैं।

(4) आसाम हिमालय

यह भाग तिस्ता नदी से लेकर ब्रह्मपुत्र नदी की घाटी तक लगभग 700 किलोमीटर की लम्बाई में विस्तृत है। यहाँ पहुँचकर हिमालय पर्वत की ऊँचाई पुनः कुछ कम होने लगती है यद्यपि दक्षिण की ओर पर्वतों का ढाल बहुत तेज है। इस प्रदेश की मुख्य नदियाँ नमचा बरवा (7756 मीटर), कुला कॉंगडी (7554 मीटर), काबरू (7316 मीटर), चोमोल्हारी (7314 मीटर), जांगसांगला (7418 मीटर) आदि हैं। यहाँ हिमरेखा अपेक्षाकृत नीची है और पर्वतीय ढाल वनाच्छादित हैं। श्रेणियों के बीच पाये जाने वाले मैदानों व घाटियों की महत्ता नगण्य सी है।

(ग) भूगर्भीय विभाजन

हिमालय में सर्वत्र एक–सी भूगर्भीय दशाएँ प्राप्त नहीं हैं। चूँकि इसका निर्माण कई अवस्थाओं में हुआ है अतः भूगर्भ की दृष्टि से भी हिमालय के निम्न तीन भागो में विभक्त किया जाता हैः–

(1) तिब्बतीय क्षेत्र (Tibetan Zone)

यह क्षेत्र मुख्यतया हिमालय श्रेणियों के उत्तर में स्थित है। इसे ट्रांस–हिमालय (Trans-Himalayan) क्षेत्र भी कहते हैं। यहाँ पर प्राप्त चट्टानों में जीवावशेष प्राप्त नहीं होते हैं और ग्रेनाइट व शैल आदि चट्टानें अधिकतर रूपान्तरित रूप में पाई जाती है। यहाँ की चट्टानें अधिक कड़ी हैं और इस क्षेत्र में वर्षा की कमी के कारण नमकीन वाली झीलों का प्राधान्य है।

(2) हिमालय क्षेत्र (Himalayan Zone)

इस क्षेत्र के अन्तर्गत हिमालय की आभ्यान्तरिक व भव्य श्रेणियाँ सम्मिलित हैं। इस क्षेत्र में प्राप्त होने वाली ग्रेनाइट व शैल चट्टानों में भी काफी रूपान्तरण हुआ है। यहाँ पर मोड़ पड़ने व दरारें बनने की क्रियाओं का स्पष्ट दिग्दर्शन होता है और यह क्षेत्र अपेक्षाकृत सबसे ऊँचा है।

(3) उप–हिमालय क्षेत्र (Sub-Himalayan Zone)

यह हिमालय निर्माण की अन्तिम क्रिया के फलस्वरूप बने हें। इस क्षेत्र को शिवालिक भी कहते हैं। यहॉ नवीनतम चट्टानें जिनमें लहरों के चिन्ह वाले समुद्री निक्षेपों का प्राधान्य हैं, मिलती हैं। यहाँ प्रायः भूकम्प आते है जो इस क्षेत्र की अस्थिरता के द्योतक हैं।

अन्य श्रेणियाँ

उत्तरी पर्वतीय प्रदेश का अधिकांश भाग हिमालय पर्वतमाला द्वारा ही निर्मित है परन्तु कुछ अन्य श्रेणियाँ भी इसमें सम्मिलित हैं जिन्हे बहुधा हिमालय की शाखाओं के नाम से सम्बोधित किया जाता है। कश्मीर के उत्तरी–पूर्वी भाग में मुख्य हिमालय के उस पार जास्कर, लद्दाख तथा काराकोरम श्रेणियॉ स्थित हैं। कैलास श्रेणियों का अधिकांश भाग तिब्बत में स्थित है। स्वेन हैडिन महोदय ने काराकोरम श्रेणी को एशिया का मेरूदण्ड कहा है। यहाँ गाडबिन आस्टिन (8,611 मीटर) जैसे ऊँचे पर्वत शिखर पाये जाते हैं। लद्दाख और जास्कर श्रेणियाँ काराकोरम के दक्षिण में स्थित है और अपेक्षाकृत नीची हैं।

भारत तथा बर्मा के बीच पाई जाने वाली पहाडियाँ भी हिमालय की ही मुड़ी हुई शाखाएँ हैं जिन्हें ब्रह्मपुत्र नदी ने हिमालय से पृथक कर दिया है। पटकोई, नागा, अराकान, योमा तथा मनीपुर श्रेणियाँ इन्ही की शाखाएँ है जो अधिक ऊँची नही हैं और सघन वनों से लदी हुई हैं। आसाम के मध्यवर्ती भाग की पहाडियॉ गारों खासी में जयन्तिया भू–संरचना की दृष्टि से हिमालय श्रेणियों से भिन्न हैं। इन्हे 'मेघालय' के नाम से पुकारा जाता है।

हिमालय क्षेत्र के वन

समस्त हिमालय क्षेत्र को मुख्यतया दो भागों में विभक्त किया जा सकता है:

1. पूर्वी हिमालय।
2. पश्चिमी हिमालय।

तुलनात्मक दृष्टि से पश्चिमी हिमालय पर्वत श्रृंखला कहीं ज्यादा ऊँचाई में फैली हुई है और इसकी जलवायु अधिक ठण्डी व शुष्क है, जबकि पूर्वी हिमालय विश्व के सबसे नम क्षेत्रों में गिना जाता है। इसी कारण पूर्वी हिमालय में 4500 मीटर की ऊँचाई तक वृक्ष पाये जाते हैं जबकि पश्चिमी हिमालय में यह सीमा केवल 3500 मीटर हैं। इसके अतिरिक्त पश्चिमी हिमालय क्षेत्र में पाई जाने वाली वनस्पतियाँ अधिक शीत व जल का अभाव सह सकने वाली तथा नम जलवायु वाली होती है। पूर्वी क्षेत्र में शंकुधारी वन पाये तो जाते हैं, परन्तु पश्चिमी हिमालय क्षेत्र से बहुत कम।

पूर्वी हिमालय की लम्बाई लगभग 850 किलोमीटर है और यह 26º30′ व 27º45′ उत्तर अक्षांश तथा 87º5′ व 89º पूर्वी देशान्तर में स्थित है। अरूणाचल प्रदेश, भूटान, सिक्किम, पश्चिमी बंगाल का दार्जिलिंग जिला इसके अंतर्गत आते हैं। चोमेल हारा, गारीचेन, कांगतो चोटियाँ भी इसी क्षेत्र में हैं। यह उत्तर में चीन, पूर्व में म्यांमार (बर्मा), दक्षिण में असोम तथा पश्चिम में नेपाल द्वारा घिरा हुआ है। इस क्षेत्र की जलवायु भिन्न-भिन्न स्थान पर अलग-अलग है। इस क्षेत्र में बंगाल की खाड़ी से उठने वाले मानसूनी बादल अपनी पूर्ण तीव्रता से अरूणाचल प्रदेश के ऊपरी कोने पर जहाँ हिमालय श्रेणी दक्षिण की तरफ झुकी हैं, आकर टकराते हैं जिसके कारण यहाँ भारी वर्षा होती है। इसके फलस्वरूप भूस्खलन तथा मिट्टी के कटाव से यह क्षेत्र

अत्य अधिक प्रभावित हैं। इन भारी वर्षा वाले भागों (5750 मि0 मी0 प्रतिवर्ष) के साथ इस इस क्षेत्र में ऐसे भी भाग हैं जहाँ वर्षा कम या नहीं के बराबर होती है, इस कारण यहाँ की जलवायु उष्ण से लेकर हिमाद्रि तक है तथा तापमान 38º से0ग्रे0 से शून्य या उससे भी कम पाया जाता है।

पश्चिमी हिमालय के अंतर्गत मुख्यतया जम्मू-कश्मीर, हिमाचल प्रदेश तथा उत्तराखंड प्रदेश के पहाडी क्षेत्र आते हैं। पूर्वी हिमालय की तुलना में यह अधिक शुष्क व ठण्डा हैं। संसार के सबसे अधिक ठण्डे स्थान में से एक द्रास इसी भाग में है। पर्वतारोहियों को चुनौती देते हुए नन्दादेवी, त्रिशूल, नीलकंठ, कामेत, नून, कुन आदि पर्वत शिखर व मीलों लम्बे हिमनद सियाचीन (72 कि0मी0), बियाफो (59 कि0मी0), हिस्पार (61 कि0मी0), सासाइनी (157 कि0मी0) व गंगोत्री (26 कि0मी0) आदि भी पश्चिमी हिमालय में है। यद्यपि इनमें से कुछ भारत की राजनीतिक सीमा से बाहर हैं।

पूर्वी हिमालय की वनस्पतियों को निम्न वनों के प्रकार में अध्ययन किया जा सकता है।

उष्ण कटिबन्धीय वन

ये वन समुद्रतल से लगभग 1000 मी0 ऊँचाई तक पाये जाते हैं तथा इस क्षेत्र में 250 से0मी0 से 500 सें0मी0 तक वर्षा होती है। इन्हें दो भागों में बाँटा गया है।

(1) अर्धसदाबहार वन

ये वन नदियों के किनारों पर लगभग 600 मी0 की ऊँचाई तक पाये जाते हैं। इन वनों में कठलताऐं, आरोही लताऐं तथा झाडियों की अति घनी प्रचुरता विशेष महत्व रखती है। इन वनों में काष्ठ वृक्षों की अनेक महत्वपूर्ण व्यापारिक किस्में मिलती हैं, जैसे – *टर्मिनेलिया, मिरियोकार्पा, कैनारियम स्ट्रिक्अम, एलेन्थस ग्रैन्डिस, दुआबंगा ग्रैन्डीफ्लोरा, लैजरस्ट्रोमिया स्पीसियोसा* व *डिलेनिया इंडिका* इत्यादि प्रमुख हैं। इनके अतिरिक्त इस प्रकार के वनों में अधिकता से मिलने वाली अन्य वृक्ष जातियों में *आर्टोकार्पस लकूचा, टेट्रामिलिस नूडीफ्लोरा, स्टर्कुलिया विल्लोसा, एक्रोकार्पस फ्रैक्सीनीफोलियस, फिरमियाना कोलोराटा, टेरीगोटा अलाटा* व *बिश्कोफिया जावानिका* आदि मुख्य हैं।

(2) सदाबहार वन

ये मुख्यत निचली पहाड़ियों से लेकर 1000 मी0 की ऊँचाई तक पाये जाते हैं। अरूणाचल प्रदेश की तराई वाले क्षेत्रों में इस प्रकार के वन मिलते हैं। प्रचुर वर्षा तथा नम जलवायु के कारण यहाँ वनस्पति विविधता अत्यन्त समृद्ध हैं। विभिन्न स्थान पर वर्षा की मात्रा तथा भौगोलिक स्थिति में अंतर के कारण अलग अलग प्रकार की वनस्पति व वृक्षों की जातियाँ पाई जाती है। इस प्रकार के वनों में किसी भी एक जाति की अधिकता नही पाई जाती है।

लम्बे, ऊँचे वृक्षों की जातियों में कुछ मुख्य, *एल्टिजिया ऐक्सेल्सा, आर्टोकार्पस चपलाशा, दुआबंगा ग्रेन्डीफ्लोरा, डिप्टेरोकार्पस रेट्यूसस, मेसुआ फेरिया, टलॉमा हॉग्सोनाई, टर्मिनेलिया मिरियोर्कापा, शोरिया आसामिका, शोरिया रोबस्टा* व *टेट्रामिलिस नूडीफ्लोरा* इत्यादि हैं। इन वृक्षों के तनों तथा शाखाओं पर शैवाल, मॉस व अन्य उपरिरोही जैसे पर्णांग, आर्किड तथा आरोही लताऐं प्रचुर मात्रा में मिलती हैं। छोटे आकार के वृक्षों की श्रेणी में पाई जाने वाली कुछ मुख्य जातियाँ *आटॉकार्पस फैक्सीनीफोलिया, गायनोकार्डिया ओडोरेटा, सॉराविया नेपालेन्सिस, सिजीजियम क्यूमिनी, एलन्थस इन्टीग्रीफोलिया, मैलाइना आर्बोरिया* व *औरोजाइलम इंडिकम* इत्यादि हैं। इसके अतिरिक्त *सायथिया जाइन्टिया, सायथिया स्पाइनुलोसा, सायथिया ब्रूनोनियाना* आदि वृक्ष पर्णांग मुख्य है। ये बहुधा पैडिनस जातियों के साथ प्रचुर मात्रा में मिलते हैं। इसके अतिरिक्त पहाड़ी ढलानों पर जंगली केले तथा अनेको जिंजीबरेसी कुल के पौधे और अन्य वनस्पतियाँ उगती हैं।

उपोष्ण कटिबंधीय वन

इस प्रकार के वन मुख्यतया 1000 से 1800 मीटर तक की ऊँचाई पर मिलते हैं, जहाँ पर वर्षा उष्णकटिबंधीय क्षेत्र की तुलना अपेक्षाकृत कुछ (200–400 सें0मी0) कम होती है। इन वनों का स्वरूप मुख्य रूप से सदाबहार से घना होता है। इस प्रकार के वनों में पाई जाने वाली वृक्ष जातियों में *कैस्टेनोप्सिस इंडिका, कैस्टेनोप्सिस आरमाटा, कैस्टेनोप्सिस हिस्ट्रिक्स, क्वेर्कस* की जातियाँ, *शीमा वालीचिआई, स्टीरियोस्पर्मम कोलायस, एक्सबकलैडिया पॉपुलनिया, ऐलनस नेपालेन्सिस, ऐसर ऑबलोगम, मैग्लीशिया*

इनसिग्निस, माईकेलिया ऑबलोगा, प्रूनस सिरेसिओइडिस, ट्रीवेशिया पामेटा, रोडोडेन्ड्रान जैनोकोन्सियाना मुख्य हैं। इसके अतिरिक्त यहाँ पाई जाने वाली झाड़ियों में *रूबस इलिप्टिकस, आर्टीमीसिया* तथा *ऑस्बेलिया* की जातियाँ, *बोहमीरिया मैक्रोफिला, मेलास्टीमा नेपालेन्सिस* व *मीसा चिसिया* इत्यादि मुख्य हैं। जमीन की सतह पर उगने वाले शाकों में सूर्यमुखी, सोलेनेसी, जिंजीबरेसी व आर्टिकेसी आदि कुलों की वनस्पतियाँ प्रमुख हैं। इस प्रकार के वनों में आर्किड भी बहुतायत में मिलते हैं।

चीड़ के वन प्रायः अधिक वर्षा वाले क्षेत्रों में मिलते हैं। इनमें *पाइनस राक्सबर्घाई, पाइनस वालीचियाना* व *पाइनस मर्कुसाई* मुख्यत पाये जाते हैं। कहीं–कहीं *बेटुला एल्लोइडिस, एल्नस नेपालेन्सिस, लायोनिया ओवालीफोलिया* तथा *सूगा ड्यूमोसा* इत्यादि भी पाये जाते हैं।

शीतोष्ण वन

इस प्रकार के वनों को दो मुख्य प्रकारों में बाँटा जा सकता हैः–

(1) शीतोष्ण पृथुपर्णी वन

यह वन साधारणतया 1800–2800 मीटर की ऊँचाई तक पाये जाते हैं तथा इनमें मुख्यतः *क्वेर्कस, रोडोडेन्ड्रोन, कैस्टेनाप्सिस, एंगलहार्टिया, मैग्नोलिया कोरीलाप्सिस, एसर, पॉपुलस, यूओनिमस* व *एक्सबकलैडिया* आदि वंशों के वृक्ष अधिकतर पाये जाते हैं।

(2) शीतोष्ण शंकुधारी वन

ये वन मुख्यतः 2800 से 3500 मीटर की ऊँचाई तक पाये जाते हैं। यहाँ शीतकाल में भारी हिमपात होता है। इन वनों में मुख्यतः *सूगा, पाइनस, रोडोडेन्ड्रोन* अथवा *ऐबीज स्पेक्टाबिलिस, टैक्सस वालिचिआना, ऐबीज डेलावाई* अथवा *जूनीपेरस, लैरिक्स* साथ–साथ पाये जाते हैं, कहीं–2 केवल क्यूप्रेसस टॉरूलोसा के समूह भी मिलते हैं। इन वनों के निचले स्तर में *रोडोडेन्ड्रोन, एसर, बर्बेरिस, वाइबर्नम* व *गॉल्थेरिया* इत्यादि वंशों की जातियाँ भी मिलती है। कई स्थानों पर झाड़ीनुमा घने शीतोष्ण बाँसों की उपस्थिति भी उल्लेखनीय है।

हिमाद्रि वन

पूर्वी हिमालय में इस प्रकार के वन मुख्यतः 4200 से 5500 मीटर की ऊँचाई तक पाये जाते हैं। इस क्षेत्र में पाई जाने वाली वनस्पतियाँ मुख्य रूप से छोटी झाड़ियाँ व शाकीय और प्रायः छोटे आकार की होती है। *रोडोडेड्रान ऐन्थेपोगॉन, रोडोडेड्रान कैम्पैनुलेटम, रोडोडेड्रान प्यूमिलम, प्रिमुला, सीडम, बर्जीनिया, पॉलीगोनम, पेडीकुलेरिस, एफिड्रा आदि के अतिरिक्त ऐनीमोन, कोरीडेलिस, ड्राबा, पोटेन्टिला, सेक्सीफ्रेगा, सॉसूरिया, एनाफोलिस, ऐन्ड्रोसैकी, जैनशियाना, स्वर्शिया, लैगोटिस, कीमैन्थेडियम, नार्डोस्टेकिस, पिक्रोराइजा, रियम, पोआ, जनकस* तथा *कैरैक्स* इत्यादि की जातियाँ इस क्षेत्र की उल्लेखनीय वनस्पतियाँ हैं। इनमें से अनेक जातियाँ के पुष्प रंग–बिरंगे तथा आकर्षक होते हैं और उनको सफलतापूर्वक उद्यानों, वाटिकाओं में उगाया जा सकता है।

उपरोक्त के अतिरिक्त यहाँ पाये जाने वाले संवहनी पेड़ पौधों में से एक बड़ी संख्या उपयोगी व आर्थिक महत्व वाली जातियों की हैं जिनमें औषधीय, लकड़ी, चारे, सजावटी एवं खाद्य जाने वाले अनाजों की जंगली किस्में मुख्य हैं।

आर्किड अपने रंगबिरंगे, तितली, मकड़ी, जूती जैसे नाना प्रकार के आकार तथा लम्बे समय तक ताजा बने रहने वाले फूलों के लिए प्रसिद्ध हैं। ये अपनी मनोहारी छटा से सभी को आकर्षित कर लेते हैं। भारत में पाई जाने वाली लगभग 1300 जातियों में से करीब 700 जातियाँ इस प्रदेश में उपलब्ध हैं। इनमें *सिनोगाईन, सिम्बीडियम, डेन्ड्रोबियम, पैफियोपेडिलम, रैनेन्थेरा, वेन्डा* इत्यादि कुछ आकर्षक फूलों वाले वंश है। वृक्षों, झाड़ियों अथवा शाकीय रूप में मिलने वाले *रोडोडेन्ड्रान* के रंग–बिरंगें आकर्षक फूलों की छटा ही निराली है। ये मुख्यतः हिमालय क्षेत्र में ही लगभग 2500 मीटर से ऊपर पाये जाते हैं और यदि पूर्वी हिमालय को रोडोडेन्ड्रोन की खान कहा जाये तो अनुचित नही होगा क्योंकि भारत में पाई जाने वाली लगभग 90 जातियों में से 80 केवल पूर्वी हिमालय में ही उगती है।

इसके अतिरिक्त अन्य वंशों की अनेकों जातियाँ भी पाई जाती है जिनको सजावटी फूलों के रूप में उगाया जा सकता है। *प्रिमुला, रोजा, आईरिस, एस्टर, मैग्नोलिया, कमेलिया, टाक्का, जैस्मीनम* व *ऐनीमोन* इत्यादि

कुछ उल्लेखनीय वंश है जिनकी जातियों को सजावटी पुष्पों के रूप में लगाया जा सकता है।

जहाँ तक औषधीय पौधों की बात है, यहाँ *पैनेक्स स्यूडो, जिन्सेंग, कॉप्टिस तीता, डिनोकार्पस कुर्जाई, नारडोस्टेकिस ग्रेन्डीफ्लोरा, टैक्सस वालीचियाना, पिक्रोराइजा कुरोआ* व *ऐक्वीलेरिया मलाक्केन्सिस* इत्यादि कुछ ऐसे दुर्लभ औषधीय पौधे है जिनकी देश के अतिरिक्त अंतर्राष्ट्रीय बाजारों में भी भारी मांग है।

इसके अतिरिक्त पूर्वी हिमालय में पाये जाने वाले वनों में वृक्षों की ऐसी जातियाँ जिनकी लकडी उच्च कोटि की मानी जाती है एवँ जिनका प्रयोग मकान, फर्नीचर इत्यादि बनाने में होता है, की बहुलता हैं। इसमें *एलन्थस ग्रेन्ड्सि, ऐडिना ओलिगोसिफाला, आर्टोकार्पस चपलाशा, एल्टिजिया एक्सेल्सा, अमूलरा बालीचिआई, कैनारियम बंगालेन्सिस, कैनारियम रेसिनीफेरम, कास्टेनाप्सिस इंडिका, डिप्टेरोकार्पस मैकोकार्पस, डाइसोजाइलम बाईनक्टरीफेरम, दुआबंगा ग्रेन्डीफलोरा, इकाइनोकार्पस आसामिकस, मेलाइना आर्बेरिया, गायनोकार्डिया ओडोरेटा, लेजरस्ट्रोमिया स्पीसियोसा, माईकलिया चम्पाका, मेसुआ फेरिया, मोयरस लेवीगेटा, मैग्नोलिया ऐरोकार्पा, फोबी ग्वालपारेन्सिस, फोबी पैनीकुलेटा, शोरिआ आसामिका, टर्मिनेलिया मिरियोर्कापा, टलॉमा हॉग्सोनाई* एवं *टलॉमा फिल्लोकापी* मुख्य हैं।

जहाँ तक पश्चिमी हिमालय का प्रश्न है इसमें वनस्पति विविधता का कारण है इसकी समुद्रतल से ऊँचाई एवं तदनुसार बदलती जलवायु। हम ज्यों–ज्यों ऊँचाई की ओर बढ़ते है, त्यों–त्यों वनस्पतियों का स्वरूप भी बदलता जाता है। दूसरे शब्दों में वनस्पति जातियों में बदलाव भिन्न–भिन्न ऊँचाईयों का द्योतक है। यहाँ निम्न तीन प्रकार के वन पाये जाते हैं :–

- उपोष्ण कटिबंध वन
- शीतोष्ण कटिबंध वन, तथा
- हिमाद्रि व उप–हिमाद्रि वन

उपोष्ण कटिबंध वन

600–1500 मीटर की ऊँचाई के बीच उपोष्ण कटिबंधीय वनस्पतियाँ पाई जाती है, इनमें मुख्य हैं *शोरिया रोबस्टा* (साल), *मैल्लोटस फिलिपीन्सिस*

(रोहिणी), *बॉम्बेक्स सीबा* (सेमल), *टर्मिनलिया एलाटा* (असैन), *टर्मिनलिया बेलेरिका* (बहेड़ा), *अल्बीजिया लेबेक* (सिरस), *डलबर्जिया सिस्सू* (शीशम), *उजीनिया ऊजीनेन्स* (सान्दन), *सेड्रेला तूना* (तून), *हल्डिना कॉर्डीफोलिया* (हल्दू) आदि, ये सभी जातियाँ आर्थिक महत्व की हैं। इन्हीं के साथ बहुउपयोगी *एम्बिलका ऑफिसिनेलिस* (आँवला) व औषधोपयोगी वृक्ष *कैस्सिया फिस्टुला* (अमलतास), *होलारहाइना एण्टीडीसेन्ट्रिका* (कूड़ा) व *निक्टैन्थस आबॉस्ट्रिस्टिस* (हरसिंगार) भी पाये जाते हैं। इसी ऊँचाई के मध्य विशेषकर कुमाऊँ क्षेत्र में एक अन्य उपयोगी जाति *डिप्लोनेमा ब्यूटीरेसिया* (चूड़ा) पाई जाती है जिसे स्थानीय लोग शहद या गुड़ का पेड़ भी कहते हैं। *ग्रीविया ऑप्टिवा* (भीमल), *फाइकस ऑरिकुलाटा, फाइकस पाल्माटा, मीरिका एस्कुलेन्टा* व *बॉहिनिया वेरिगाटा* भी यहाँ पाये जाते हैं। इस क्षेत्र के कुछ अन्य बहुउपयोगी वृक्ष हैं, *बर्बेरिस लाइसियम* (किनगौड़), *रूबस इलिप्टिकस* (हिंसालु), *मुर्राया कोइनिगाई* (करीपत्ता), *जिजिफस मॉरीशियाना* (बेरी), *कैरिस्स स्पाइनेरम* (करोंदा), *वुडफोर्डिया फ्रूटीकोसा* (धौलू) आदि। कई औषधोपयोगी पौधे जैसे *एढाटोडा वेसिका* (बांसा), *रावोल्फिया सर्पेन्टाईना* (सर्पगन्धा), *विधानिया सोम्नीफेरा* (अश्वगंधा), *ग्लोरियोसा सुपर्बा* (कलिहारी), *एस्पैरेगस रेसीमोसस* (सतावर), *बैकोपा मोनियरी* (जलनीम), *सेन्टेला एसियाटिका* (ब्राह्मी), *एकोरस कैलेमस* (बच), *रूबिया कॉर्डिफोलिया, कोस्टस स्पीसियोसस* आदि यहाँ बहुतायत में पाये जाते हैं। *ईगल मार्मेलोस* (बेल) व *जैन्थोजाइलम आर्मेटम* (टिमुरु) जो कि औषधीय महत्व के साथ साथ धार्मिक महत्व भी रखते है, भी इसी ऊँचाई के मध्य पाये जाते हैं।

डिप्लेजियम एस्कुलेन्टम जिसे स्थानीय भाषा में लिंगड़ा कहते हैं इस क्षेत्र में पाया जाने वाला एक खाद्योपयोगी पर्णांग हैं। आरोही पौधों में मुख्य है–*बॉहिनिया वाइलाई* जो कि एक बहुपयोगी काष्ठीय आरोही है। इसके पत्ते दोना व पत्तल आदि बनाने के काम आते हैं। इसके तनों से एक प्रकार का रेशा निकाला जाता है तथा बीजों को भूनकर खाया जाता है। वर्षा व धूप से बचने के लिए स्थानीय लोग इसके पत्तों से विशेष आवरण बना लेते हैं जिन्हे गढ़वाल में मूणकी व छांतडी कहते हैं। *डायोस्कोरिया डेल्टोइडिया* एक अन्य महत्वपूर्ण आरोही है जिसका औषधीय गुणों के कारण दोहन किया जाता रहा हैं। पीले फूलों वाली *सीसलपीनिया डेकापेटायला,* सफेद फूलो

वाली *रोजा ब्रुनोनाई,* लाल फूलों वाली *आइपोमिया हेडेरीफोलिया, एस्पीडोप्टेरिस वालिचाई, पोयराना पैनीकुलेटा* आदि कुछ अन्य आरोही पौधे हैं।

इसी ऊँचाई में मध्य पाये जाने वाले विशिष्ट पौधों में *युट्रीकुलेरिया* की जातियाँ व *ड्रोसेरा पेल्टाटा* हैं जो कि कीटभक्षी पौधों के रूप में जाने जाते हैं। दलदली व जलीय वनस्पतियों में मुख्यतया *ओइनैन्थे स्त्रीलोनीफेरा, वेरोनिका एनागेल्लिरा, ब्लिक्सा ऑबर्टी, इरियोकॉलोन साइनेरियम, सिरेटोफिललम डिमर्सम* व *पोटामोजिटॉन* की जातियाँ, *साइपरस* की जातियाँ, *पॉलीगोनम* की जातियाँ, *जस्टीसिया* की जातियाँ आदि हैं। इसके अतिरिक्त *हैन्स्लोबिया ग्रेनुलेटा, क्लीमेटिस स्माईलेसीफोलिया, फाईलेन्थम स्केबीफोलियस, पैरनेसिया वाइटाई, मार्सीलिया क्वाड्रीफोलिया* व *सायथिया स्पाइनुलोसा* आदि भी यहाँ मिलते हैं। मैदानी भागों में पाया जाने वाला पर्णांग *एक्टिनियोप्टेरिस रेडियाटा* भी यहाँ मिलता है।

इसी ऊँचाई के मध्य स्थित है कुमाऊँ का इफिया धूरा व बरम शनिदेव क्षेत्र, जो आर्किडों की विविधता के लिए विख्यात माना जाता है। पश्चिमी हिमालय में पाई जाने वाली आर्किड जातियों में से अधिकतर यहाँ पाई जाती हैं। पिछले कुछ वर्षो में पूर्वी हिमालय की अनेक जातियाँ जैसे *डिप्लोमेरिस हिर्सुटा, ट्रोपीडिया कर्कुलिगोइडिस* व *बल्बोफिल्लम लियोपार्डिनम* आदि भी यहाँ से प्राप्त की गई हैं।

कई स्थानिक जातियाँ भी इस ऊँचाई के मध्य पाई जाती हैं। इनमें से कुछ प्रमुख प्रजातियाँ हैं–*पिट्टोस्पोरम इरियोकार्पम, आइटिया नूटैन्स* व *फ्लिकिन्गोरिया हेस्पेरिस* आदि।

शीतोष्ण कटिबन्ध वन

1500 मीटर से 3000 मीटर की ऊँचाई के बीच वनस्पतियों का दूसरा ही स्वरूप दिखाई पड़ता है। यहाँ *रोडोडेन्ड्रान, क्वेर्कस* व *एस्कुलस* की जातियों के अतिरिक्त शकुधारी वृक्षों जैसे *सेड्रस देवदारा* (देवदार), *पाइनस वालिचियाना* (कैल), *एबीज* व *पीसिया* की जातियाँ हैं जो उच्च श्रेणी के काष्ठ व लीसा का स्त्रोत है। ईस्ट इंडिया कम्पनी के समय से ही इन जातियों का विशेष रूप से इमारती लकडी व रेलवे स्लीपरों के लिए प्रयोग किया जाता रहा है। एक अन्य जाति *टैक्सस वालिचियाना* (थुनेर) जो कि अपने

कैंसररोधी गुणों के कारण जानी जाती है, भी यहाँ मिलती है। पश्चिमी हिमालय में मसूरी और चम्बा के बीच स्थित धनोल्टी नामक स्थान पर इसके वृक्ष काफी मात्रा में उपलब्ध है। शिमला के पास नारकण्डा में व घांघरिया में भी यह जाति पाई जाती है। *क्वैर्कस ल्यूकोट्राइकोफोरा* (बांझ), *क्वैर्कस डाइलाटाटा* (मोरू) व *क्वैर्कस सेमीकार्पीफोलिया* (खरसू) के वनों में *यूओनिमस लिंडेरा, लायोनिया ओवालीफोलिया, रोडोडेन्ड्रान अरबोरियम, आइलेक्स* की जातियाँ, *वाइबरनम कोटिनीफोलियम, एस्कुलस इंडिका* (पांगर) व *एसर* की जातियों का मिश्रण मिलता है। क्वैर्कस बहुल इन वनों में वनस्पति विविधता काफी पाई जाती है। जमीन पर जहाँ *साइप्रीपीडियम कॉर्डीजेरम, कार्डियोक्राइनम, जाइजैन्टियम, पेओनिया इमोडी, कैलेन्थी* आदि की जातियाँ पाई जाती है, वहीं वृक्षों की शाखाऐं पर्णागों (*ड्राइनेरिया लेपीसोरस* आदि) व आर्किडों (*ईरिया, डेन्ड्रोबियम, गैस्ट्रोकिलस, डिस्टिकस*) आदि से भरी रहती है। शाखाओं पर यदि *टेक्सिल्लस वेस्टिटस* नामक परजीवी होता है तो जड़ों पर *वैलेनीफोरा इनवोल्यूकाटा* नामक परजीवी भी यहाँ पाये जाते हैं। उपरिरोही जातियों में एक अन्य उल्लेखनीय नाम है *हाइमिनोपोगोन पैरासाइटिकस* जो दूर से ही पहचाना जा सकता है।

क्वैर्कस की जातियाँ चारा, जलावन व खेती के लिए आवश्यक सामान बनाने के काम तो आती ही है, परन्तु इससे भी महत्वपूर्ण है इसकी जडों की पानी रोकने की क्षमता। इनकी जड़ों का पानी स्वास्थय के लिए उपयोगी माना जाता है। गढवाल में ऐसे वनों में *अरून्डिरेरिया* (रिंगाल) की जातियाँ पाई जाती है जो स्थानीय निवासियों के लिए आय का साधन है। इससे बनी टोकरियाँ व अन्य सामान बाजार में उचित मूल्य पर बिक जाता है। भोटिया बादाम के नाम से विख्यात *कोरीलस कॉलुरना* इस क्षेत्र का एक उपयोगी पौधा है। *जुगलैंस रीजिया* (अखरोट) भी इसी ऊँचाई के मध्य कुछ स्थान पर प्राकृतिक रूप से उगता है। *प्रिंसीपिया युटिलिस* (बनाड़) नामक कटीली क्षुप यहाँ काफी मात्रा में होती है, इसके बीजों से खाद्योपयोगी तेल निकाला जाता है। इस क्षेत्र के कुछ अन्य विशिष्ट पौधों में *अरिस्टोलोकिया डाइलाटेटा, हाइपोपाइथिस लैनुजिनोसा, पॉलीस्टिकम थॉम्सोनाई* व *एस्लपीनियम यूनीलेटरेल* आदि प्रमुख प्रजातियॉ हैं।

इस ऊँचाई के बीच कई औषधोपयोगी पौधे जैसे *पोडोफिल्लम हैक्सेन्ड्रम* (पापड़ा), *एट्रोपा एक्युमिनाटा, एकोनाइटम* की जातियाँ, *बर्जीनिया सिलियेटा, पिक्रोराइजा कुरू* (कुटकी), *डैक्टाइलोराइजा हेटागिरेया* (सालिम पंजा), *नार्डोस्टैकिस ग्रेन्डीफ्लोरा, स्वर्शिया चिरायता, सेलिनम वेजीनेटम* आदि पाये जाते हैं। शाकीय वनस्पतियों में *रैननकुलस, एनीमोन, मोरीना, पेडिकुलेरिस, जेन्शियाना* व *पोटेन्टिल्ला* आदि की जातियाँ साधारणतया यहाँ पाई जाती हैं। जलीय वनस्पतियों में मुख्य हैं *यूराइल फिरोक्स, निम्फिया* की जातियाँ व *वोल्फिया* आदि। हाल में ही यूरोप में पाई जाने वाली *पोटामोजिटॉन फिलिफॉमिस* व *पोटामोजिटॉन पॉलिगोनिफोलियस* तथा मैक्सिको की *निम्फिया मेक्सिकाना* भी कश्मीर से खोज ली गई है। *गैलियम गिलानिकम, गैलियम पार्सियंस* उपजाति *आंग्लिकम, लिस्टेरा कश्मीरियाना, बर्बेरिस ह्यूगेलियाना, बर्बेरिस ओसेमेस्टोनाई, मैहोनिया जानसारेन्सिस, माइक्रोस्टेजियम फाल्कोनराई* आदि इस क्षेत्र की विशिष्ट जातियाँ हैं। समुद्रतल से 3000 मीटर से 3500 मीटर तक की ऊँचाई के बीच यों तो उपहिमाद्रि वनस्पातियों का क्षेत्र कहा जाता है परन्तु यहाँ हिमाद्रि तथा शीतोष्ण क्षेत्रों में पाई जाने वाली वनस्पति जातियों का सम्मिश्रण पाया जाता है। यहाँ *रोडोडेन्ड्रॉन कम्पेनुलेटम, रोडोडेन्ड्रॉन एन्थोपोगॉन, एबीज पिंड्रो, बेटुला युटिलिस, हिप्पोफी* व *कोटोनियास्टर* की जातियाँ व *सर्कियास्टर एग्रेस्टिस* तथा *लालध्वोजिया कूपराई* साधारणतया देखी जा सकती हैं।

इसी ऊँचाई के मध्य स्थित हरे भरे घास के मैदान अपनी विशिष्टता के लिए प्रसिद्ध हैं। गढ़वाल व कुमाऊँ में इन्हें बुग्याल व कश्मीर में मर्ग कहा जाता है। इनमें गढ़वाल का मेदिनी बुग्याल, पंवाली, रूद्रनाथ, सरसूपातल का बुग्याल, कुमाऊँ का मारतोली बुग्याल व कश्मीर के गुलमर्ग, बुसमर्ग, सोनमर्ग कुछ उल्लेखनीय नाम हैं। बर्फ पिघलते ही नाना प्रकार के शाकीय पादप इन मैदानों में रंग भरना प्रारम्भ कर देते हैं। *इलफीनियम, पॉलीगोनम, मैकोनोप्सिस, जैन्शियाना, एनीमोन, पोटेन्टिल्ला, प्रिमुला, एस्ट्रागेलस, एकोनाइटम, नेपिटा, सॉस्सूरिया, डिक्टेम्नस, लक्टेरा, कोरीडेलिस* व *पेडिकुलेरिस* आदि वंशो की जातियों के रंग बिरंगे फूल जहाँ आँखों को अनिर्वचनीय सुख देते हैं वहीं कई प्रकार के औषधीय पौधे जीवन को सुरक्षा प्रदान करने हेतु स्वयं को प्रस्तुत करते हैं। विरल कीटभक्षी पौधा *पिंग्विकुला अल्पाइना* मारतोली बुग्याल की

विशिष्टता हैं। चमोली जिले के डिब्रूघेटा बुग्याल की अपनी ही विशिष्टता हैं। साधारणतया 3000 मीटर की ऊँचाई से नीचे पाया जाने वाला *पाइनस वालिचियाना* यहाँ भोजपत्र के साथ या इससे भी ऊपर देखा जा सकता है।

हिमाद्रि व उप–हिमाद्रि वन

3500 मीटर की ऊँचाई से ऊपर वनस्पतियों का वृक्ष स्वरूप लुप्त हो जाता है। झाड़ीनुमा व शाकीय पौधे ही यहाँ की धरोहर हैं। इनमें उल्लेखनीय हैं:– *हिप्पोफी, मिरिकेरिया, जुनीपेरस, एस्ट्रागेलस, एनीमोन, जैन्शियाना, सॉस्सूरिया, पॉपावर, मैक्रोनोप्सिस* आदि की जातियाँ।

पश्चिमी हिमालय में वनस्पतीय विविधता से जुड़ा एक अन्य नाम है शीत मरूस्थल। जम्मू कश्मीर, हिमाचल प्रदेश व उत्तराखंड प्रदेश में कुछ ऐसे स्थान है जो वर्षा प्रतिमुख हैं। यहाँ वर्षा नहीं के बराबर होती है तथा तापमान में काफी उतार चढ़ाव होता है। जाड़ों में द्रास जैसे स्थान पर रात्रि का तापमान शून्य से 40 डिग्री नीचे तक चला जाता है। ऐसे स्थानों पर विषम परिस्थितियों में जीवित रहने के लिए पौधे कुछ विशेष गुण अपना लेते हैं जो कि उन्हें विविधता भी प्रदान करते हैं। समूह में रहना, लम्बी जड़ें, रोमयुक्त होना आदि कुछ ऐसे ही गुण हैं। चूँकि इन पौधों का जीवन अल्पकालिक होता है, अतः फूल भी चटक रंग के होते है ताकि कीड़े–मकोड़े, पक्षी आदि इनकी ओर आकर्षित हों। इन शीत मरूस्थल के कुछ विशिष्ट पौधें है– *एकैन्थेलिमोन लाइकोपोडोइडिस, थाइलेकोस्पर्मम सीजपिटोसस, एरिनेरिया ब्रायोफिल्ला, शाइजोनेपेटा एन्नुआ, नेपेटा फ्लोक्कोसा, नेपेटा तिबेतिका, लैमियम रहोम्बोइडियम, कोरीडेलिस क्रेसिस्सिमा, लैगोटिस ग्लोबोसा, फाइयसोक्लायना प्रॉएल्आ, स्केबियोसा स्पेसियोसा, थर्मोप्सिस इन्फ्लेटा, वाइबरस्टीनिया ऑडोरा, ड्रेकोसिफेलम* की जातियाँ, *ट्रेकोमेटम वेनेटम, प्रॉगोस पेबुलेरिया, पल्सेटिल्ला वालिचियाना, मैथियोला फ्लेविडा, लैन्सिया तिबेतिका, अर्टिका हाईपरबोरिया* आदि। जलीय वनस्पतियों में *लाईमोसेल्ला एक्वाटिका, हिप्पूरिस बुलगारिस, रैननकुलस ट्राईकोफिल्लस* आदि साधारणतया पाई जाती हैं। लद्दाख में पैगांग झील में *ग्लाउक्स मैरीटिमा* पाया जाता है जो कि वितरण का एक रोचक उदाहरण है। उच्च श्रेणी में पाई जाने वाली औषधीय वनस्पतियाँ जैसे एकोनाइटम की जातियाँ, *रियम* की जातियाँ, *पोडोफिल्लम हैक्सेन्ड्रम, मैक्रोटोमिया बेन्थामाई* आदि भी यहाँ साधारणतया

पाई जाती हैं। फसली पौधों के वन्य सम्बन्धी भी शीत मरूस्थलों में काफी हैं, इनमें उल्लेखनीय हैं *साइसर माइक्रोफिलम, हॉर्डियम* की जातियाँ, *सिकेल सीरिऐल, एल्लियम स्ट्रचियाई* आदि। *साइसर माइक्रोफिल्लम* को स्थानीय निवासी दीर्घायुकारक मानते हैं तथा *एल्लियम स्ट्रेचियाई* मसाले के रूप में प्रयुक्त किया जाता है।

अनावृतबीजी वृक्षों में विशेष उल्लेखनीय है किन्नौर में पाया जाने वाला *पाइनस जेरार्डियाना* (चिलगोजा) जो कि सूखे मेवे के रूप में प्रयुक्त होता है। लाहौल घाटी में उदयपुर के पास देवदार के वृक्ष भी हैं। *जुनीपेरस पॉलीकार्पोस* भी यहाँ काफी हैं। इस घाटी में इन वृक्षों पर एक परजीवी पौधा *आरस्यूथेबियम ऑक्सीसेड्री* बहुतायत में है। इसी वंश की एक अन्य जाति *आरस्यूथेबियम माइन्यूटिस्सिमम* जो कि सबसे छोटे पुष्पी पौधों में से एक है, किन्नोर में चिलगोजा के पेड़ो पर होती है। यों यह जाति चकराता में भी पाई जाती हैं। औषधोपयोगी *इफिड्रा जेरार्डियाना* भी जब तक देखा जा सकता है। फलों के रूप में उपयोगी *हिप्पोफी तिबेताना* भी यहाँ काफी मात्रा में है। *इरेमुरस हिमालइकस* नामक विरल जाति भी यहाँ देखी जा सकती है।

लद्दाख में पांग का मीलो लम्बा रेतीला मैदान भी स्वयं में एक विशिष्टता लिये हैं। यहाँ *कैरागेना पिग्मिया* नामक जाति अन्य वनस्पतियों पर प्रभुत्व जमाये बैठी हैं। ऐसा ही एक मैदान हिमाचल प्रदेश में सरचू का मैदान है परन्तु यहाँ पांग के मैदान की भाति *कैरागेना पिग्मिया* का प्रभुत्व नहीं है।

हिमाचल प्रदेश व उत्तराखंड प्रदेश के शीत मरूस्थलों में कुछ औषधीय पौधों की खेती की जाती है। 'ग्रीन गोल्ड' के नाम से विख्यात *सॉस्सूरिया कोस्टस* (कुठ) हिमाचल प्रदेश के किन्नोर व लाहौल–स्पीति में उगाया जाता है तो कुमाऊँ के मिलम गाँव में *डेक्टाइलोराइजा हेटागिरेया* (हत्थाजड़ी), *एलियम स्ट्रैचियाई* (जिम्बू) व *रियम मूरक्रोफ्टियानम* (डोलू) की खेती की जाती है।

इन शीत मरूस्थलों में गर्म मरूस्थलों में पाई जाने वाली जातियाँ भी होती हैं। इनमें से कुछ हैं, *स्टेलेरिया मीडिया, वर्बेस्कम थाप्सस, कैप्सेल्ला बर्सा–पेस्टोरिस, एजीरेटम कोनीजोइडेस, पिगेनम हरमाला, फ्यूमेरिया इंडिका, सिरटोफिल्लम डिमर्सम, यूट्रीकुलेरिया ऑरिया* व *पोटामोजिटोन* की जातियाँ आदि।

तिब्बत से वर्णित *मिल्यूला स्पाइकाटा,* चीन में पाई जाने वाली *केगिया म्यूटिका,* पामीर की *गेजिया पामीरिका* आदि भी शीत - मरूस्थलों से खोज ली गई हैं। *पोआ मार्कग्राफी, पोआ सुरूआना, एस्ट्रागेलस जंस्करेन्सिस, यूफ्रेसिया अल्बा, स्क्रोफुलेरिया नुडाटा, वेरोनिका अंसिनाटा, एनाफेलिस स्टेन्टोनाई* आदि शीत मरूस्थलों से वर्णित कुछ विशिष्ट जातियाँ हैं।

सर जे0डी0 हुकर (1904) के अनुसार पश्चिमी हिमालय में गोधूमि (पोएसी) पुष्पी पादपों का सबसे बड़ा कुल था परन्तु सर्वेक्षणों व नई खोजों के फलस्वरूप कुलों के स्थान में परिवर्तन हुआ है। जातियों के आधार पर पश्चिमी हिमालय में पुष्पी पौधों के दस बडे कुल निम्न प्रकार हैः–

तालिका–1

पश्चिमी हिमालय में पुष्पी पौधों के कुल

कुल जातियाँ	*(हुकर के अनुसार) (अनुमानित)*	*वर्तमान स्थिति*
पोएसी	एस्टरेसी	540
एस्टरेसी	पोएसी	439
फैबेसी (लैग्यूमिनोसी)	फैबेसी (लैग्यूमिनोसी)	362
साइपरेसी	साइपरेसी	205
लैमिएसी	रोज़ेसी	172
रैननकुलेसी	लैमिएसी	168
ऑर्किडेसी	ऑर्किडेसी	160
ब्रैस्सिकेसी	स्क्रोफुलेरिएसी	150
रोजेसी	ब्रैस्सिकेसी	145
स्क्रोफुलेरिएसी	रैननकुलेसी	126

तालिका से स्पष्ट है कि जातियों के आधार पर एस्टरेसी पश्चिमी हिमालय में पुष्पी पौधों का सबसे बडा कुल है। पिछले कुछ वर्षो में विदेशों में पाई जाने वाली इस कुल की कई जातियाँ यहाँ से खोज ली गई हैं। इनमें से कुछ निम्न प्रकार हैं– *एकैन्थेस्पर्मम हिस्पिडम, एजीरेटम हुस्टोनियानम*

(मैक्सिको), *कैलोटिस हिस्पिडुला* (आस्ट्रेलिया), *ओनोपोइम एकैन्थियम* (यूरोप, अफ्रीका), *टेजिटस माइन्यूटा* (अमेरिका), *पार्थेनियम हिस्टीरोफोरस* (वेस्टइंडीज, अमेरिका), *पिटासाइटिस ट्राइकोलोबस* (मंगोलिया), *सेनेसियो बुलगारिस* (यूरोप), *जैन्थियम स्पाइनोसम* (कई देशो में पाया जाने वाला), *कूपीना बुलगारिस* (भूमध्य क्षेत्रीय), *हाइपोकैरिस रेडियाटा* (यूरोप, वेस्टइंडीज), *सिनेड्रेला वायलिस* (अमेरिका, मैक्सिको), *ट्राइकोलेपिस करेन्सियम* (म्यांमार), *मिरियाक्टिस जावानिका* (इंडोनेशिया), *बाइडेन्स कॉमोसा* (अमेरिका), *टिथोनिया ड्राइवर्सीफोलिया* (मैक्सिको), *क्रेस्सोसिफेलम क्रेपिडिओइडिस* (अफ्रीका) व *वर्बिसिना एनासिलोइडिस* (अमेरिका) आदि।

पूर्वी एवं मध्य हिमालय में पाई जाने वाली अनेक जातियाँ जैसे *हिटरोपैप्पस गोल्डाई, इक्सेरिस पॉलीसिफेला, लीबनिट्रिजया रूफीकोमा, प्यूलिकेरिया पिटियोलेरिस, लिओन्टोपोडियम, सॉस्सूरिया एस्टर, एनाफेलिस, अर्टीमिसिया* आदि वंशों की जातियाँ पश्चिमी हिमालय में पाई जाती है। अरब देशों में पाई जाने वाली कुछ जातियाँ जैसे *जोगेआ परप्यूरिया, होच्स्टटेरिया श्म्पिरी, मैट्रिकेरिया डिस्कीफॉर्मिस* आदि भी यहाँ है। पड़ोसी देशो नेपाल, भूटान, बांग्लादेश, पाकिस्तान, चीन, अफगानिस्तान, तिब्बत, श्रीलंका व म्यांमार आदि देशों में पाई जाने वाली कई जातियाँ भी यहाँ साधारणतया पाई जाती है।

स्थानिक जातियाँ

पूर्वी हिमालय में पश्चिमी हिमालय की तुलना में कहीं अधिक संख्या में स्थानिक पौधे मिलते हैं। इसका मुख्य कारण इस प्रदेश की भौगालिक स्थिति है। तालिका–2 से इसे स्पष्ट रूप से जाना जा सकता है।

इस प्रदेश के उत्तर में ऊँची पर्वतमालाऐं, तिब्बत के शुष्क पठार, दक्षिण में ब्रह्मपुत्र के गर्म जलौढ मैदान हैं, जो पेड़ पौधों के परिक्षेपण तथा अभिगमन में बाधा उत्पन्न करते हैं। इसके अतिरिक्त इस प्रदेश में कुछ अन्य दिलचस्प वनस्पतियाँ पाई जाती हैं। *सैप्रिया हिमालयाना* नामक विस्मयकारी परजीवी ग्रिफिथ द्वारा सन् 1836 में खोजा गया था। यह एक बिना तने व पत्तियों वाला अत्यन्त दुर्लभ पौधा है जो अन्य वृक्षों की जड़ों पर उगता है। *कॉप्टिस तीता* (मिशमी तीता) अरूणाचल प्रदेश के कुछ ऊँचे स्थान पर मिलता है। यह

एक दुर्लभ व बहुमूल्य औषधीय पौधा है। इसी क्षेत्र में *गैलियोला फालकोनेरी* नामक मृतजीवी ऑर्किड पाया जाता है जिसकी लम्बाई 3 मीटर तक होती है और देश का यह सबसे लम्बा आर्किड माना जाता है।

तालिका–2
पूर्वी हिमालय की कुछ स्थानिक जातियाँ

जातियाँ	*व्याप्ति*
एल्सिमैंड्रा केथकार्टाई	पूर्वी हिमालय व पूर्वोत्तर भारत
यूओनिमस इकाइनेटस	पूर्वी हिमालय, मेघालय
मेरिल्लियोपैनेक्स कॉर्डिफोलिया	पूर्वी हिमालय (अरूणाचल प्रदेश)
रोडोडेंड्रॉन सान्तापउई	पूर्वी हिमालय (अरूणाचल प्रदेश)
लइसीमोकिया सान्तापाउई	पूर्वी हिमालय (अरूणाचल प्रदेश)
पॉइया बेलाडोना	पूर्वी हिमालय (अरूणाचल प्रदेश)
रिंकोग्लोसम लजूलिनम	पूर्वी हिमालय (अरूणाचल प्रदेश)
सैप्रिया हिमालयाना	पूर्वी हिमालय व पूर्वोत्तर भारत
बॉहमेरिया तिरपैंसिस	पूर्वी हिमालय (अरूणाचल प्रदेश)
बल्बोफिलम पिलुलीफेरम	पूर्वी हिमालय (सिक्किम), मेघालय
ओबेरोनिया पार्वुला	पूर्वी हिमालय (सिक्किम), मेघालय
ओबेरोनिया सलकेटा	पूर्वी हिमालय (अरूणाचल प्रदेश)
टीनियोफिलम क्रेपिडिफॉर्म	सिक्किम, मेघालय
हेडीकियम लॉंगीपेंडकुलेटम	पूर्वी हिमालय (अरूणाचल प्रदेश)
हेडीकियम वार्डाई	पूर्वी हिमालय (अरूणाचल प्रदेश)
लैजिनैंड्रा अंडुलेटा	पूर्वी हिमालय (अरूणाचल प्रदेश)

जहाँ तक पश्चिमी हिमालय का सवाल है अपनी विशिष्ट भौगोलिक परिस्थितियों के कारण पश्चिमी हिमालय में भी स्थानिक जातियों का बाहुल्य है। यदि पिछले कुछ वर्षो में वणित नई जातियों को भी सूची में सम्मिलित कर लिया जाये तो सूची काफी लम्बी होगी। अकेले *टेरेक्सेकम* वंश की ही

लगभग 70 जातियाँ पश्चिमी हिमालय की स्थानिक हैं। गोधूमि कुल की भी लगभग 54 जातियाँ/उपजातियाँ इस क्षेत्र में स्थानिक हैं। कुछ प्रमुख स्थानिक जातियाँ निम्नवत् हैं– *आर्किनियोशिया माईक्रोग्लोटिस, एरिनेरिया फिर्रूजीनिया, आइटिया नुटैन्स, एफिल्लौकिंस गोल्लानी, एस्टर लॉका, एस्ट्रागेलस जांसकरेन्सिस, एस्ट्रागेलस बेकरी, एसर ओब्लोंगम* प्रभेद *मेम्ब्रेनेरोयम, इंडिगोफेरा सेड्रोरम, इंडिगोफेरा दोसुआ* प्रभेद *सिम्पलेन्सिस, कोटोनियास्टर कश्मीरेन्सिस, कोटोनियास्टर लेसियाई, कोटोनियास्टर गढवालेन्सिस, कश्मीरिया हिमालइका, इवानजौन्स्टोनिया जौनसारियनिसस, मैहोनिया जॉनसारेन्सिस, ककालिया लेविंगाई, कोन्ड्रिल्ला नाना, करेक्स मुनरोई, जर्बेरा लेसियाई, ट्रेकीकार्पस तकिल, जेन्शियाना टेट्रासेपला, जेन्शियाना सेजिनोइडिस, पिटटोस्पोरम इरियोकार्पम, पेडिकुलेरिस पुराप्यूरिया, पेडिकुलेरिस स्वेनहेडिनी, पोआ रेडिना, इम्पेश्यिन्स मीबोल्डाई, इम्पेश्यिन्स पहलगामेन्सिस, इम्पेश्यिन्स जैशकियाई, इम्पेश्यिन्स वैक्सिलेरी, कम्पाइलोट्रोपिस ड्रम्मंडाई, रूबस अलमोरेनसिस, रूबस चम्बिका, रोजा हकेरियाना, स्युडोडैन्थोनिया हिमालइका, माइक्रोस्टेजियम फॉल्कोनेराई, आइजाचीरियम इम्प्रेस्सम, मीबोल्डिया सेलिनोइडिस, बर्बेरिस हयगोलियाना* व *लैम्बर्टी* आदि।

इस प्रकार हम देखते हैं कि भारत में विविध–विविध प्रकार के पेड़–पौधों का प्रचुर मात्रा में सम्मिश्रण देखने को मिलता है जो औषध देने के साथ–साथ अन्य रूपों में प्रयुक्त होते हैं।

अध्याय 2

पादपों का विवरण व विवेचन

CUPRESSACEAE

द्रव्यनाम :– हपुषा, हिन्दी : हाऊबेर

वानस्पतिक नाम :– *Juniperus communis* **Linn.**

स्वरूप : सदाहरित, विसर्पी क्षुप, कांडः–शाखीय, पर्णः– 1.25–1.75 सेमी0 लम्बे, रेखाकार, तीक्ष्णाग्र व सुगंधित, फलः–मांसल पकने पर बैगंनी रंग के।

पुष्पकाल : अगस्त – सितम्बर।

प्रयोज्य अंग : फल, पंचाग।

प्राप्ति स्थान : यह पश्चिमी हिमालय क्षेत्र में 4550 मी0 की ऊँचाई तक सर्वत्र मिलता है।

औषधीय प्रयोग : ग्रामीण लोग पंचाग का उपयोग द्रव्य–धूप के रूप में करते हैं। विशेष ऊँचाई वाले क्षेत्रों में इसके फलों से 'मध' बनायी जाती है। इसके अतिरिक्त इसके फलों व फलों से प्राप्त तेल का उपयोग उद्दीपक व मूत्रल के रूप में किया जाता है।

द्रव्यनाम :– संस्कृत : हपुषा, हिन्दी : धूप

वानस्पतिक नाम : *Juniperus macropoda* Boiss.

स्वरूप : बहुवर्षायु, परिसृत, अनेक शाखीय, गुल्म जाति की वनस्पति है। सम्पूर्ण पच्चांग सुगन्धित एवं रेजीन (Resin) वाला होता है। पर्ण :– सूच्याकार, मांसल, फलः– बेर के सदृश एक बीज वाले एवं पकने पर कृष्णवर्ण के, सुगन्धित होते हैं।

पुष्पकाल : सितम्बर–अक्टूबर।

प्रयोज्य अंग : फल।

प्राप्ति स्थान : यह हिमालय क्षेत्र में 4650 मी0 की ऊँचाई तक मिलता है। लद्दाख क्षेत्र में यह कारगिल, लेह, जन्सकार, चुमाथांग आदि स्थानों में पाया जाता है।

औषधीय प्रयोग : ग्रामीण लोग इसके पत्र एवं कांड का उपयोग रक्षोघ्न धूपन द्रव्य के रूप में करते हैं। पके हुये फलों का आमची चिकित्सा में प्रयोग करते हैं। कांड को जलाने की लकड़ी के रूप में प्रयोग करते हैं।

टिप्पणी : शास्त्रीय हपुषा विचारणीय द्रव्य हैं। ठाकुर बलवंत सिंह जी ने विस्त्रगंधा (हपुषा) के प्रयोग हेतु अपने विचार दिये है। हपुषा निघण्टुकारों ने इसे दो प्रकार का बताया है। एक विस्त्र गन्ध होती है। द्वितीय प्रकार को मत्स्यगंधा वाले फल लिखे हैं। कितने ही लोग ईरान से आने वाले हव्वउल अरार को हपुषा मानते हैं। डा. गणेष देसाई ने जुनिपर के फलों को हपुषा लिखा है। हव्वउल अरार के फलों का तेल वातहर, उत्तेजक, दीपन, पाचक एवं मूत्रल है। शोथ में देने से शोथ कम होता है। जुनिपर को फारसी में हव्व उलअरार कहते हैं। इसका संधिवात में वाह्य उपयोग होता है। चरक, सुश्रुत आदि ग्रंथों में अतिसार, अर्श, अश्मरी आदि रोगों की चिकित्सा हेतु हपुषा का उल्लेख है।

EPHEDRACEAE

द्रव्यनाम :– प्रचलित : सोम

वानस्पतिक नाम : ***Ephedra gerardiana* Wall.**

स्वरूप : बहुवर्षायु परिसृत एवं बहुशाखीय वनस्पति है। पर्ण :– मूलोद्भव, बेलनाकार, हरितवर्ण के होते हैं। पुष्प :– पत्र कोणीय, पीलाभ वर्ण के।

पुष्पकाल : अगस्त–सितम्बर।

प्रयोज्य अंग : काण्ड, पत्र।

प्राप्ति स्थान : यह सम शीतोष्ण व अल्पाईन हिमालय क्षेत्रों में कश्मीर से सिक्किम तक सर्वत्र उपलब्ध है।

औषधीय प्रयोग : आमची यकृत, फुफ्फुस विकारों में इसके क्वाथ एवं चूर्ण का उपयोग करते हैं। काण्ड को दातुन के रूप में प्रयुक्त करते हैं। मूल को जलाने के काम में लाते हैं। आयुर्वेद में सोमकल्प के नाम से इसके काण्ड का उपयोग होता है। इसके काण्ड में इफेड्रीन नामक तत्व पाया जाता है। जिसका उपयोग श्वास (दमा) की औषध बनाने में किया जाता है।

इसकी अन्य किस्में भी पायी जाती है, जो निम्न हैं।

- *Ephedra saxatilis* - Royle ex Florin
- *Ephedra intermedia* Schrenk & Mey.

यह दोनों भी औषधीय रूप में *E. gerardiana* की तरह ही प्रयुक्त की जाती है।

वत्सनाभ कुल (RANUNCULACEAE)

द्रव्यनाम :– स्थानिक : मनीरू

वानस्पतिक नाम : ***Actaea spicata* Linn.**

स्वरूप : बहुवर्षीय शाकीय पादप, काण्ड 30 से 100 से0मी0 लम्बा, मूल ग्रंथिल, तोड़ने पर हलका पीताभ, पर्णः– संयुक्त, पिच्छाकार, पत्रक 1.2–2.5 से0मी0 लम्बे,

लटवाकार, भालाकार, पत्रतट खण्डित, आरावत्, दन्तुर, पुष्प :– व्यास में एवं श्वेत रंग के।

पुष्पकाल : जून–जुलाई।

प्रयोज्य अंग : मूल, बीज।

प्राप्ति स्थान : यह वनस्पति उत्तराखंड में 3600 मीटर की ऊँचाई तक भागीरथी घाटी, रैथल, गंगोत्री, मन्दाकिनी घाटी, मदमहेश्वर, मुन्स्यारी, सुन्दर डुंगाघाटी एवं कफनिघाटी आदि स्थानों में कहीं–कहीं पायी जाती है। इसके अतिरिक्त यह कश्मीर में भी 3900 मीटर तक मिलती है।

औषधीय प्रयोग : स्थानिक लोग इसके मूल का उपयोग सुरमा बनाने के लिए करते हैं। मूल वामक एवं वेदनाशामक के रूप में प्रयोग किया जाता है।

द्रव्यनाम :– संस्कृत : श्रृंगीविष, हिन्दीः वत्सनाभ,
तिब्बती/लद्दाखी : चैन्दुक, बंआं नगपो
वानस्पतिक नाम : *Aconitum balfourii* Stapf.

स्वरूप : काण्ड :– मृदु, तलोत्थ, 30 से.मी. लम्बा, एकवर्षायु , मूलः– कन्दिल, श्रृंग सदृश, विषैला, द्विवर्षायु, पर्ण :– खण्डित, हस्ततलाकार, एकान्तर, पुष्प :– फणाकार, नीलाभवर्ण के। फल :– पंचकोषीय, बीज :– चपटे 10 से 12 की संख्या में होते हैं। कन्द विषैला होता है।

पुष्पकाल : अगस्त–सितंबर।

प्रयोज्य अंग : मूलकन्द, पुष्प।

प्राप्ति स्थान : यह वनस्पति गढ़वाल व कुमायूँ क्षेत्रों 3600 मीटर की ऊँचाई से लेकर 4200 मीटर की ऊँचाई तक पाई जाती है।

औषधीय प्रयोग : इसके सविष मूलकन्दों का शोधन कर कतिपय ज्वरहर योगों में चूर्ण, वटी के रूप में प्रयोग करते हैं। यह

औषधि वातवेदनाशामक, वेदनाहर एवं स्थानिक संज्ञाहरण के रूप में उपयोगी है। पुष्पों का भी उपयोग ज्वरहर योगों में किया जाता है।

टिप्पणी : कल्प–2 में वत्सनाभ का उल्लेख करते हुये आचार्य सुश्रुत ने कहा है कि वत्सनाभ विष चार प्रकार के, मुस्तक विष दो प्रकार के और सर्षपविष छह प्रकार के होते हैं। यथा :

चत्वारि वत्सनाभानि, मुस्तकै द्वै प्रकीर्तिते।
षाडश्चैव सर्षपाण्याहुः शेषाण्येवैत्भवेत्।।

(सु.क.अ. 2/6)

इस विचार से वत्सनाभ, श्रृंगीविष, हालाहल, हरिद्र, सक्तुक, कालकूट सभी किस्में विषैली है। इन पर अनुसंधान एवं पहचान की आवश्यकता है।

द्रव्यनाम :– संस्कृत : अतिविषा, हिन्दी : अतीस

वानस्पतिक नाम : *Acconitum heterophyllum* Wall.

स्वरूप : काण्ड :–मृदृ, एकवर्षायु, मूलकन्द :– द्विवर्षायु, मूल :– स्वाद में कड़वा (तिक्त), भंगुर, तोड़ने पर श्वेत वर्ण का, पत्र :– विभिन्न आकारों में, ताम्बूलाकार या लट्वाकार, पत्रतट दन्तुर, पुष्पः– हरित–नीलाभ वर्ण के, फनाकार, फलः– पंचकोषीय, बीजः– संख्या में 20 तक, चपटे, पकने पर कृष्ण वर्ण के।

पुष्पकाल : अगस्त–सितम्बर।

प्रयोज्य अंग : मूलकन्द।

प्राप्ति स्थान : यह वनस्पति 4000 मी0 की ऊँचाई वाले समस्त क्षेत्रों में पायी जाती है। लद्दाख क्षेत्र में यह लेह जनपद के जोजीला, द्रास, शापी 'ला', जन्सकार, शुरूघाटी, कारजा, मूलवेग, बुधखरबू आदि में घास वाले ढलानों पर 2,700 मीटर की ऊँचाई से लेकर 3,800 मीटर की ऊँचाई पर सुलभ है।

औषधीय प्रयोग : मूलकन्द का उपयोग उदर विकार, अतिसार एवं ज्वरों में करते हैं। अर्श (बवासीर) में इसके मूलकन्द त्रिफला के साथ प्रयोग करते हैं। बच्चों के अग्निमांद्य एवं हरे–पीले दस्त एवं उल्टी आने पर मूलकन्द चूर्ण का मधु के साथ प्रयोग करते हैं।

टिप्पणी : राजनिघण्टुकार ने इसकी श्वेत, कृष्ण एवं अरूण (रक्त) भेद से तीन किस्मों का उल्लेख किया है। यथा–

अतिविषा श्वेतकान्दा, विश्वाश्रृंगी च भंगुरा।
विरूपाश्याम कन्दा च, विश्वरूपा महौषधि।।

वीरा प्रतिविषा चान्द्री विषाश्वेतबचास्मृता।
अरूणोपविषा चैव, ज्ञेया सपृदशाह्मय।।

(राजनिघण्टुः)

कटूष्णाऽतिविषातिक्ता, कफपित्त ज्वरापहा।
आमातिसार कासध्नी, विषच्छद्रि विनाशनी।।

(धन्वन्तरि निघण्टु)

Aconitum violaceum Jacq. भी कश्मीर से कुमायूँ व स्पीति क्षेत्र में 4500 मीटर तक मिलती है। यह क्षुप जाति की वनस्पति है। इसके मूलकन्द भी निर्विष होते हैं। आयुर्वेदिक निघण्टुकारों ने इसे प्रतिविषा कहा है। इस वंश की अन्य प्रजातियॉ भी उच्च–ऊँचाई वाले क्षेत्रों में पायी जाती है। यथा–

- *A.naviculare* Stapf.
- *A.rotundifolium* Kar.
- *A.napellus* Linn.
- *A.chasmanthum* Stapf. व
- *A.kusezofii* Rchb.

इनका उपयोग तिब्बती चिकित्सा प्रणाली में किया जाता है।

परन्तु आज हिमालय में यह प्रजातियाँ अनैतिक विदोहन के कारण लुप्त होती जा रही है। अतः इनकी खेती एवं प्राकृतिक नैसर्गिक रूप से बीजारोपण की दिशा में कार्य करना अत्यन्त आवश्यक है।

द्रव्यनाम :– स्थानिक : अगेली

वानस्पतिक नाम : *Anemone obtusifollia* D.Don.

स्वरूप : बहुवर्षीय मूल का शाकीय पादप 30 से0मी0 से 60 से0मी0 लम्बा, रोमिल, पत्र :– मूलज, वर्तुल, तीन विच्छेदों युक्त, दोनों पृष्ठ मृदुरोमिल, दन्तुर, पुष्प :– नीलाभ, श्वेत वर्ण के।

पुष्पकाल : जून–जुलाई।

प्रयोज्य अंग : मूल।

प्राप्ति स्थान : यह कश्मीर से कुमायूँ तक 4500 मी0 की ऊँचाई तक सर्वत्र पाया जाता है। उत्तराखंड में विशेषकर, देव वन, चकराता, रानीखेत, नैनीताल व मसूरी आदि क्षेत्रों में मिलता है।

औषधीय प्रयोग : मूल का उपयोग बाहय रूप में शोधन के रूप में एवं पत्र का वामक के रूप में प्रयोग किया जाता है। बीजों का प्रयोग भोटिया मसालों के रूप में करते हैं। अगेली का मूल स्वरस बदन पर लग जाने पर छाले पड जाते हैं। इसका पच्चांग प्राय विषैले प्रभाव वाला होता है।

द्रव्यनाम :– हिन्दी : एक्वीलेजिया

वानस्पतिक नाम : *Aquilegia pubiflora* Wall. ex. Royle

स्वरूप : एक वर्षीय काण्ड वाला मृदुरोमिल क्षुप, काण्ड :– उर्ध्वसंश्रित, 20 से 30 से0मी0 लम्बा, पत्र :– पिच्छाकार, त्रिपत्रक, एंव पत्रक विच्छिन्न, पुष्प :– नीचे की ओर झुके हुए नीले बैंगनी रंग के व देखने में सुन्दर होते हैं।

पुष्पकाल : जून–जुलाई।

प्रयोज्य अंग : मूल।

प्राप्ति स्थान : यह कश्मीर व स्पीति में 4000 मीटर की ऊँचाई तक मिलता है। उत्तराखंड में यह 3600 मीटर की ऊँचाई

तक बुग्यालों में भिलंगना घाटी, पवांलीकांठा, दुफन्द, मन्दाकिनी घाटी, मुनस्यारी व पिथौरागढ जनपद के धारचूला आदि स्थानों पर कहीं–कहीं पाया जाता है।

औषधीय प्रयोग : ग्रामीण लोग इसे विषैला मानते हैं। मवेशियों की चोट एवं कीडों को मारने के लिए इसके मूल का उपयोग करते हैं।

द्रव्यनाम :– स्थानिक : मनीरू

वानस्पतिक नाम : *Caltha palustris* Linn.

स्वरूप : बहुवर्षायु मूल वाला शाक, काण्ड :– एक वर्षायु, 80 से0मी0 तक लम्बा, पर्ण :– मूलोद्भव, अरोमिल, मसृण एवं वर्तुल, पुष्प :– शीर्षस्थ चमकीले व पीत वर्ण के।

पुष्पकाल : जून–जुलाई।

प्रयोज्य अंग : मूल, पत्र।

प्राप्ति स्थान : यह वनस्पति कश्मीर से कुमायूँ तक 4000 मीटर तक मिलती है। गढवाल एवं कुमायूँ में यह 3600 मीटर की ऊँचाई तक हिमनदों, पंवालीकाठा, केदारनाथ एवं जलीय स्थानों पर सर्वत्र सुलभ है।

औषधीय प्रयोग : मूल एवं पत्र का उपयोग स्थानिक रूप से गोनोरिया (Gonorrhoea) में किया जाता है।

द्रव्यनाम :– लद्दाखी / तिब्बती : इमोंग, ठओ–कारपों, बालती : खूटा

वानस्पतिक नाम : *Clematis montana* Buch.-Ham.

स्वरूप : आरोही लता जाति की वनस्पति है। पर्ण :– विपरीत, संयुक्त, पत्रनोक लम्बी, सूत्रसदृश, पुष्प :– श्वेताभ, गुलाबी वर्ण के होते हैं।

पुष्पकाल : अगस्त–सितम्बर।

प्रयोज्य अंग : पच्चांग, मूल।

प्राप्ति स्थान : यह कश्मीर से कुमायूँ तक 3300 मी0 की ऊँचाई वाले क्षेत्रों में छायादार स्थानों में पायी जाती है।

औषधीय प्रयोग : आमची लोग मूल का उपयोग चर्म रोग में करते हैं। मूल में विषैला प्रभाव देखा गया है।

एक अन्य औषधोगयोगी प्रजाति भी पायी जाती है। जिसे *Clematis orientalis* Linn. कहते हैं। यह रूपसू में 4500 मी0 की ऊँचाई पर तथा कुमायूँ क्षेत्र में मिलती है।

द्रव्यनाम :– लद्दाख / तिब्बती : चारगोस्पास, लदारमैन्तोक

वानस्पतिक नाम : *Delphinium brunonianum* Royle

स्वरूप : एकवर्षायु उर्ध्वसंश्रित कांड, पर्ण :– रोमिल एकान्तर, सवृन्त, पुष्प :– फणाकार, गुच्छों में नील वर्ण के होते हैं।

पुष्पकाल : जुलाई–अगस्त।

प्रयोज्य अंग : पंचांग, पुष्प।

प्राप्ति स्थान : यह कश्मीर लद्दाख में 5400 मी0 व टिहरी–गढ़वाल तथा कुमायूँ क्षेत्र में 5200 मी0 की ऊँचाई पर पायी जाती है। लद्दाख क्षेत्र में यह वनस्पति जोजी 'ला', द्रास, शुरूघाटी, कारगिल, खालसी, रूपसु आदि स्थानों पर पाई जाती है।

औषधीय प्रयोग : स्थानिक आमची पुष्पों का उपयोग शिरोव्याधि, अनिद्रा, उदरविकारों में करते हैं। पच्चांग विषैला होता है। मवेशियों के लिये यह पौधा मारक है। यूनानी हकीम *डेलफीनियम डेनुड़ेटम* को निर्विषी मानते है।

इसके अतिरिक्त इस वंश की अन्य किस्में भी लद्दाख क्षेत्र में पाई जाती है। ये पौधे शुरू घाटी, बुद्धखरबू, लेह आदि सभी स्थानों पर पाये जाते हैं। यथा–

– *Delphinium altissimum* Wall.
– *Delphinium cashmirianum* Royle.
– *Delphinium denudatum* Wall.

द्रव्यनाम :– हिन्दी : ममेक, यूनानी : उदसलीव

वानस्पतिक नाम : *Paeonia emodi* Wall.

स्वरूप : कांड :– एकवर्षायु, ऊर्ध्वसंश्रित, मूलः– बहुवर्षायु, कन्दिल, पर्ण :– खंडित, कमल सदृश, श्वेत वर्ण के, फल :– कोषीय, बीज पकने पर रक्तवर्ण के होते हैं।

पुष्पकाल : अगस्त–सितम्बर।

प्रयोज्य अंग : मूल।

प्राप्ति स्थान : यह वनस्पति पश्चिमी हिमालय में कश्मीर से कुमायूँ तक 3300 मी0 की ऊँचाई तक पायी जाती है। लेह लद्दाख में कहीं–कहीं इसके पौधे पाये जाते हैं। जम्मू–कश्मीर में इसके पौधे सर्वत्र पाये जाते हैं।

औषधीय प्रयोग : इसकी मूल का उपयोग निद्रानाश, मानसिक विकार एवं रजोदोष में करते हैं।

इसकी एक अन्य प्रजाति भी उच्च–ऊँचाई वाले क्षेत्रों में पायी जाती है। जिसे *Paeonia lutea* Fr. कहते हैं। यह भी औषधीय रूप में प्रयुक्त की जाती है।

द्रव्यनाम :– संस्कृत : पीतमूला, चक्षुष्या, लद्दाखी : चाख्यू

वानस्पतिक नाम : *Thalictrum alpinum* Linn.

स्वरूप : एकवर्षायु, तलोत्थ, उर्ध्वसंश्रित कांड, मूलः– बहुवर्षायु, पर्णः– पक्षाकार, संयुक्त, पत्रक गोलाई लिये हुये, गोल, तट दन्तुर होते हैं। पुष्प :– छोटे और श्वेताभ होते हैं। मूल स्तम्भ गांठदार व पीतवर्ण के होते हैं।

पुष्पकाल : अगस्त–सितम्बर।

प्रयोज्य अंग : मूल।

प्राप्ति स्थान : यह 4800 मी0 की ऊँचाई तक सर्वत्र उपलब्ध है। लेह–लद्दाख क्षेत्र में यह वनस्पति द्रास, जोजी 'ला', सापी 'ला', रूपसू, कारजा आदि स्थानों में पाई जाती है।

औषधीय प्रयोग : मूल चूर्ण का उपयोग उदर रोगों में किया जाता है। नेत्र रोगों एवं विषमज्वर में भी मूल का उपयोग

करते है। देहरादून, अमृतसर के बाजार में पियारांगा एवं ममीरी के नाम से *Thalictrum foliolosum* DC. के मूल मिलते हैं। कुछ चिकित्सक त्रायमाण के नाम से इसकी मूल का उपयोग करते हैं।

इस वंश की अन्य किस्में भी मिलती हैं, जिनका उपयोग औषधीय रूप में किया जाता है। यथा

- *Thalictrum foliolosum* DC. सम–शीतोष्ण हिमालय में।
- *Thalictrum minus* Linn. स्पीति व चम्बा में।
- *Thalictrum rutaefolium* Hook. f.& Thoms. लद्दाख में।

इसके अतिरिक्त इस कुल की कतिपय अन्य उपयोगी वनस्पतियाँ भी अधिक ऊँचाई वाले क्षेत्रों में पाई जाती हैं जो कि प्रायः विषैली होती है। आमची लोग इन वनौषधियों का उपयोग बाह्य और आभयन्तरिक दोनों रूप में करते हैं। यथा :

- *Anemone rivularis* Buch-Ham. लद्दाख क्षेत्र में पाया जाता है।
- *Anemone rupicola* Cambess कश्मीर से कुमायूँ में 4800 मी. तक।
- *Cimicifuga foetida* Linn. कश्मीर से कुमायूँ में 3600 मी0 तक।
- *Ranunculus affinis* R. Br. यह लद्दाख में पाया जाता है।
- *Ranunculus hirtellus* Royle. कश्मीर से कुमायूँ में 4800 मी0 तक।
- *Ranunculus pulchellus* C.A.Mey. कश्मीर से कुमायूँ में 4800 मी0 तक।

दारूहरिद्राकुल (BERBERIDACEAE)

द्रव्यनाम :– संस्कृत : दारूहरिद्रा

वानस्पतिक नाम : *Berberis vulgaris* Linn.

स्वरूप : कण्टकित गुल्मक, मूल से अनेक शाखायें वाला होता है। पत्तियाँ :– अतिमुख, पत्रतट कांटेदार होते हैं। काण्ड एवं मूल :– पीतवर्ण के, पुष्प :– पकने पर बैंगनी एवं रक्ताभ होते हैं।

पुष्पकाल : अगस्त–सितम्बर।

प्रयोज्य अंग : मूल, मूल–छाल व फल।

प्राप्ति स्थान : लद्दाख क्षेत्र में इसके गुल्मक, शुरूघाटी, जन्सकार आदि क्षेत्रों में पाये जाते हैं।

औषधीय प्रयोग : मूलकाष्ठ के घनसत्व का उपयोग नेत्रविकार, उदरविकार, अर्श एवं रक्तसंग्राहक के रूप में करते हैं। पके हुये फलों को खाते हैं।

औषधीय उपयोग की इसकी अन्य किस्में यहाँ भी पायी जाती है। यथा–

– *Berberis aristata* DC.
– *Berberis ulicina* Hook. f.& Thoms.

द्रव्यनाम :– संस्कृत : वन्यकर्कटी, हिन्दी : वनककड़ी वानस्पतिक नाम : *Podopyllum hexandrum* Royle (Syn. *P. emodi* Wall. ex Hook. f. & Thoms)

स्वरूप : एकवर्षायु तलोत्थ वनस्पति है। मूल :– बहुवर्षायु, भौमिककांडः– गांठदार, लम्बी मूलों वाला, अजीब किस्म की गंध वाला, पीताभ वर्ण का होता है। पर्ण :– खंडित, हस्ततलाकार, मसृण, पुष्प :– श्वेत वर्ण के होते हैं। फल :– मांसल, 10–12 बीज वाले, पकने पर रक्तवर्ण के, स्वाद एवं गंध में ककड़ी सदृश होता है। इसके कारण इसे वनककड़ी भी कहते हैं।

पुष्पकाल : अगस्त–सितम्बर।

प्रयोज्य अंग : मूलगांठ, फल।

प्राप्तिस्थान : यह कश्मीर से कुमायूँ तक व टिहरी–गढ़वाल में 4500 मी0 की ऊँचाई पर मिलती है। लद्दाख क्षेत्र में यह कारगिल, शुरूघाटी, रूपसू, शांकू, शापीला आदि स्थानों पर पायी जाती है।

औषधीय प्रयोग : इसके पके हुये फलों को खाते हैं। फलों का उपयोग छंग में भी करते हैं। मूल का उपयोग तिब्बती व आमची

लोग पित्तविकार, विरेचक एवं विद्रधि आदि विकारों में भी करते हैं। आधुनिक खोजों के आधार पर यह पाया गया है कि वन्यकर्कटी आंत्र कैन्सरजन्य कीटाणुओं के प्रसार को रोकने में कारगर औषध है। इस पर अग्रिम शोधकार्य करना चाहिये।

अहिफेनकुल (PAPAVERACEAE)

द्रव्यनाम :– हिन्दी : कलिहारू, अंगेजी : ब्लुपौपी

वानस्पतिक नाम : *Meconopsis aculeata* Royle

स्वरूप : एकवर्षीय क्षुप, मूल :– कन्दिल, श्वेतवर्ण का बहुवर्षीय। काण्ड :– 30 से0मी0 लम्बा, पत्र :– मूलोद्भव, दीर्घायत, रोमिल, पुष्प :– बैंगनी नीलवर्ण के, सुन्दर आकार के होते हैं।

पुष्पकाल : अगस्त–सितम्बर।

प्रयोज्य अंग : पच्चांग, बीज, मूल।

प्राप्ति स्थान : यह वनस्पति लद्दाख क्षेत्र में बड़ालाचा, शापीला में तथा सिक्किम, भूटान व उत्तराखंड हिमालय में पाई जाती है। पुष्प रंग भेद से 4 किस्मों का उत्पल के नाम से चिकित्सा में प्रयोग करते हैं। यथा – 1. उत्पल नगपों, 2. उत्पल कारपों, 3. उत्पले सरपो 4. उत्पल स्गोंन्पा। ये चारों किस्में भारत के सिक्किम, अरूणाचल प्रदेश, उत्तराखंड, हिमाचल में भी उपलब्ध है।

औषधीय प्रयोग : उत्पल एक उपयोगी वनस्पति हैं। इसका उपयोग यकृत विकारों, दिल की घबराहट आदि कतिपय विकारों में करते हैं। हिमाचल में यह बूटी कलिहारू के नाम से प्रचलित है। ग्रामीण लोग नर एवं मादा–भेद से दो किस्म मानते हैं। आमने–सामने यदि नर और मादा पौधे किसी को मिल जायें, तो दोनों का वशीकरण, सम्मोहन आदि ता!न्त्रिक कामों में इस बूटी का उपयोग करते हैं।

मूल को विषैला मानते हैं। तिब्बती चिकित्सक कतिपय औषधयोगों में इसके पुष्प एवं बीजों का प्रयोग करते हैं। आयुर्वेद चिकित्सा में इसका स्पष्ट उल्लेख उपलब्ध नहीं है। अतः इस पर अनुसंधान की आवश्यकता है।

एक अन्य किस्म तिब्बत एवं चीन में पाई जाती है। जिसे छेरसुन [*Meconopsis horridula* (Sphalm.) F.K. Wa] तक कहते हैं। इसका चीनी चिकित्सा में औषधी के रूप में उपयोग करते हैं। एक अन्य प्रजाति *Meconopsis nepaulensis* DC भी नेपाल व सिक्किम में मिलती है, जिसकी मूल का उपयोग औषधी के रूप में किया जाता है।

द्रव्यनाम :– तिब्बती/लद्दाखीः छे रूंग्–गुन
वानस्पतिक नाम : *Papaver nudicaule* Linn.

स्वरूप : एक वर्षायु, शाकीय क्षुप, काण्ड :– तलोत्थ, मृदु, पुष्प :– प्याले के आकार सदृश्य, श्वेताभ वर्ण के सुन्दर होते हैं।

पुष्पकाल : अगस्त–सितम्बर।

प्रयोज्य अंग : फल–पोस्तडोडा–एवं निर्यास (अफीम)।

प्राप्ति स्थान : यह वनस्पति कम मात्रा में लद्दाख क्षेत्र के खरदुंगला पास एवं शापीला, बड़ालाचा पास के क्षेत्रों में 4,000 मीटर की ऊँचाई पर पाई जाती है।

औषधीय प्रयोग : इसके फलों के दूध को नशे व मादक पदार्थ के रूप में प्रयोग करते है तथा बीज व पत्तों को टानिक व बुखार में प्रयुक्त किया जाता है। आयुर्वेद में अहिफेन नामक वनस्पति का उपयोग किया जाता है जिसे *Papaver somniferum* Linn. कहते हैं। जोकि इसी वंश की वनस्पति है। भारत में इसकी खेती की जाती है। इसके साथ–साथ *Papaver rhoeas* Linn. नाम की वनस्पति भी कश्मीर व पांगी आदि क्षेत्र में पायी जाती है। इसको लाल पोस्ता के नाम से जाना जाता है।

पर्पटादि वर्ग (FUMARIACEAE)

द्रव्यनाम :– हिन्दी : भूतकेशी

वानस्पतिक नाम : *Corydalis govaniana* Wall.

स्वरूप : एकवर्षायु शाकीय वनस्पति है। काण्ड :– मृदु, पर्ण व मूल :– कृष्णाभ, खण्डित, पुष्प :– पीतवर्ण के गुच्छों में रोमिल।

पुष्पकाल : जुलाई–अगस्त।

प्रयोज्य अंग : मूल, पुष्प।

प्राप्ति स्थान : इसकी कई किस्में लद्दाख क्षेत्र में प्राकृतिक रूप से काफी मात्रा में पाई जाती हैं।

औषधीय प्रयोग : इसकी मूल का प्रयोग कतिपय औषध योगों में करते हैं। पुष्पों का प्रयोग ज्वरध्न के रूप में करते हैं। पच्चांग चूर्ण का प्रयोग मछली मारने के लिए करते हैं।

इस वंश की निम्न औषधोपयोगी किस्में भी विभिन्न ऊँचाई वाले भागों पर पाई जाती है। इन सभी किस्मों के औषधीय गुणों का अध्ययन होना चाहिए, तथा आयुर्वेद निघण्टु शास्त्र में इनका समावेश किया जाना चाहिये।

- *Corydalis boweri* Hemsl.
- *Corydalis tibetica* Hook. f.
- *Corydalis stricta* Steph.
- *Corydalis crassifolia* Royle.
- *Corydalis flabellata* Edgew.
- *Corydalis cornuta* Royle.

लद्दाख क्षेत्र में पर्पटादिवर्ग (Fumariaceae) कुल की एक अन्य वनस्पति भी पाई जाती है जिसे तिब्बती आमची पर्पत कहते हैं। वनस्पति शास्त्र के आधार पर इसको *Hypecom leptocarpum* Linn.f. कहते हैं। यह वनस्पति लद्दाख में बड़ालाचा, खरदूंगला, शापीला में पाई जाती है।

सर्षपकुल (BRASSICACEAE)

द्रव्यनाम :– तिब्बती / लद्दाखी : सोलो

वानस्पतिक नाम : *Arabis recta* Wall.

स्वरूप : एकवर्षायु क्षुप, मूल :– कन्दिल, श्वेताभ वर्ण का, मृदु, पर्ण :– मूलोद्भव, छोटे–छोटे, पुष्प :– श्वेताभ वर्ण के होते हैं।

पुष्पकाल : अगस्त–सितम्बर।

प्रयोज्य अंग : पुष्प, पच्चांग।

प्राप्ति स्थान : यह वनस्पति लद्दाख के खरदंगला, खरनक, टंगलंगला आदि क्षेत्रो में हिमनदों के आस–पास पाई जाती है। अन्य किस्म भी इस क्षेत्र में पाई जाती है। जिसे *A. auriculata* DC. कहते हैं।

औषधीय प्रयोग : इसके औषधीय मूल का उपयोग फुफ्फुस (फेफड़े) की गर्मी दूर करने एवं उदर–विकारों में करते हैं। यह स्वाद में कुछ मधुर होता है। लद्दाखी आमची कतिपय औषध योगों में इस उपयोगी बूटी का प्रयोग करते हैं। आयुर्वेद के मतानुसार यह मधुर, कषाय एवं शीतगुण प्रधान है।

द्रव्यनाम :– तिब्बती / लद्दाखी : पर्पत

वानस्पतिक नाम : *Arabis tibetica* Hook. f. & Thoms

स्वरूप : एकवर्षीय परिसृत शाकीय क्षुप। पर्ण :– छोटे पित्तपापड़ा सदृश तथा पुष्प :– गुलाबी वर्ण के होते हैं।

पुष्पकाल : अगस्त–सितम्बर।

प्रयोज्य अंग : पंचाग।

प्राप्ति स्थान : यह वनस्पति लद्दाख क्षेत्र में लेह, चुमाथांग, लाचालुंग, सांकू आदि क्षेत्रों में 4500 मी0 ऊँचाई पर व उत्तरी कश्मीर में सुलभ है।

औषधीय प्रयोग : इसके पच्चांग का उपयोग ज्वरहर योगों एवं पित्त (ठीवा) के विकारों में करते हैं। रक्त विकारों में भी इसे उपयोगी मानते हैं। इसके अतिरिक्त इस वनस्पति का उपयोग आमाशय विकार एवं तीव्र ज्वरध्न के रूप में किया जाता है। यह बूटी औपसर्गिक ज्वरों में भी उपयोगी है।

टिप्पणी : आयुर्वेद में पर्पट (पित्तपापड़ा) नामक वनस्पति का उपयोग तृषाशामक एवं ज्वरघ्न के रूप में किया जाता है, जिसका वानस्पतिक नाम *Fumaria indica* Linn. हैं।

द्रव्यनाम :– तिब्बती : ठक्–ढुक्पा, स्मंन–खनपा

वानस्पतिक नाम : *Capsella thomsoni* Hook. f.

स्वरूप : एक वर्षायु शाकीय पादप है। काण्ड :– मृदु, तलोत्थ, पुष्प :– श्वेताभ, नारंगी वर्ण के, बीज :– बारीक होते हैं।

पुष्पकाल : अगस्त–सितम्बर।

प्रयोज्य अंग : बीज, पुष्प, पत्र।

प्राप्ति स्थान : सम्पूर्ण लद्दाख क्षेत्र में द्रास, कारगिल, लेह व नुब्रा आदि क्षेत्रों में सुलभ है।

औषधीय प्रयोग : इस वनस्पति के बीजों का प्रयोग रक्तविकार में एवं शीतपित्त में रक्तशोधन हेतु बाह्य एवं आभ्यन्तरिक दोनों रूप में करते हैं। पत्तों का उपयोग शाक के रूप में करते हैं।

इसके अतिरिक्त अन्य किस्म (*Capsella bursapastoris* Linn.) भी उत्तरी–पश्चिमी हिमालय में पायी जाती है।

द्रव्यनाम : – यूनानी : खूबकला, हिन्दी : खूबकलां

वानस्पतिक नाम : *Descurainia sophia* (Linn.) Webb. ex Prantl. (Syn. *Sissmybrium sophia* Wall. ex Prantl.)

स्वरूप : एक वर्षीय शाक, काण्ड :– मृदु, 30से0मी0 से 50से0 मी0 लम्बा, पर्ण :– मूलज, एकान्तर, निशिताग्र, पुष्प :– गुलाबी पीले रंग के होते हैं।

पुष्पकाल : अगस्त–सितम्बर।

प्रयोज्य अंग : पत्र, पंचांग।

प्राप्ति स्थान : यह कश्मीर से कुमायूँ तक 3800 मीटर की ऊँचाई तक उपलब्ध है।

औषधीय प्रयोग : स्थानीय लोग इसके पंचांग का उपयोग चिकनपोक्स (Chicken pox) में करते हैं।

टिप्पणी : सर्षपकुल {Brassicaceae (Cruciferae)} की अन्य कतिपय उपयोगी वनस्पतियाँ भी विभिन्न ऊँचाई वाले स्थानों पर पाई जाती है। जिनका उपयोग शाक एवं औषधि रूप में चिकित्सक एवं स्थानीय ग्रामीण लोग करते हैं। यथा –

– *Malcolmia africana* R. Br. एकवर्षीय क्षुप, पुष्प नारंगी श्वेताभ।

– *Thlaspi arvense* Linn. एकवर्षीय शाकीय क्षुप।

– *Thlaspi alpestre* Linn. एकवर्षीय शाकीय क्षुप।

– *Lepidium apetalum* Willd. एकवर्षीय शाकीय क्षुप।

– *Erysimum odoratum* Ehrh. एकवर्षीय शाकीय क्षुप।

– *Sissymbrium mollissimum* C.A.Mey एकवर्षीय शाकीय क्षुप।

इन सभी प्रंजातियों के गुणधर्मों का अध्ययन कर रस, गुण, वीर्य, विपाक के आधार पर निर्धारण कर आयुर्वेदीय निघण्टु में समावेश करना वाँछनीय है।

बन्पशाकुल (VIOLACEAE)

द्रव्यनाम :– हिन्दी : गुलवन्फशा

वानस्पतिक नाम : *Viola cinerea* Boiss.

स्वरूप : एकवर्षीय सर्पणशील शाकीय वनस्पति है। पर्णः– हृदयकार, काण्ड :– मृदु, पुष्प :– नीलवर्ण के होते हैं।

पुष्पकाल : अगस्त–सितम्बर।

प्रयोज्य अंग : पुष्प, मूल।

प्राप्ति स्थान : यह लद्दाख क्षेत्र के लेह, जोजीला, नमीकला, नुब्रा – घाटी एवं जन्सकार क्षेत्र तथा कुमायूँ में 4500 मी0 तक के क्षेत्र में पाई जाती है।

औषधीय प्रयोग : इसकी मूल का उपयोग क्वाथ के रूप में गले के रोगों में करते हैं। शिरोविकार एवं नासागत विकारों में पुष्पों का उपयोग करते हैं।

द्रव्यनाम :– संस्कृत : वनप्शिका, यूनानी : गुलवन्फशा
स्थानिक : डुण्डीविराली

वानस्पतिक नाम : *Viola serpens* Wall.

स्वरूप : एकवर्षीय शाकीय, मृदु पादप, पर्ण :– लटवाकार, हृदयाकार, मूलोद्भव, एक साथ 4 से 5 से.मी. तक लम्बे, सवृन्तयुक्त, पत्रतट :– दन्तुर, पुष्प :– सवृन्त नीलवर्ण के।

पुष्पकाल : अप्रैल–जून।

प्रयोज्य अंग : पंचांग, पुष्प।

प्राप्ति स्थान : उत्तराखंड के गढ़वाल एवं कुमायूँ क्षेत्रों की सभी घाटियों में 3000 मीटर की ऊँचाई तक सर्वत्र उपलब्ध है। इसके अतिरिक्त यह वनस्पति लाहौल क्षेत्र में 4200 मीटर तक मिलती है।

औषधीय प्रयोग : इसके पंचांग एवं पुष्पों का प्रयोग जुकाम एवं खांसी में क्वाथ के रूप में प्रयोग किया जाता है। गले के विकारों में इसके क्वाथ से गरारे भी करते हैं। इसके पुष्पों का शर्बत बनाकर बच्चों को खांसी में दिया जाता है।

आयुर्वेद एवं यूनानी चिकित्सा में भी वन्फशा एवं गुलवन्फशा का बहुतायत में प्रयोग होता है। व्यापारिक रूप से वन्फशा का संग्रह किया जाता है। आयुर्वेद में जिन ज़ातियों का प्रयोग होता है उन्हें *V. serpens* Wall. एवं *V. odorata* Linn. कहते हैं। एक अन्य जाति भी इस क्षेत्र में पायी जाती है जिसे *V. kunawarensis* Royle कहते हैं। इस जाति के पुष्प पीतवर्ण के होते हैं। ये किस्में औषध उपयोग की हैं।

वरूणकुल (CAPPARIDACEAE)

द्रव्यनाम :– हिन्दी : कबरा

वानस्पतिक नाम : *Capparis spinosa* Linn.

स्वरूप : परिसृत बहुवर्षीय गुल्म, काण्ड :– कण्टकित, पर्ण :– अभिलट्वाकार, दीर्घायत, पुष्प :– श्वेतवर्ण के, फल :– गोल, पकने पर रक्तवर्ण के होते हैं।

पुष्पकाल : जुलाई–अगस्त।

प्रयोज्य अंग : फल, मूल।

प्राप्ति स्थान : पथरीली शुष्क पहाड़ियों पर यह वनस्पति लद्दाख क्षेत्र में नमीक 'ला', लेह, लामायुरू, बुद्धखरबू आदि स्थानों पर सर्वत्र सुलभ है।

औषधीय प्रयोग : इस वनस्पति के अपरिपक्व फलों को उबालकर एवं पानी से धोकर शाक के रूप में प्रयोग करते हैं। इस शाक के प्रयोग से मोटापा कम होता है एवं मूत्र शर्करा में लाभ होता है। परिपक्व फलों के चूर्ण का उपयोग कष्टार्तव में करते हैं। मूल का प्रयोग क्वाथ के रूप में कास, प्लीहावृद्धि एवं कृमिरोगों में करते हैं।

बासन्तिकुल (HYPERICACEAE)

द्रव्यनाम :– हिन्दी : बंसत

वानस्पतिक नाम : *Hypericum perforatum* Linn.

स्वरूप : एकवर्षायु शाकीय वनस्पति है। काण्ड :– मृदु, उर्ध्वसंश्रित, पत्र : – तीक्ष्णाग्र, पीतवर्ण के होते हैं।

पुष्पकाल : जुलाई–अगस्त।

प्रयोज्य अंग : मूल, पच्चांग।

प्राप्ति स्थान : लद्दाख क्षेत्र में यह वनस्पति शुरूघाटी, शाफीला, जन्सकार, नुब्राघाटी आदि स्थानों में पाई जाती है।

औषधीय प्रयोग : इसके मूल व पच्चांग चूर्ण व क्वाथ का प्रयोग स्तनशोथ एवं विद्रधी में करते हैं। लद्दाख क्षेत्र में यह विश्वास है कि इस बूटी का रतनजोत, तक्स्या के साथ प्रयोग करने से यह कैंसर जैसे प्राणघातक रोगों में कारगर है। इसलिए इसके कैंसरनाशक औषध–द्रव्यों का आयुर्वेदीय सिद्धांतों के आधार पर शोध–कार्य एवं निघण्टु शास्त्र के आधार पर नामकरण करना चाहिये। लद्दाख में तक्या का आमची विशेष रूप से प्रयोग करते हैं।

CARYOPHYLLACEAE

द्रव्यनाम : – तिब्बती / लद्दाखी : च–ओ–टु–ओ

वानस्पतिक नाम : *Arenaria musciformis* Edgew.

स्वरूप : एकवर्षायु शाकीय वनस्पति है। काण्ड :– तलोत्थ, उर्ध्व – संश्रित एवं रोमिल होता है। पुष्प :– नीलाभ वर्ण के छोटे–छोटे होते हैं।

पुष्पकाल : अगस्त–सितम्बर।

प्रयोज्य अंग : मूल, पच्चांग।

प्राप्ति स्थान : यह वनस्पति रूपसू, लाहौल--स्पीति से कुमायूँ तक 5500 मी0 तक की ऊँचाई पर मिलती है।

औषधीय प्रयोग : लद्दाख क्षेत्र में आमची मूल का उपयोग चिकित्सा में करते हैं। आमचियों का कहना है कि तिब्बती चिकित्सा में इसकी कुछ अन्य किस्मों का भी औषधीय रूप में उपयोग किया जाता है।

उपरोक्त के अलावा इस वंश की अन्य प्रजातियाँ की उच्च–ऊँचाई वाले क्षेत्र में मिलती है। जो निम्न प्रकार हैं –

– *A. ciliolata* Edgew

गढ़वाल व कुमायूँ क्षेत्र में 5200 मी0 तक।

– *A. festucoides* Benth.

लाहौल में 4800 मी0 तक।

– *A. glandligera* Edgew.

कश्मीर से कुमायूँ तक 5400 मी0 ऊँचाई वाले क्षेत्रों में।

– *A. serpyllifolia* Linn.

हिमालय क्षेत्र में 3600 मी0 ऊँचाई पर कही--कही; व

– *A. stracheyi* Edgew.

लद्दाख में 4500 मी0 ऊँचाई पर।

इसमें से *A. serpyllifolia* का उपयोग चीन में मूत्राशय की बीमारियों, विशेष कर पथरी को निकालने में किया जाता है।

द्रव्यनाम :– तिब्बती/लद्दाखी : थैन–यांग–लू

वानस्पतिक नाम : *Silene himalayensis* Me.

स्वरूप : यह एकवर्षायु तलोत्थ शाकीय वनस्पति है। काण्ड :– रोमिल, पर्ण :– भालाकार, पुष्प :– हरिताभ–नीलाभ वर्ण के होते हैं।

पुष्पकाल : अगस्त–सितम्बर।

प्रयोज्य अंग : मूल, पच्चांग।

प्राप्ति स्थान : लद्दाख क्षेत्र में विशेषकर जोजीला, द्रास, शांकू घाटी, जन्सकार, नमीकला आदि क्षेत्रों में इसकी किस्में कई पाई जाती है।

औषधीय प्रयोग : तिब्बती चिकित्सा में इसके मूल का तथा पच्चांग का उपयोग स्थानिक चिकित्सा में किया जाता है। चीन के आमची भी परम्परागत चिकित्सा में इसका प्रयोग करते हैं।

इस वंश की निम्न किस्में भी कश्मीर क्षेत्र में ऊँचाई वाले क्षेत्रों में पायी जाती है।

- *Silene conoidea* Linn.
- *Silene persica* Boiss.
- *Silene vulgaris* (Moench.) Garcke.
- *Silene moorcroftiana* Wall.
- *Silene tenuis* Willd.

द्रव्यनाम :– तिब्बती / लद्दाखी : रेल चक्पा

वानस्पतिक नाम : *Stellaria decumbens* Edgew.

स्वरूप : यह एकवर्षायु शाकीय तलोत्थ, लगभग 6 से.मी. लम्बी वनस्पति है। पर्ण :– संयुक्त, छोटे–छोटे, पुष्प :– हरिताभ वर्ण के होते हैं।

पुष्पकाल : अगस्त–सितम्बर।

प्रयोज्य अंग : मूल, पच्चांग।

प्राप्ति स्थान : यह प्रजाति लद्दाख क्षेत्र में बारालाचा, जन्सकार, जोजीला, नमीकला आदि स्थानों में पाई जाती है।

औषधीय प्रयोग : स्थानिक आमचियों के अनुसार रेल–चक्पा का प्रयोग चीन में परम्परागत चिकित्सा में किया जाता है।

उपरोक्त के अलावा इसकी निम्न किस्में भी अधिक ऊँचाई वाले क्षेत्रों में मिलती है। यथा – *Stellaria media* Linn., यह हिमालय में 4000 मी0 तक की ऊँचाई तक व पश्चिमी तिब्बत क्षेत्र में 5000 मी0 तक मिलती है। इस वनस्पति का उपयोग टूटी हड्डियों को जोड़ने व सूजन को रोकने के लिए प्लास्टर के रूप में करते हैं। एक अन्य किस्म *S. uliginosa* Murr. भी कश्मीर से सिक्किम तक 5500 मी0 तक की ऊँचाई पर पायी जाती है। इसके पत्तों का क्वाथ दूध बढ़ाने की औषधी के रूप में लिया जाता है।

द्रव्यनाम :– तिब्बती / लद्दाखी : लुक्–सुक्

वानस्पतिक नाम : *Vaccaria pyramidata* Medic.

स्वरूप : एकवर्षायु शाकीय वनस्पति है। काण्ड :– रोमिल, पुष्प :– घण्टाकार, नारंगी रंग के होते हैं।

पुष्पकाल : अगस्त–सितम्बर।

प्रयोज्य अंग : पच्चांग।

प्राप्ति स्थान : यह वनस्पति लद्दाख क्षेत्र में पाई जाती है।

औषधीय प्रयोग : यकृत सम्बन्धित विकारों के लिए इस वनस्पति का प्रयोग किया जाता है। आमची लोगों के अनुसार तिब्बती एवं चीनी चिकित्सा पद्यति में भी इस वनस्पति का औषध रूप में उपयोग किया जाता है।

कार्पासकुल (MALVACEAE)

द्रव्यनाम :– हिन्दी : लफा; यूनानी : खुब्बाजी

वानस्पतिक नाम : *Malva verticillata* Linn.

स्वरूप : एकवर्षायु, तलोत्थ शाकीय पादप। काण्ड :– मृदु रोमिल, पत्र :– वर्तुल, तट–दन्तुर, पुष्प :– गुच्छों में गुलाबी रंग के।

पुष्पकाल : अगस्त–सितब्बर।

प्रयोज्य अंग : पुष्प, बीज।

प्राप्त स्थान : यह वनस्पति समशीतोष्ण – हिमालय क्षेत्र में 4000 मी0 तक की ऊँचाई तक पायी जाती है।

औषधीय प्रयोग : बीजों का उपयोग कास एवं फुफ्फुस विकारों में करते हैं। पैतिक विकारों में इसके पुष्पों का प्रयोग किया जाता है। युनानी हकीम इसे खुब्बाजी कहते हैं।

इसके अतिरिक्त इस वंश की औषध उपयोग की अन्य किस्म *Malva rotundifolia* Linn. भी 3300 मी0 तक की ऊँचाई वाले क्षेत्रों में मिलती हैं। इसके बीजों का उपयोग कफ–खाँसी में तथा बाहय रूप से त्वचा रोगों में किया जाता है।

TAMARICACEAE

द्रव्यनाम :– वालती : उमरूक, लद्दाखी : उम्बु

वानस्पतिक नाम : *Myricaria elegans* Royle

स्वरूप : झाडीनुमा गुल्म वृक्ष, पत्र :– स्केल–नुमा या सूंई – नुमा व सर्पिला कार व्यवस्थित। पुष्प :– गुलाबी, पार्श्व या मध्य स्पाईक में व्यवस्थित।

पुष्पकाल : अगस्त–सितम्बर।

प्रयोज्य अंग : छाल एवं पत्र।

प्राप्ति स्थान : यह झाड़ीनुमा गुल्मक दरियाओं के किनारे प्रायः लेह़ तहसील की सभी घाटियों में पाया जाता है। यह पूगाघाटी एवं चुमाथांग में सर्वत्र सुलभ है।

औषधीय प्रयोग : स्थानीय आमची इसकी पत्र एवं छाल का उपयोग अपनी चिकित्सा में करते हैं। रक्तविकार एवं प्रतिश्याय में क्वाथ विधि से पिलाते हैं। इसके अतिरिक्त अधरंग में छाल–पत्र क्वाथ का स्वेदन एंव आभ्यन्तरिक रूप में प्रयोग करते हैं।

अतसीकुल (LINACEAE)

द्रव्यनाम :– संस्कृत : अतसी, हिन्दी : अलसी

वानस्पतिक नाम : *Linum usitatissimum* Linn.

स्वरूप : एकवर्षायु, शाकीय वनस्पति है, काण्ड :– तलोत्थ, मृदु, पर्णः– संयुक्त, सूच्याकार, पुष्प :– नील वर्ण के होते हैं।

पुष्पकाल : अगस्त–सितब्बर।

प्रयोज्य अंग : पुष्प, बीज।

प्राप्ति स्थान : लद्दाख क्षेत्र में इसकी खेती की जाती है। विशेषकर कारगिल, सांगू, लेह आदि क्षेत्रों में यह वनस्पति उगाई जाती है।

औषधीय प्रयोग : बीजों का लेप कतिपय औषध–द्रव्यों के साथ विच्युति एवं भग्नों में करते हैं। तैल एवं बीजों का उपयोग सन्धि–वात, मूत्रवह विकारों में करते हैं।

इसकी अन्य जंगली किस्में कश्मीर में 3900 मी0 तक व लद्दाख में पाई जाती है, जिसे *L. perenne* Linn. कहते हैं। इसका प्रयोग भी औषधीय रूप में किया जाता है।

गोक्षुरादि कुल (ZYGOPHYLLACEAE)

द्रव्यनाम :– हिन्दी : हरमल, स्थानिक : इसबन्द

वानस्पतिक नाम : *Peganum harmala* Linn.

स्वरूप : परिसृत, बहुशाखीय, एकवर्षायु, शाकीय वनस्पति है। पत्र :– गाजरपत्र सदृश, गंध वाले, पुष्प :– श्वेताभ वर्ण के होते हैं।

पुष्पकाल : अगस्त–सितम्बर।

प्रयोज्य अंग : मूल, बीज, पच्चांग।

प्राप्ति स्थान : लेह क्षेत्र में यह वनस्पति रेतीली भूमि पर पाई जाती है।

औषधीय प्रयोग : ग्रामीण लोग मूल का उपयोग कृमिघ्न के रूप में करते हैं। बीज एवं मूल को गर्भस्त्रावकर मानते हैं। बीज विषैला होता है। पंचांग का भी औषध रूप में प्रयोग किया जाता है।

द्रव्यनाम :– संस्कृत : गोंक्षुर, यूनानी : खारेखसक

वानस्पतिक नाम : *Tribulus terrestris* Linn.

स्वरूप : परिसृत, एकवर्षायु, शाकीय वनस्पति है। पत्रः– चणपत्र सदृश, पुष्प :– पीत वर्ण के, फल :– कांटेदार होते हैं।

पुष्पकाल : अगस्त–सितम्बर।

प्रयोज्य अंग : बीज।

प्राप्ति स्थान : यह बूटी लेह क्षेत्र की रेतीली जमीन पर सर्वत्र उपलब्ध है।

औषधीय प्रयोग : आमची लोग बीज चूर्ण एवं क्वाथ का प्रयोग मूत्रल रूप में तथा पित्तविकारों में करते हैं। यूनानी हकीम बीजों का प्रयोग पुंस्त्वहर (नामर्दी) के लिये भी करते हैं।

लालजड़ी कुल (GERANIACEAE)

द्रव्यनाम :– हिन्दी : लालजड़ी

वानस्पतिक नाम : *Geranium nepalense* Sweet.

स्वरूप : यह बहुवर्षीय रोमिल, शाकीय वनस्पति है। मूल :– ग्रन्थिल, रक्तवर्ण का, पर्ण :– वर्तुल, हस्ताकार, दन्तुर, अनुपर्ण–दीर्घायत, पुष्पः– नीले–गुलाबी रंग के होते हैं।

पुष्पकाल : मई–सितम्बर।

प्रयोज्य अंग : मूल।

प्राप्ति स्थान : यह शाक समस्त सम–शीतोष्ण हिमालय क्षेत्र में विशेषकर गढ़वाल, सिक्किम, खासिया हिल, मणीपुर, नीलगिरि व पलनी हिल्स में 3000 मी0 तक की ऊँचाई पर मिलती है।

औषधीय प्रयोग : आमची लोग मूल का उपयोग ब्रणरोपक एवं रक्तशोधक के रूप में बाह्य तथा आभ्यन्तरिक दोनों रूप में करते हैं। तिब्बती चिकित्सा में इसका भी प्रयोग होता है।

इसकी अन्य किस्में –

– *G. collinum* Stephan ex. Willd.
कश्मीर (4200 मी0) से कुमायूँ तक।

– *G. grandiflornm* Edgew
उत्तरी कश्मीर में।

– *G. pratense* Linn.
कश्मीर से कुमायूँ तक 4000 मी0 की ऊँचाई तक।

– *G. sibiricum* Linn.
लद्दाख क्षेत्र में

– *G. wallichianum* Sw.
4000 मी0 तक की ऊँचाई तक पायी जाती हैं।

टिप्पणी : जिरेनियेसी कुल की अन्य कतिपय उपयोगी वनस्पतियाँ लद्दाख क्षेत्र में पाई जाती है। यथा –

– *Erodium stephanianum* Willd.
– *E. tibetanum* Edgew.

इन प्रजातियाँ का उपयोग तिब्बती एवं चीनी चिकित्सा पद्धतियों में किया जाता है। इन के गुण–धर्मो पर शोध किया जाना आवश्यक है।

निम्बुक कुल (RUTACEAE)

द्रव्यनाम : संस्कृत : टिम्बरू

वानस्पतिक नाम : *Zanthoxylum tibetanum* Huang

स्वरूप : मध्यम गुल्मक, काण्डत्वक् :– कार्की, तीक्ष्ण, शल्कमय व शाकीय, पर्ण :– एकान्तर, सवृन्त एवं सुगन्धित, पुष्पः– पीतवर्ण के, फल :– गोल, सुगन्धित, पकने पर रक्त वर्ण के, बीज :– मसृण, कृष्णवर्ण के होते हैं।

पुष्पकाल : अगस्त–सितंबर।

प्रयोज्य अंग : बीज, छाल।

प्राप्ति स्थान : लद्दाख क्षेत्र में यह नुब्राघाटी, जन्सकार की निचली घाटियों में पाया जाता है।

औषधीय प्रयोग : स्थानीय आमची इसके बीजों का उपयोग उदरशूल, दन्तकृमि एवं मूत्रल के रूप में करते हैं। उदरकृमि में भी अन्य औषध–द्रव्यों के साथ मिलाकर प्रयोग करते हैं।

आयुर्वेद में टिम्बरू (तेजबल) का मुखशोधक एवं दन्तमन्जन के रूप में प्रयोग बताया गया है। आयुर्वेद में प्रायः *Zanthoxylum alatum* Roxb. के बीजों का विशेष रूप से उपयोग किया जाता है।

विदारीकुल (FABACEAE)

द्रव्यनाम :– संस्कृत : रूद्रवन्ती

वानस्पतिक नाम : *Astragalus candolleanus* Royle

स्वरूप : बहुवर्षीय मूल वाला शाक, काण्ड :– एक वर्षायु, विसर्पी, 30 से0मी0 से 60 से0मी0, ऊँचा, पत्र :– चणपत्र सदृश, मृदुरोमिल, मूलः– कठोर, रेशेदार, पुष्प :– पीतवर्ण के व फल शिम्बी सदृश।

पुष्पकाल : जुलाई–अगस्त।

प्रयोज्य अंग : मूल।

प्राप्ति स्थान : यह वनस्पति उत्तराखंड में 3600 मीटर की ऊँचाई पर भागीरथी घाटी, गंगोत्री, तपोवन, गोमुख, जमुनाघाटी, मन्दाकिनी घाटी, पिंडारीघाटी एवं पिथौरागढ जनपद के सीमान्त बुग्यालों में पाई जाती है। इसके अतिरिक्त यह लाहौल में 5800 मीटर तक व स्पीति क्षेत्र में भी मिलती है।

औषधीय प्रयोग : ग्रामीण एवं साधु–सन्त इसके मूल को बल्य एंव उरक्षत, क्षय तथा श्वांस कास में प्रयुक्त करते हैं।

द्रव्यनाम :– संस्कृत : रूदन्ती, रूद्रवन्ती

वानस्पतिक नाम : *Astragalus munroi* Benth.

स्वरूप : एकवर्षायु शाकीय परिसृत वनस्पति। काण्ड :– रोमिल, मखमली, श्वेताभवर्ण के एवं पुष्पः– पीत वर्ण के होते हैं। फलियाँ कोषीय होती है।

पुष्पकाल : अगस्त–सितंबर।

प्रयोज्य अंग : मूल, पच्चांग।

प्राप्ति स्थान : यह वनस्पति सम्पूर्ण लद्दाख क्षेत्र में नमीक 'ला', साफी 'ला', मूलवेग, हैमिस, सोपको आदि स्थानों पर 5100 मी0 तक पायी जाती है।

औषधीय प्रयोग : आमची इसकी सदनक, सतकर, सतसिर आदि किस्मों का उपयोग अपनी दैनिक चिकित्सा में करते हैं। पच्चांग क्वाथ का उपयोग शोथ, जलोदर, निद्रानाश एवं जीर्णकास मे करते हैं। चीन के परम्परागत चिकित्सक भी *Astragalus* की किस्मों का उपयोग अपनी चिकित्सा में करते हैं।

लद्दाख क्षेत्र में *Astragalus* के झाड़ीदार एवं कांटेदार गुल्मक भी पाये जाते हैं। जिसे स्थानिक भाषा में चिछरमों कहते हैं। इसकी मूंल का उपयोग स्थानिक कागज बनाने के काम आता है। स्थानिक कागज तैयार करने हेतु मूल की लुगदी का उपयोग बहुत उपादेय है। पंचाग का उपयोग जलाने की लकड़ी के रूप में किया जाता है। इसके अतिरिक्त औषध उपयोग

की अन्य किस्में भी 3600 से 4500 मी0 तक की ऊँचाई पर पाई जाती है। यथा :–

– *A. floridus* Benth.
– *A. membranacus* Beg.
– *A. tibetanus* Benth.
– *A. yunnanensis* Fr.

द्रव्यनाम :– संस्कृत : अजश्रृंगी, तीक्ष्णश्रृंगी
वानस्पतिक नाम : *Caragana cuneata* Baker

स्वरूप : बहुवर्षायुमूल–एकवर्षायु एवं प्रसर काण्डवाला शाकीय गुल्म है। काण्ड :– मृदु, बहुशाखीय, प्रसर एवं 15 से0मी0 तक ऊँचा होता है। पर्ण :– चना पत्र सदृश्य, हरित वर्ण के मृदुरोमिल, उग्रसुगन्धी वाले होते हैं। पुष्पः– मज्जरी में, काण्ड–संसक्त गुलाबी रंग के, सुगन्धित, फलियाँ :– संयुक्त, तीक्ष्ण, श्रृंग सदृश्य, मूल :– बहुवर्षायु एवं उपमूल सुगन्धित होता है। हिंसक जन्तु अपने क्षत हुये व्रण पर इसके पत्रों का घषर्ण करते हैं, इसी कारण इसे लद्दाखी में तस्कया कहते हैं।

पुष्पकाल : सितम्बर–अक्टूबर।

प्रयोज्य अंग : मूल, काण्ड, पत्र।

प्राप्ति स्थान : यह लेह–लद्दाख के सीमान्त क्षेत्रों खरदूंगला, नुब्रा, चुमाथांग, छोकरलेख एवं हिमाचल प्रदेश के बरालाचपास, लाहौल–स्पीति आदि क्षेत्रों में 4,800 मीटर की ऊँचाई वाली पर्वतश्रेणियों में पाई जाती है। यह बूटी सितम्बर मास से लेकर 15 अक्टूबर तक ही पायी जाती है। बाद में इन स्थानों पर हिमपात प्रारम्भ हो जाता है। अगस्त में बर्फ पिघलने के बाद पौधों की नई कोंपलें आनी शुरू होती हैं।

औषधीय प्रयोग : तिब्बती चिकित्सा में इसका प्रयोग एक मूलिका एवं कई योगों के साथ मिलाकर करते हैं। स्थानिक आमची

पत्र एवं पुष्पों का उपयोग चूर्ण के रूप में गले की जलन एवं उल्टी में करते हैं। रक्त–विकार, फोड़े–फुन्सियों के जहर को दूर करने हेतु पंचांग का प्रयोग किया जाता है। फुफ्फुस विकार, नाड़ी ब्रणहर (विसर्प), विषध्न एवं व्रण आदि विकारों में इसे विशेष उपयोगी मानते हैं। पुराने विकृतवर्णों (आर्बुद) आदि में आमची लोग तस्क्या का बाह्यलेप भी करते हैं। स्थानिक लोगों की आम धारणा है कि यह बूटी ब्रणरोपक है इसी कारण इसे तस्क्या कहते हैं, जिसका शाब्दिक अर्थ है कि शिकारी की चोट से क्षत शेरनी ब्रणरोपण हेतु इस बूटी का प्रयोग करती है, ऐसी धारणा आदिवासियों की है। इसी कारण इसका सामयिक परीक्षण होना आवश्यक है चूँकि यह कैन्सररोधी औषधि भी हो सकती है।

इसकी अन्य किस्में भी पायी जाती है। यथा –

– C. *gerardiana* Royle–स्पीति क्षेत्र में 3600 मी0 पर व गढ़वाल व कुमायूँ क्षेत्र में।

– C. *nubigena* Bunge–गढ़वाल व कुमायूँ में 4200 मी. की ऊँचाई पर।

– C. *polycantha* Royle–गढ़वाल व कुमायूँ क्षेत्र में 3600 मी0 की ऊँचाई पर। तथा

– C. *pygmaea* (Linn.) DC–लाहौल–स्पीति में 4500 मी0 व टिहरी–गढ़वाल क्षेत्र में।

इन वनस्पतियों की औषधीय उपयोगिता पर अनुसंधान की आवश्यकता है।

द्रव्यनाम :– संस्कृत : रूद्रवन्ती, लद्दाखी : ठक चुत्–कर

वानस्पतिक नाम : *Cicer songaricum* Staphen

स्वरूप : एकवर्षायु परिसृत शाकीय वनस्पति है। पर्ण :– चणपत्र सदृश एवं स्वाद में अम्ल लवणीय।

पुष्पकाल : अगस्त–सितम्बर।

प्रयोज्य अंग : पत्र, पुष्प, फल।

प्राप्तिस्थान : यह लाहौल, स्पीति व कुमायूँ में 4500 मी0 की ऊँचाई तक मिलती है।

औषधीय प्रयोग : स्थानिक लोग इसके पुष्पों व फलियों का उपयोग औषध सामग्री में करते हैं। ग्रामीण लोग इसके पुष्पित पुष्पों एवं फलियों की सब्जी भी बनाकर खाते हैं।

टिप्पणी : निघण्टु ग्रन्थों में वर्णित शास्त्रीय रूदन्ती *Astragalus* की किस्में एवं Cicer की किस्मों में से हो सकती है। दोनों द्रव्यों को कुछ विद्वानों ने भिन्न–भिन्न भी माना है। इस पर शोध की आवश्यकता है।

द्रव्यनाम :– संस्कृत : अश्वबला

वानस्पतिक नाम : *Medicago sativa* Linn.

स्वरूप : एकवर्षायु शाकीय वनस्पति, पर्ण :– त्रिपत्रक, मेथी सदृश्य, पुष्प :– नीलाभवर्ण के होते हैं।

पुष्पकाल : अगस्त–सितम्बर।

प्रयोज्य अंग : पच्चांग।

प्राप्ति स्थान : समस्त लद्दाख क्षेत्र में पाई जाती है।

औषधीय प्रयोग : स्थानिक लोग मवेशियों के लिये चारे के रूप में इसका उपयोग करते हैं। यह घोड़े के लिए सबसे अच्छा चारा माना जाता है। संहिताग्रन्थों के लक्षणों के आधार पर इसे शास्त्रीय अश्वबला माना जा सकता है।

टिप्पणी : अश्वबला का उल्लेख "सुश्रुत सूत्रस्थान"– 46वे अध्याय के शाकवर्ग में है। सुश्रुत के टीकाकार ड़ल्हण ने अश्वबला के सन्दर्भ में अपना मत व्यक्त करते हुये कहा है कि " अश्वबला मेथिका इत्यन्ये", "अश्वबला तुरूष्कदेशो वृहत्पत्रमेथिका भेद एवं हिस्फितथा इति लोके।" सुश्रुत के अर्श चिकित्सा प्रकरण में, "अश्वबला हिस्फित्थें मेथिका भेदः" यह अर्थ किया है। अश्वबला तुरूष्कदेशीय

मेथी के आकार प्रकार के हिस्फित नामक पौधे को कहा है। लद्दाख में बालती एवं दरदी मुसलमान हिस्फित के नाम से इस पौधें का उपयोग करते हैं। हिस्फित पर्सियन शब्द है।

अश्वबला घोड़ों के लिये अत्यंत पुष्टिकारक द्रव्य है। अतः अश्वबला का उपयोग घोड़ों के चारे के रूप में करना चाहिये। इस वनस्पति को भारत सरकार के कृषि विभाग द्वारा चारा के रूप में घोषित करना उपादेय है। पत्रशाक के रूप में भी अश्वबला का उपयोग किया जाना चाहिये, क्योंकि इसमें कैल्सियम की काफी मात्रा विद्यमान है। अन्य कतिपय खनिज भी इसमें पाये जाते हैं। प्रोटीन, कार्बोहाईड्रेट एवं स्नेह उचित मात्रा में इसके पत्तों में पाया जाता है। मेथी एवं अश्वबला में काफी समानता देखी गई है। अश्वबला एवं मेथी दोनों विदेशी शाक है। खाद्यदृष्टि से अश्वबला में विटामिन ए, सी, के और ई अच्छी मात्रा में उपलब्ध है। सुश्रुत में भी अश्वबला के गुणों का उल्लेख है। इसके बीजों का उपयोग चाय के रूप में किया जाता है।

– *Medicago* की अन्य किस्में भी पाई जाती हैं, जो निम्न है।

– *M. lupulina* Linn. कश्मीर, लद्दाख व स्पीति में 3700 मी. तक।

– *M. falcata* Linn. 3600 मी0 तक सर्वत्र उपलब्ध है।

इनका भी परम्परागत चिकित्सा प्रणाली में स्थानीय लोगों द्वारा औषधीय रूप में प्रयोग किया जाता है।

द्रव्यनमा :– तिब्बती : जरदत–कारपो

वानस्पतिक नाम : *Thermopsis alpina* (Pallas) Ledeb.

स्वरूप : यह एक मीटर तक लम्बा ऊर्ध्वसंश्रित पौधा है। पत्र :– कोणीय, मृसण, मृदु, एकान्तर क्रम में होते हैं। पुष्प :– गुच्छों में, पीत रंग वाले होते हैं।

पुष्पकाल : अगस्त–सितम्बर।

प्रयोज्य अंग : पुष्प, पत्र।

प्राप्ति स्थान : लद्दाख क्षेत्र में सांकू घाटी, जन्सकार, शाफी 'ला' आदि स्थानों पर पाया जाता है। इसकी दूसरी प्रजाति भी इस क्षेत्र में तथा रूसी 'ला' में 5100 मी0 तक व लाहौल में 4800 मी0 तक पाई जाती है। जिसे *Thermopsis inflata* Cambess. कहते हैं।

औषधीय प्रयोगः तिब्बती एवं चीनी चिकित्सा पद्यति में इसके पुष्पों एवं पत्तों का उपयोग परम्परागत रूप में किया जाता है।

लद्दाख हिमालय में इस कुल की अन्य कतिपय औषध उपयोगी वनस्पतियाँ पाई जाती है। इन वनस्पतियों का उपयोग तिब्बती चिकित्सा प्रणाली में बल्य के रूप में उपयोग होता है। यथा—

- *Caragana polycantha* Royle
- *Caragana tibetica* Hane.
- *Lotus corniculatus* Linn.
- *Piptanthus concolor* Har.
- *Sophora flavescans* Ait.
- *Sophora moorcroftiana* Benth.
- *Thermopsis barbata* Royle
- *Trigonella emodi* Benth.

इस कुल की उपरोक्त औषध उपयोगी प्रजातियाँ लद्दाख क्षेत्र व गढ़वाल–कुमायूँ क्षेत्र में 3600 से 4500 मी0 की ऊँचाई तक में नैसर्गिक रूप से उपलब्ध है। इनके औषधीय गुण–कर्मों पर शोध–कार्य आवश्यक है।

तरूणीकुल (ROSACEAE)

द्रव्यनाम :– संस्कृत : सेवती; प्रचलित : गुलाब

वानस्पतिक नाम : *Rosa webbiana* Wall.

स्वरूप : बहुशाखीय झाड़ीदार गुल्म, पत्र :– मसृण, तट दन्तुर, शाखा कण्टकित, पुष्प :– गुलाबी रंग के होते हैं। पुष्पभेद से श्वेत, रक्त–गुलाबी व पीत तीन किस्में पाई जाती हैं।

पुष्पकाल : अगस्त–सितम्बर।

प्रयोज्य अंग : पुष्प, पत्र।

प्राप्ति स्थान : यह कश्मीर से कुमायूँ तक 4200 मी0 तक की ऊँचाई पर मिलती है।

औषधीय प्रयोग : इसके पुष्पों का उपयोग शिर शूल एवं पैत्तिक विकार में करते हैं। पीले फूल वाले गुलाब के पुष्पों को सुखाकर चूर्ण बनाते हैं तथा खमीरे की रोटी में इस चूर्ण का उपयोग करते हैं। तिब्बती चिकित्सा में भी पुष्पों का उपयोग कतिपय रोगों पर किया जाता है।

इसकी अन्य किस्में भी 3300–4200 मी0 तक पाई जाती है। जिनका उपयोग स्थानिक लोग अपनी चिकित्सा में करते हैं। ये निम्न प्रकार है।

– *Rosa eglanteria* Linn.
– *Rosa macrophylla* Lindl.
– *Rosa niveus* Thunb.
– *Rosa saxatilis* Linn.
– *Rosa sericea* Lindl.

इसके अतिरिक्त इस कुल की निम्न औषधोपयोगी वनस्पतियाँ भी अधिक ऊँचाई वाले क्षेत्रों में पाई जाती हैं, जिनका उपयोग स्थानिक लोग अपनी चिकित्सा में करते हैं। यथा—

– *Agrimonia pilosa* Ledeb.–स्तम्भक व बल्य के रूप में उपयोग।
– *Agrimonia eupatoria* Linn.–मूल का बल्य के रूप में प्रयोग।
– *Cotonester microphyllus* Wall. ex Lindl.–स्तम्भक रूप में प्रयोग।
– *Potentilla anserina* Linn.–पच्चांग बल्य के रूप में व पथरी रोगों में।
– *Potentilla fruticosa* Linn.–पत्ते चाय के रूप में प्रयोग किये जाते हैं।
– *Potentilla fulgens* Linn.–पच्चांग चूर्ण का चाय के रूप में।
– *Prunus mira* Linn.–फल बल्य रूप में खाये जाते हैं।
– *Pyrus pashia* Buch-Ham. ex D.Don–फल बल्य के रूप में लाये जाते है।
– *Rubus ellipticus* Sm.–फल बल्य रूप में।

– *Rubus saxatilis* Linn.–फल बल्य रूप में।

तिब्बती चिकित्सा प्रणाली में भी उपरोक्त का प्रयोग किया जाता है।

पाषाणभेदकुल (SAXIFRAGACEAE)

द्रव्यनाम :– तिब्बती : सेरगुत्, छेरमा–मैन्तोक्

वानस्पतिक नाम : *Ribes emodens* Reh.

स्वरूप : एकवर्षायु शाकीय वनस्पति है। काण्ड :– एकान्तर, पुष्प :– श्वेताभ गुलाबी रंग होते हैं।

पुष्पकाल : अगस्त–सितम्बर।

प्रयोज्य अंग : पच्चांग।

प्राप्ति स्थान : यह गढ़वाल व कुमायूँ क्षेत्रों में 3300 मी0 तक की ऊँचाई तक व लद्दाख क्षेत्र में सर्वत्र उपलब्ध है।

औषधीय प्रयोग : आमची लोग उदर विकार, शिरशूल में इसके पंचाग का उपयोग करते हैं।

द्रव्यनामः– स्थानिक : असकुटा

वानस्पतिक नाम : *Ribes nigrum* Linn.

स्वरूप : एकवर्षायु क्षुप, काण्ड :– शाखीय, 15 से 25 से0मी0 तक लम्बा, पत्र :– हृदयाकार, 3–5 खण्डों में विभक्त, क्रकची एंव झिल्लीमय तथा रोमिल, पुष्प :– हरे गुलाबी रंग के, फल :– मांसल, रसदार व पीले रंग के होते हैं।

पुष्पकाल : अप्रैल–मई।

प्रयोज्य अंग : फल व पत्र।

प्राप्ति स्थान : यह उत्तराखंड के गढ़वाल व अल्मोडा क्षेत्र में 3600 मीटर की ऊँचाई तक जमुनाघाटी, हरकीदून, टौन्सघाटी, भागीरथी घाटी, पिंडारीघाटी, व दारमाघाटी आदि स्थानों पर कहीं–कहीं मिलता है।

औषधीय प्रयोग : ग्रामीण लोग इसके पत्तों का प्रयोग मूत्रल के रूप में करते हैं।

इसकी अन्य किस्में भी 3300 से 3700 मी0 तक मिलती हैं –

– *R. glaciale* Wall. कश्मीर व कुमायूँ में 3600 मी0 तक।

– *R. grossulalaria* Linn. 3600 मी0 तक सर्वत्र उपलब्ध।

– *R. orientale* Desf. लाहौल–स्पीति क्षेत्र में 3700 मी0 तक। व

– *R. uva-crispa* Linn. var. *sativum* DC. चम्बा व टिहरी–गढ़वाल में 3600 मी0 तक।

द्रव्यनाम :– संस्कृत : सुमंतिक

वानस्पतिक नाम : *Saxifraga sibirica* Linn.

स्वरूप : एकवर्षायु शाकीय वनस्पति है। पत्र :– मसृण, एकान्तर, पुष्पः– गुलाबी वर्ण के, गुच्छों वाले होते हैं।

पुष्पकाल : अगस्त–सितम्बर।

प्रयोज्य अंग : पच्चांग।

प्राप्ति स्थान : यह वनस्पति कश्मीर से कुमायूँ तक 4800 मी0 की ऊँचाई तक मिलती है। विशेष रूप से यह लद्दाख क्षेत्र की सभी घाटियों में उँचे स्थानों पर, विशेषकर फोटू–'ला', मटयान, जन्सकार आदि क्षेत्रों में पाई जाती हैं।

औषधीय प्रयोग : तिब्बती चिकित्सा–प्रणाली में इसके पच्चांग का उपयोग किया जाता है।

इसकी अन्य किस्में भी उच्च ऊँचाई वाले क्षेत्रों में 3600–5700 मी0 की ऊँचाई तक पायी जाती हैं। यथा –

– *S. androsacea* Linn.–कश्मीर में 4200 मी0 तक ।

– *S. aristulata* Hook. f. Thoms.–कुमायूँ में 4500 मी0 तक।

– *S. filicaulis* Wall. ex DC.–शिमला व कुमायूँ क्षेत्र में 3600 मी. तक।

– *S. hirculus* Linn.–कश्मीर, लद्दाख में 4500 मी0 व लाहौल–स्पीति से कुमायूँ तक 5000 मी0 ऊँचाई वाले क्षेत्र में।

– *S. kumaonensis* Engl.–कुमायूँ में 3600 मी0 तक।

– *S. meeboldii* Engl. & Irmsch.–कश्मीर में 4200 मी0 तक।

– *S. pseudopallida* Engl. & Irmsch.–कश्मीर व टिहरी–गढ़वाल में 4500 मी0 तक।

– *S. pulvinaria* H. Sm.–लद्दाख में 5100 मी0, रूपशू में 4500 मी. व लाहौल, टिहरी– गढ़वाल व कुमायँ क्षेत्र में 5700 मी0 की ऊँचाई तक। तथा

– *S. strigosa* Wall ex DC.–कुमायूँ क्षेत्र में 4000 मी0 तक की ऊँचाई वाले क्षेत्र में मिलती है।

उपरोक्त वनस्पतियाँ नैसर्गिक रूप से उपलब्ध हैं परंतु औषधीय उपयोग की दृष्टि से इन पर अनुसंधान आवश्यक है।

टिप्पणी : पाषाणभेद कुल की कई अन्य औषधोपयोगी वनस्पतियाँ भी अधिक ऊँचाई वाले क्षेत्र में मिलती है। इनके वानस्पतिक नाम व उपयोग निम्न प्रकार है।

– *Bergenia stracheyi* Engl.–यह लाहौल–स्पीति व गढ़वाल – कुमायूँ क्षेत्र में विभिन्न स्थानों पर पाई जाती है तथा यह स्तम्भक व बल्य रूप में प्रयोग की जाती है।

– *Parnassis affinis* Hook. f. & Thoms.–यह कश्मीर से कुमायूँ तक 4500 मी0 तक मिलती है तथा स्थानीय लोगों द्वारा कफ–खाँसी, बुखार व पेट–दर्द में प्रयोग की जाती है।

CRASSULACEAE

द्रव्यनाम :– तिब्बती : छन्–उची, लद्दाखी : लुगमिक्

वानस्पतिक नाम : *Sedum tibeticum* Hook. f. & Thoms.

स्वरूप : एकवर्षायु काण्ड, मूल बहुवर्षायु, पर्ण :– क्रमानुसार, मृदू, मांसल, काण्ड :– भंगुर, मूल :– रक्ताभ वर्ण, पुष्प :– श्वेत–रक्त वर्ण के होते हैं। आमची इसे सोलो कारपो भी कहते हैं।

पुष्पकाल : सितम्बर–अक्टूबर।

प्रयोज्य अंग : मूल, पच्चांग।

प्राप्ति स्थान : यह वनस्पति कश्मीर व लाहौल क्षेत्र में 4800 मी0 की ऊँचाई पर तथा समस्त लद्दाख क्षेत्र में रूपसू, सूरू एवं ऊँचाई वाले स्थानों पर पाई जाती है।

औषधीय प्रयोग : आमची लोग इसके पत्तों का चूर्ण लस्सी में डालकर सेवन करते हैं। पच्चांग का उपयोग शाक के रूप में करते हैं। मूल का उपयोग वामक एवं कफघ्न के रूप में किया जाता है।

इसकी अन्य प्रजातियाँ की 3600 से 5700 मी0 की ऊँचाई पर मिलती हैं। यथा–

– *S. bouveri* R. Hamet–कुमायूँ क्षेत्र में 3600 मी0 पर।

– *S. fastigiatum* Hook. f. & Thoms.–गढ़वाल में नीति पास पर।

– *S. linearifolium* Royle–कश्मीर से कुमायूँ तक 4500 मी0 की ऊँचाई पर।

– *S. oreades* (Decne) R. Hamet–कश्मीर से कुमायूँ तक 4500 मी0 की ऊँचाई पर।

– *S. quadrifidum* Pall.–रूपशू में 5700 मी0 व कश्मीर से कुमायूँ तक 4800 मी0 की ऊँचाई पर।

– *S. scabridum* Franch.–गढ़वाल–कुमायूँ क्षेत्र में 3600 मी0 की ऊँचाई तक। तथा

– *S. wallichianum* Hook.–कश्मीर से कुमायूँ तक 4800 मी0 की ऊँचाई तक।

टिप्पणी : आयुर्वेदिक संहिताओं में इन उपरोक्त प्रजातियों का उल्लेख नहीं है। इन द्रव्यों के आयुर्वेदिक नाम, रूप, परिचय के सन्दर्भ में विद्वानों को विचार करना चाहिये।

ONAGRACEAE

द्रव्यनाम :– लद्दाखी / तिब्बती : जरपन–घुरची

वानस्पतिक नाम : *Epilobium angustifolium* Linn.

स्वरूप : एकवर्षायु शाकीय वनस्पति है। काण्ड :– ऊर्ध्वसंश्रित। पर्णः– एकान्तर, पुष्प :– पीतवर्ण के, ऊर्ध्व व काण्डसंश्रित।

पुष्पकाल : अगस्त–सितम्बर।

प्रयोज्य अंग : पुष्प।

प्राप्ति स्थान : यह कश्मीर व कुमायूँ क्षेत्र में अधिक ऊँचाई वाले क्षेत्रों में मिलती है। इसके अतिरिक्त लद्दाख क्षेत्र के ग्रामीण भागों के आस–पास यह 4800 मी0 तक पाई जाती है।

औषधीय प्रयोग : तिब्बती चिकित्सा में इसके पुष्पों का उपयोग शिरशूल व उदर रोगों में किया जाता है।

इसकी अन्य किस्में भी आस–पास पायी जाती हैं –

– *E. cylindricum* D.Don–कश्मीर, लाहौल व टिहरी–गढ़वाल में 3900 मी0 तक।

– *E. glaciale* Raven–कश्मीर में 3500 मी0 तक।

– *E. latifolium* subsp. *speciosum* (Decne) Raven–जंस्कार घाटी में 4500 मी0 ऊँचाई पर व कश्मीर से कुमायूँ तक।

– *E. leiophyllum* Hausskn.–लद्दाख व स्पीति क्षेत्र में।

– *E. leiospermum* Hausskn.–कश्मीर, लाहौल, कुमायूँ व चम्बा क्षेत्र में 3600 मी0 तक।

– *E. royleanum* Hausskn.–कश्मीर से कुमायूँ क्षेत्र में 3800 मी0 पर। तथा

– *E. williamsii* Raven–कुल्लू व कुमायूँ क्षेत्र में 3650 मी0 तक।

उपरोक्त के गुण–कर्मों पर कार्य होना अपेक्षित है।

शतपुष्पाकुल (APIACEAE)

द्रव्यनाम :– संस्कृत : चोरक, हिन्दी : चोरा

वानस्पतिक नाम : *Angelica archangelica* Linn.

स्वरूप : एकवर्षायु वनस्पति, मूल :– बहुवर्षायु, काण्ड :– मृदु, ग्रन्थिल, सुगन्धित, पत्र :– खण्डित, द्विपत्रक, पुष्पः– छत्राकार, गुच्छों में श्वेताभ वर्ण के होते हैं।

पुष्पकाल : अगस्त–सितम्बर।

प्रयोज्य अंग : मूल, बीज।

प्राप्ति स्थान : यह वनस्पति लद्दाख के साकूँ घाटी एवं जन्सकार क्षेत्र में 3,300 मीटर की ऊँचाई से लेकर 3,900 मीटर की ऊँचाई तक पाई जाती है। उत्तराखंड हिमालय, हिमाचल प्रदेश आदि स्थानों पर भी यह मिलती है।

औषधीय प्रयोग : इसका मूल उग्रसुगन्धित व कन्दिल होता है। आमची लोग उदरशूल, प्रतिश्याय, शिरशूल एवं दन्तशूल में इसके चूर्ण का उपयोग करते हैं। अर्श, भगन्दर आदि रोगों में भी इसके मूलचूर्ण का प्रयोग किया जाता है।

टिप्पणी : भोटिया लोग इसके मूल को चोरा एवं गन्धायण के नाम से बेचते हैं। संहिताग्रन्थों में चण्डा एवं चोरक के नाम से इस वनस्पति का उल्लेख मिलता है। उत्तराखंड हिमालय में ग्रामीण लोग मूल का उपयोग मसालों के रूप में करते हैं। तिब्बत एवं लद्दाख में इसका उग्र सुगन्धित धूपन सामग्री के रूप में भी उपयोग किया जाता है।

इसी वंश की अन्य प्रजाति *A. glauca* Edgew. भी कश्मीर में 3600 मी0 तक व उत्तराखंड में कुमायूँ क्षेत्र में पायी जाती है। इसे चोरा भी कहते हैं और औषधी रूप में इसका उपयोग अपच, अग्निमाँध व उद्दीपक के रूप में करते हैं।

द्रव्यनाम :– संस्कृत : कृष्णजीरक, अजाजी,
हिन्दी : काला जीरा

वानस्पतिक नाम : *Carum bulbocastanum* Koch.

स्वरूप : एकवर्षायु शाकीय क्षुप। मूल :– कन्दिल, कांड :– मृदु, 15 से. मी. ऊँचा होता है। पुष्पः– श्वेताभ, छत्राकार, बीज :– जीरक सदृश्य, पकने पर कृष्णवर्ण के, सुगन्धित होते हैं।

पुष्पकाल : अगस्त–सितम्बर।

प्रयोज्य अंग : बीज।

प्राप्ति स्थान : यह वनस्पति लद्दाख में विशेषकर द्रास, कारगिल, हरदास आदि क्षेत्रों में पाई जाती है। मुख्यरूप से खेतों के आस–पास पायी जाती है। हिमाचल प्रदेश के किन्नौर, लाहौल–स्पीति क्षेत्र में इसकी खेती भी की जाती है।

औषधीय प्रयोग : स्थानिक लोग बीजों का उपयोग मसालों के रूप में करते हैं। व्यापारिक रूप से भी इसका संग्रह किया जाता है।

द्रव्यनाम :– संस्कृत : कृष्णजीरक,
लद्दाखी : कोसगिंत, कुम्बुक
वानस्पतिक नाम : *Carum carvi* Linn.

स्वरूप : एकवर्षायु परिसृत शाकीय वनस्पति। पत्र :– धान्यक पत्र सदृश्य, सुगन्धित, पुष्प :– श्वेतवर्ण के छत्राकार, बीजः– नांरगी वर्ण के, पकने पर कृष्णाभ रंग के एवं उग्रसुगंधित होते हैं।

पुष्पकाल : अगस्त–सितम्बर।

प्रयोज्य अंग : बीज।

प्राप्ति स्थान : यह कश्मीर व कुमायूँ क्षेत्रों में 4300 मी0 की ऊँचाई तक मिलती है।

औषधीय प्रयोग : बीजों का उपयोग स्थानिक लोग उदर–रोगों में करते हैं। काफी मात्रा में यह वनस्पति यहाँ पाई जाती है इसीलिए व्यापारिक रूप से इसके बीजों का संग्रह किया जाता है।

टिप्पणी : हमारे देश द्वारा इसके बीज विदेशों से आयातित किये जाते हैं। इसी विचार से सम्पूर्ण क्षेत्र में इसकी विस्तृत रूप से खेती करनी चाहिए ताकि विदेशी मुद्रा बचाई जा सके।

जीरक–सदृश्य अन्य उपयोगी वनस्पतियाँ भी लद्दाख क्षेत्र में पाई जाती है, जो निम्न प्रकार हैं।

– *Bunium persicum* (Boiss) Fedts.

– *Bupleurum chinense* DC.

– *Bupleurum falcatum* Linn.

– *Bupleurum gracilimum* (Klotz) Walf

– *Bupleurum longicaulis* Wall. ex DC.

– *Chaerophyllum reflexum* Lindl.

कालेजीरे के नाम से बाजार में इन वनस्पतियों के बीजों की मिलावट व्यापारी लोग करते हैं। *Chearophyllum reflexum* के मूलकन्दों का उपयोग बाजार में मीठा अतीस के नाम से करते हैं।

द्रव्यनाम :– संस्कृत : हिंगुभेद

वानस्पतिक नाम : *Ferula jaesckkeana* Vatke.

स्वरूप : कांड एकवर्षायु, उर्ध्वसंश्रित, मूल :– बहुवर्षायु, कंदिल, सुगंधित, पर्ण :– दन्तुर, खंडित, चौड़े, लट्टवाकार, आयताकार, पुष्प :– श्वेतवर्ण के छत्राकार, गुच्छों में, बीज :– चपटे एवं सुगंधित होते हैं।

पुष्पकाल : अगस्त–सितम्बर।

प्रयोज्य अंग : मूल।

प्राप्ति स्थान : यह वनस्पति कश्मीर व लाहौल आदि कतिपय क्षेत्रों में 3600 मी0 तक पाई जाती है।

औषधीय प्रयोग : मूल का उपयोग उदरशूल एवं वातिक वेदना में करते हैं। लद्दाखी हींग इसकी मूल से ही तैयार की जाती है।

द्रव्यनाम :– संस्कृत : छत्रा, कश्मीरी : कैंडूल

वानस्पतिक नाम : *Heracleum candicans* Wall.

स्वरूप : कांड एकवर्षायु, मूल :– बहुवर्षायु, कंदिल, सुगंधित, पर्ण – खंडित, द्विपत्रक, मृदु, रोमिल, पुष्प :– छत्राकार, श्वेतवर्ण के, बीज :– चपटे एवं सुगंधित होते हैं।

पुष्पकाल : अगस्त–सितम्बर।

प्रयोज्य अंग : पच्चांग, बीज।

प्राप्ति स्थान : लद्दाख क्षेत्र में कारगिल, द्रास ब्लाक, लामायुरू, सांकूघाटी, शुरूघाटी, शाफीला आदि कतिपय क्षेत्रों में पाया जाता है।

औषधीय प्रयोग : स्थानिक लोग कांड का उपयोग मवेशियों के लिये चारे के रूप में करते हैं। इनका कहना है कि इसका फूल विषैला होता है। फूल में जैन्थोटौक्सीन नामक तत्व पाया जाता है। बीजों का उपयोग मसालों के रूप में किया जाता है।

द्रव्यनाम :– स्थानिक : गन्धायण

वानस्पतिंक नाम : *Heracleum pinnatum* C.B. Clarke

स्वरूप : बहुवर्षीय उर्ध्वसंस्थित शाक, काण्ड :– 60 – 120 से0मी0 लम्बा, मूल :– प्रकन्दी, सुगन्धित, पत्र :– त्रि – पिच्छाकार, पत्रक :– अण्डाकार, खंण्डित, पुष्प :– पुष्पछत्री में, सफेद रंग के, बीज :– चपटें एंव सुगंधित तथा रोमिल होते हैं।

पुष्पकाल : जुलाई–अगस्त।

प्रयोज्य अंग : मूल व बीज।

प्राप्ति स्थान : यह उत्तराखंड हिमालय के गढवाल एंव अल्मोडा जनपदों में 3300 मीटर की ऊँचाई तक प्रायः भिलंगना घाटी, भागीरथी घाटी, जमुनाघाटी, अलकनन्दा घाटी, मन्दाकिनी घाटी एवं हरकीदून आदि स्थानों पर पाया जाता है।

औषधीय प्रयोग : इसके मूल एवं बीजों का उपयोग मसालों के रूप में किया जाता है तथा स्थानिक रूप से औषधी के रूप में भी प्रयोग करते हैं।

इस वंश की औषध–उपयोग की अन्य जातियाँ भी इन क्षेत्रों में पाई जाती है। यथा–

– *Heracleum brunonis* (DC.) C.B. Clarke

– *Heracleum thomsoni* C.B. Clarke

तिब्बती चिकित्सा–प्रणाली में उपरोक्त सभी किस्मों का औषध रूप में उपयोग किया जाता हैं।

द्रव्यनाम :– बालती : प्रेंगोस

वानस्पतिक नाम : *Prangos pabularia* Lindl.

स्वरूप : एकवर्षायु वनस्पति, कांड :– उर्ध्वसंश्रित, मूल :– बहुवर्षायु, पर्ण :– खण्डित, द्विपत्र, पुष्प :– श्वेतवर्ण के, छत्राकार होते हैं।

पुष्पकाल : अगस्त–सितम्बर।

प्रयोज्य अंग : बीज, मूल।

प्राप्ति स्थान : यह वनस्पति लद्दाख में कारगिल, रेऊ, द्रास ब्लाक, मूलवेग आदि क्षेत्रों में काफी मात्रा में सुलभ है।

औषधीय प्रयोग : बीजों का उपयोग स्थानिक आमची उदरशूल एवं मूत्रल के रूप में करते हैं। मूल का उपयोग अतिसार में किया जाता है।

शतपुष्पाकुल की निम्न अन्य उपयोगी वनस्पतियाँ भी लद्दाख में पाई जाती है। जिनका उपयोग आमची एवं तिब्बती चिकित्सा प्रणाली में किया जाता है। ये मवेशियों के चारे के लिए विशेष उपयोगी मानी जाती है। स्थानिक लोग चारा हेतु शीतकाल के लिये इन्हें काट कर सुखाकर रख लेते हैं एवं बर्फ पड़ जाने के बाद अपने मवेशियों को खिलाते हैं। यथा :–

– *Changium smyrniodes* Wellf.

– *Foeniculum vulgare* Mill.

– *Hydrocotyle nepalensis* Hook.

– *Peducedanum thomsoni* - Clarke

– *Peducedanum terebinthaceum* (Fisch) Fisch. ex Turcz.

– *Pimpinella saxifraga* Linn. var. *disectifolia* C.B. Clarke.

ARALICEAE

द्रव्यनाम :– भोटिया : धोकुम–थायो

वानस्पतिक नाम : *Aralia quinquefolia* Decne & Planch

स्वरूप : यह बहुवर्षीय, 45 से 60 सें.मी. ऊँचा शाकीय पौधा है। पत्तियाँ:–एकान्तर क्रम में तथा संयुक्त पालीवत्, अवृन्त तथा भालाकार, रोमिल, कंद :– गांठदार तथा सफेद, पुष्प :– पुष्प छत्रक में, फल :– काला तथा रक्तबिंदुयुक्त होता है।

पुष्पकाल : अगस्त–सितम्बर।

प्रयोज्य अंग : पंचाग।

प्राप्ति स्थान : यह वनस्पति हिमालय में 3,600 मीटर तक की ऊँचाई पर आर्द्र तथा छायादार स्थानों पर विशेषकर उत्तरी सिक्किम में पायी जाती है।

औषधीय प्रयोग : ग्रामीण बल्य व बाजीकरण हेतु तथा स्थानिक चिकित्सा में पेट सम्बन्धित विकारों तथा वृक्क विकारों की चिकित्सा हेतु प्रयोग करते हैं।

द्रव्यनाम :– तिब्बती : मरीलंगोनकू

वानस्पतिक नाम : *Panax sikkimensis* Banerjee

(Syn. *Aralia pseudoginseng* sensu Clarke)

स्वरूप : एकवर्षायु, शाकीय, तलोत्थ वनस्पति है। काण्ड :– सीधा, पत्रक, पुष्प :– गुलाबी–श्वेत वर्ण के, मूल :– कन्दिल होता है।

पुष्पकाल : अगस्त–सितम्बर।

प्रयोज्य अंग : पुष्प, पच्चांग।

प्राप्ति स्थान : यह वनस्पति खासी हिल्स, सिक्किम व लद्दाख आदि क्षेत्रों 4000 मी0 की ऊँचाई तक मिलती है।

औषधीय प्रयोग : आमची लोग मूल का प्रयो़ग बल्य एवं रक्तरोधक के रूप में करते हैं। यह गर्भाशय रक्तस्त्राव एवं रक्त वमन

को रोकता है। कोरियन जिन्सेंग के गुण–धर्मों से भी इसकी कुछ साम्यता मिलती है। इस दिशा में शोध करने की आवश्यकता है।

CAPRIFOLIACEAE

द्रव्यनाम :– तिब्बती : लो–छंग, चिन–हा

वानस्पतिक नाम : *Lonicera heterophylla* Decne.

स्वरूप : एकवर्षायु शाकीय वनस्पति, पुष्प :– पीताभ एवं नारंगी वर्ण के होते हैं।

पुष्पकाल : मई–जून।

प्रयोज्य अंग : बीज, पुष्प।

प्राप्ति स्थान : यह वनस्पति लेह–लद्दाख में प्रायः लेह, सापी 'ला', लाचूंग, जन्सकार, खालसी, सांकू आदि स्थानों में पाई जाती है।

औषधीय प्रयोग : स्थानिक आमची लोग इसके बीज एवं पुष्पों का उपयोग उपदंश, सुजाक जैसी संसर्गज व्याधियों में करते हैं। तिब्बत एवं चीन में भी इसका अधिक उपयोग किया जाता है।

इस वंश की अन्य जातियाँ भी पायी जाती है। यथा –

– *L. asperifolia* Wall. ex DC–यह 3600 मी0 तक की ऊँचाई पर कहीं–2 पायी जाती है।

– *L. clarkei* Hook. f.–लेह–लद्दाख में प्रायः लेह, सापी 'ला', लाचूंग, जन्सकार, खालसी, सांकू आदि स्थानों पर।

– *L. hypoleuca* Decne.–लाहौल–स्पीति में 3600 मी0 पर व टिहरी गढ़वाल में।

– *L. microphyllus* Wild ex Roem.–यह लद्दाख व गढ़वाल में 3600 मी0 पर मिलती है।

– *L. obovata* Royle ex Hook. f.& Thoms.–कश्मीर से कुमायूँ तक 3900 मीटर पर।

– *L. rupicolca* Hook. f. & Thoms.–कुमायूँ में 4000 मीटर पर।

– *L. spinosa* Regel–लाहौल–स्पीति व गढवाल–कुमायूँ क्षेत्रों में 4200 मीटर की ऊँचाई पर। तथा

– *L. webbiana* Wall. ex DC.–यह कश्मीर से कुमायूँ तक 3600 मीटर की ऊँचाई पर मिलती है।

इनमें से कुछ तिब्बत व चीन की चिकित्सा पद्धति में प्रयुक्त की जाती हैं, अतः इन पर आगे और अधिक अनुसंधान की आवश्यकता है।

DIPSACEAE

द्रव्यनाम :– कश्मीरी : कंडियारी,

तिब्बती : यांग–छिर–कारपो

वानस्पतिक नाम : *Morina coulteriana* Royle

स्वरूप : उर्ध्वसंश्रित, तलोत्थ, एकवर्षायु शाकीय वनस्पति है। कांड एवं पत्र :– मृदु व कांटेदार, पुष्प :– गुलाबी–सफेद रंग के होते हैं। मूल एवं पुष्प तीव्र सुगन्धित होते हैं।

पुष्पकाल : अगस्त–सितम्बर।

प्रयोज्य अंग : मूल।

प्राप्ति स्थान : यह वनस्पति कश्मीर से गढ़वाल तक 3600 मी0 की ऊँचाई पर पायी जाती है। लद्दाख क्षेत्र में जोजी 'ला', द्रासघाटी, सापी 'ला' आदि स्थानों में पाई जाती है। इसकी अन्य जाति भी यहाँ पायी जाती है, जिसे तिब्बती में यांग–लोमा–ठवा (*Morina betonicoides* Benth.) कहते हैं।

औषधीय प्रयोग : व्रणशोथ पर आमची लोग इसकी मूल का उपयोग करते हैं। श्वास–कास में भी कतिपय औषध–द्रव्यों के साथ मूल का प्रयोग किया जाता है।

द्रव्यनाम :– स्थानिक : विषकडार

वानस्पतिक नाम : *Morina longifolia* Wall. ex DC.

स्वरूप : बहुवर्षीय शाक, काण्ड :– उर्ध्वसंस्थित, 60 से 90 से0 मी0 लम्बा, कांटेदार व रोमिल, पत्र :– अवृन्त,

कांटेदार, 15–25 से0मी0 लम्बे, दन्तुर एवं तीक्ष्णाग्र, पुष्पक्रम :– अग्रस्थ, मुण्डक एवं पुष्प गुलाबी सफेद रंग के, मूल :– प्रकन्दी तथा उग्रसुगंधित।

पुष्पकाल : जुलाई–अगस्त।

प्रयोज्य अंग : मूल।

प्राप्ति स्थान : यह कांगड़ा, टिहरी –गढवाल व कुमायूँ क्षेत्र में 3600 मीटर की ऊँचाई तक मिलता है।

औषधीय प्रयोग : इसके मूल का प्रयोग स्थानिक रूप में जले व कटे के स्थान पर करते हैं। इसके अतिरिक्त इस वनस्पति को धूपन के लिए भी प्रयुक्त करते हैं।

मंजिष्ठाकुल **(RUBIACEAE)**

द्रव्यनाम :– तिब्बती : जांगची–कारपो

वानस्पतिक नाम : *Galium aparine* **Linn.**

स्वरूप : एकवर्षायु शाकीय वनस्पति, कांड :– मृदु, परिसृत, कभी–कभी उर्ध्वसंश्रित, पुष्प :– छोटे, पीताभ वर्ण के होते हैं।

पुष्पकाल : अगस्त–सितम्बर।

प्रयोज्य अंग : पच्चांग।

प्राप्ति स्थान : यह वनस्पति लद्दाख, लाहौल व टिहरी–गढ़वाल में 4500 मी0 तक पायी जाती है। लद्दाख क्षेत्र में यह कारगिल, द्रास, जोजी 'ला', आदि स्थानों पर पाई जाती है।

औषधीय प्रयोग : आमची लोग इसके पच्चांग का उपयोग रक्त–विकार एवं फोड़े–फुंसियों पर करते हैं।

इसकी कई अन्य किस्में भी लेह–लद्दाख में पाई जाती है, जो निम्न हैं।

– *Galium boreale* Linn–जोजी 'ला', मतायन, सापी 'ला', वारसो घाटी, स्पीतुक में।

– *Galium verum* Linn.–जोजी 'ला' से मतायन तक एवं द्रास, बारसो घाटी में। तथा

– *Galium pauciflorum* Bunge–राचोगया में।

द्रव्यनाम :– संस्कृत : मंजिष्ठा, हिन्दी : मंजीठ

वानस्पतिक नाम : *Rubia tibetica* Hook.

स्वरूप : आरोही लता जाति की वनस्पति है। कांड :– मृदु रोमिल, चिपचिपा, पर्ण :– एकान्तर, भालाकार, पुष्प :– छोटे–छोटे पीतवर्ण के, फल :– मांसल, पकने पर बैंगनी काले रंग के होते हैं। मूल रक्त वर्ण का होता है।

पुष्पकाल : अगस्त–सितम्बर।

प्रयोज्य अंग : मूल।

प्राप्ति स्थान : लेह–लद्दाख के द्रास, फोटू 'ला', सापी 'ला' रोचोगया एवं जन्सकार घाटी में यह वनस्पति 4200 मी0 तक मिलती जाती है।

औषधीय प्रयोग : स्थानिक आमची मूल का उपयोग रक्तविकार, पैतिक विकार, रक्तप्रदर, अर्श आदि रोगों पर करते हैं।

इस वंश की एक अन्य जाति भी यहाँ निचली घाटियों में पायी जाती है, जो शास्त्रीय मंजीष्ठा *Rubia cordifolia* Linn. है।

तगरकुल (VALERIANACEAE)

द्रव्यनाम :– संस्कृत : जटामाँसी

वनस्पति नाम : *Nardostachys jatamansi* DC.

स्वरूप : बहुवर्षीय भौमिक काण्ड वाला एकवर्षीय शाक। काण्डः– 10से0मी0 तक ऊँचा, मृदु व शाकीय, पर्ण :– मूलोद्भव, संख्या में अनेक, 15 से 18 से0मी0 लम्बे, आधार से बडे उपर की ओर कम, आयताकार या कुछ लट्वाकार, विनाल, पुष्पः– मुण्डक में, शाखाग्र, संख्या में अनेक व गुलाबी श्वेत रंग के सुगन्धित, मूल व भौमिक काण्ड, तीव्र सुगंधित, लोमश गुच्छो में रक्ताभ रंग के जटासदृश व सघन रेशेदार।

पुष्पकाल : जुलाई–अगस्त।

प्रयोज्य अंग : प्रकन्द (भौमिक काण्ड)।

प्राप्ति स्थान : यह उत्तराखंड के गढवाल एवं अल्मोडा जनपदों में 4500 मीटर की ऊँचाई तक, भिलंगना घाटी, पवाली कांटा, ताली, किनकोलियाखाल, सहस्त्रताल, खतलिंग, भागीरथीघाटी में दयारा, गंगोत्री, जाडगंगाघाटी, मन्दाकिनीघाटी, केदारनाथ, चोरावाडीताल, हथनी, मदमहेश्वर, तुंगनाथ, रूद्रनाथ, स्थानों व अलकनन्दा घाटी के हेमकुण्ड, वसुधारा, नीतीपास, धौलीघाटी, हरकीदून, मेदनी बुग्याल व नन्दाकोट आदि स्थानों पर पाया जाता है।

औषधीय प्रयोग : जटामाँसी निद्राशामक व हृदयी है। इसके भौमिक काण्ड के फाण्ट का प्रयोग मानसिक व रक्तवह संस्थान के विकारों में करते हैं। इसके अतिरिक्त धूपन सामग्री में व बालों की सुन्दरता के लिए भी जटामाँसी की मूल का प्रयोग किया जाता है।

द्रव्यनाम :– संस्कृत : तगर, बालक

वनस्पति नाम : *Valeriana wallichii* DC.

स्वरूप : एकवर्षायु, सुगन्धित, शाकीय वनस्पति, कांड :– तलोत्थ, मृदु, पर्ण :– क्रमानुसार, पुष्प :– गुलाबी – श्वेतवर्ण के, मूलः– सुगन्धित, ग्रन्थिल होता है।

पुष्पकाल : अगस्त–सितम्बर।

प्रयोज्य अंग : पुष्प, पच्चांग।

प्राप्ति स्थान : इनकी किस्में लेह–लद्दाख के कारगिल, जोजी 'ला', शापी 'ला' व सांकू आदि स्थानों पर पाई जाती है। लेह–लद्दाख में यह वनस्पति खरदूंगला, शापीला, टंगलंगला व पिंजैला पास आदि स्थानों के हिमनदों के समीप पाई जाती है।

औषधीय प्रयोग : आमची लोग इसकी मूल का उपयोग निद्रानाश, हृदयरोग, अपस्मार आदि रोगों में करते हैं। इसके पंचाग का उपयोग मानसिक शिरशूल व अतिनिंद्रा विकारों में किया जाता है। स्थानिक लोग कृमिघ्न रूप में भी इसके मूल का प्रयोग करते हैं।

टिप्पणी : इसके अतिरिक्त औषध उपयोग की निम्न किस्में भी यहाँ पाई जाती हैं। ये आयुर्वेद चिकित्सा में विशेष उपयोगी है।

– *Valeriana dioica* Linn.

– *Valeriana hardwickii* Wall.

– *Valeriana stracheyi* C.B. Clarke.

भृगंराज कुल (ASTERACEAE)

द्रव्यनाम :– यूनानी : विरंज्जसिफ, लद्दाखी : सेन्जुम

वानस्पतिक नाम : ***Achillea millefolium*** **Linn.**

स्वरूप : एकवर्षायु शाकीय वनस्पति। काण्ड :– उर्ध्वसंश्रित, एकशाखीय, पर्ण :– सुगंधित, पुष्प :– गुच्छों में, श्वेतवर्ण के होते हैं।

पुष्पकाल : अगस्त–सितम्बर।

प्रयोज्य अंग : पच्चांग।

प्राप्ति स्थान : यह कश्मीर से कुमायूँ तक 3900 मी0 की ऊँचाई तक पायी जाती है।

औषधीय प्रयोग : युनानी चिकित्सा में इसके पच्चांग एवं पुष्पों का उपयोग किया जाता है। स्थानिक आमची पंचाग का उपयोग आमाशय शोथ एवं ज्वरों में करते हैं।

द्रव्यनाम :– संस्कृत : कीटमार, यूनानी : अफसन्तीन, लद्दाखी : वुरचे, वुरनक

वानस्पतिक नाम : ***Artemisia maritima*** **Linn.**

स्वरूप : एकवर्षायु, उर्ध्वसंश्रित काण्ड वाली वनस्पति है। सम्पूर्ण

काण्ड, पत्र, पुष्प उग्रसुगन्धित होते हैं। काण्ड :– शाखामय, रोमश, रेशम सदृश्य, पर्ण :– संख्या में अनेक, पुष्प :– पत्रकोणीय, मुंडक में, पीताभ–हरित वर्ण के उग्रसुगन्धित होते हैं।

पुष्पकाल : अगस्त–सितम्बर।

प्रयोज्य अंग : पुष्प, पच्चांग।

प्राप्ति स्थान : यह 2,700 मीटर की ऊँचाई से लेकर 4,500 मीटर की ऊँचाई तक शुष्क एवं रेतीली जमीन पर सर्वत्र सुलभ है।

औषधीय प्रयोग : बाह्य प्रयोग में क्षत या चोट लग जाने पर व्रणरोपक के रूप में मवेशियों के लिए प्रयोग करते हैं। आमची कृमिध्न, ज्वरध्न एवं वातवेदनाहर के रूप में कतिपय औषध द्रव्यों के साथ इसके पुष्पों का प्रयोग करते हैं। मसालों की सामग्री में भी इसका प्रयोग किया जाता हैं। ग्रामीण लोग सर्दियों में जलाने के काम में इसके पच्चांग का प्रयोग करते हैं। इन लोगों का विश्वास है कि इनके पच्चांग के धुआं लगने से नेत्रविकार (अभिष्यमंद) आदि रोग हो जाते हैं। ऐसा सेण्टोनीन जैसा विषैला तत्व विद्यमान होने से हो सकता है। क्योंकि इसके विषाक्त गुण भी देखे गये हैं।

इस वंश की औषध उपयोग की निम्न वनस्पतियाँ भी उच्च–ऊँचाई वाले क्षेत्रों में उपलब्ध हैं, जिनका स्थानीय लोग स्थानिक रूप से प्रयोग करते हैं। यथा–

– *A. siverisana* Willd.

– *A. stricta Edgew.*

– *A. parviflora* Buch.-Ham.

– *A. moorcroftiana* Wall.

– *A. scoparia* Waldst & Kit

– *A. sacorum* Ledeb.

टिप्पणी : संहिता ग्रंथों में स्पष्ट रूप से इन प्रजातियों का उल्लेख देखने को नहीं मिलता है। प्रचलित भाषा में इन्हें चौहार कहते हैं, धन्वन्तरि निघुण्टु में यवानी विशेष कहा है। यूनानी ग्रंथों में इन बूटी का उल्लेख अफसंतीन के नाम से है। आधुनिक लेखकों ने दमनक (दोना), नागदमनी, शोह, किर्माला आदि नामों से इसका उल्लेख किया है। यूनानी चिकित्सकों ने चिकित्सा में तेल, मद्य, शर्बत, अर्क, टिकिया, क्वाथ तथा माजून प्रभृति मिश्रण रूपों में इसका उपयोग किया है। होम्योपैथिक में भी *Artemisia vulgaris* Linn. का काफी उपयोग हुआ है। इसमें कटुता, चरपराहट एवं संकोचक गुण हैं। कषाय रस पृथ्वी तत्व के कारण होता है। पृथ्वी तत्व रूक्ष होता है। कटुता एवं तीक्ष्ण गुण पार्थिव तत्व की अधिकता से होता है। अतः यह आग्नेय गुण प्रधान द्रव्य है। आयुर्वेदिक फार्मुलरी में ऐसे उपयोगी द्रव्यों का समावेश विद्वानों को करना चाहिये। एलोपैथी के डाक्टर इसके धनसत्व एवं टिंचर का विशेष प्रयोग करते हैं। चीन में आज भी सिनकोना के स्थान पर *Artemisia annua* Linn. का प्रयोग मलेरिया के लिये किया जाता है।

द्रव्यनाम :– संस्कृत : विषमज्वर नाशिनी

वानस्पतिक नाम : *Centaurea depressa* Bicb.

स्वरूप : एकवर्षायु, कांड उर्ध्वसंस्थित, 90से0मी0 से लेकर 150 से0मी0 तक ऊँचा रहता है। कांड :– मृदु, धारीदार, पत्रः– अभिलट्वाकार, अभिमुख, साधारण एवं सरल धार वाले, पुष्प :– मुण्डक में, समूह रूप में एवं गुलाबी वर्ण के, मूल :– कतिपय छोटी–छोटी उपमूलों में। समस्त पच्चांग स्वाद में तिक्त। तोड़ने पर ही इसकी गंध से ही मुख कडवा हो जाता है, यही इसकी विशेष पहचान है।

पुष्पकाल : अगस्त–सितम्बर।

प्रयोज्य अंग : पुष्प, पच्चांग।

प्राप्ति स्थान : यह वनौषधि लद्दाख में मूलबैग, सासपो 'ला', शेरगोल, कारगिल, नियमों आदि स्थानों पर पायी जाती है।

औषधीय प्रयोग : ग्रामीण आमची चिकित्सक मलेरिया (विषमज्वर) एवं अन्य सामान्य ज्वरों में इस वनौषध का प्रयोग करते हैं। इन लोगों का कहना है कि अकेले इसका पच्चांग चूर्ण एवं क्थाव दिन में चार बार प्रयोग करने से सभी प्रकार के ज्वरों में यह लाभदायक है। स्थानीय आमची इसके पच्चांग चूर्ण को गरम पानी के साथ 4 ग्राम से 6 ग्राम की मात्रा दिन में तीन–चार बार प्रयोग करते हैं। इन लोगों का विश्वास है कि यह औषधि विषमज्वर एवं सभी ज्वरों में लाभकारी है। क्वाथ विधि से भी इसके पच्चांग का काढा दिन में दो चार बार प्रयोग करने से लाभ होता है। तिब्बतीय चिकित्सक ज्वरध्न घटकों मे भी इसे डालते हैं। इसके अतिरिक्त इसके पत्र एवं पुष्पों के चूर्ण का प्रयोग पुष्कर मूल, पांगेन (त्रायमाण) व तिक्ता आदि द्रव्यों के साथ मिलाकर कास एवं पार्श्वशूल में किया जाता है। तिब्बती चिकित्सक इसके पत्र व पुष्पों को ठीवा के रोग (पित्तविकार), शिरःशूल एवं आमाशयिक शूल तथा रक्तदोष में भी प्रयोग करते हैं।

टिप्पणी : हिमाचल प्रदेश के धर्मशाला नामक स्थान पर तिब्बतियन–मेडिकल सेन्टर एवं फार्मेसी में इस बूटी का प्रयोग औषधि के रूप में होता है। ऐसे उपयोगी एक मूलिका द्रव्यों का आयुर्वेदिक फार्मोकोपिया में आवश्यक रूप से समावेश किया जाना चाहिये।

द्रव्यनाम :– संस्कृत : आदित्यपर्णी, ब्रह्मसुवर्चला

स्थानिक / भोटिया : सैंगो, तिब्बती : यांकी, याकिमो

वानस्पतिक नाम : *Crepis racemifera* Hook. f.

स्वरूप : यह तलोत्थ, एकवर्षायु, 15से0मी0 तक ऊँचा, मृदु कांड

वाला शाकीय क्षुप होता है। काण्ड :– नालाकार, श्वेत–हरित वर्ण का, मूल सहित कांड तोड़ने पर पीतवर्ण का दुग्ध निकलता है, पर्ण :– पुष्कर पत्र सदृश्य, मूलोद्भव, दन्तुर तीक्ष्णाग्र, श्वेताभ वर्ण के, पुष्पः– कांड उर्ध्वसंश्रित, अनेक मुण्डकों में, गोल, सूर्यमण्डलाकार, दलपत्र पीतवर्ण के, मूल :– कन्दिल, पीतवर्ण के दुग्ध वाला व पच्चांग स्वाद में कटु एवं तीक्ष्ण होता है। पुष्प भेद से इसके चार भेद मानते हैं, यांकी कारपो, यांकी सरपो, यांकी मारपो, यांकी स्मन्यपो। तिब्बती चिकित्सकों का कहना है कि इस बूटी को यांकी इसलिये कहते हैं चूँकि यह बूटी पहाड़ियों पर पाई जाती है।

पुष्पकाल : सितम्बर–अक्टुबर।

प्रयोज्य अंग : पच्चांग।

प्राप्ति स्थान : यह वनौषधि लेह लद्दाख क्षेत्र के खरदुंगला, चुमाथांग, पुंगाघाटी, शुरूघाटी, नुब्राघाटी एवं सिक्किम प्रदेश के उत्तरी सिक्किम, छोलामी, युमिसेमडोंग, ठकुन, यांकला, जौगरी, भूटान के सीमांत क्षेत्रों के बर्फीले हिमनदों के आस–पास पथरीले व नमदार स्थानों पर 4,000 मीटर की ऊँचाई से लेकर 5,200 मीटर की ऊँचाई तक पाई जाती है।

औषधीय प्रयोग : इसके पच्चांग का उपयोग ज्वर, यकृत विकार, रक्त विकार, अस्थि–भग्न, आदि रोगों में करते हैं। एक मूलिका में यांकी का उपयोग मात्रा के अनुसार रेचक एवं वामक रूप में भी प्रयोग किया जाता है।

इसके अतिरिक्त अन्य परम्परागत उपयोग की निम्न वनौषध प्रजातियाँ भी इन स्थानों पर पायी जाती हैं। स्थानिक तिब्बती चिकित्सक इन प्रजातियों का अपनी चिकित्सा में उपयोग करते हैं।

– *Crepis socenifera* C. A. Mey

– *Crepis depressa* Hook. f. & Thoms. ex C.B. Clarke

– *Crepis cremanthoclium* Link.

टिप्पणी : स्थानिक प्रयोगों, स्वरूप सादृश्यता, प्राप्तिस्थान, एवं गुणधर्मों की साम्यताओं से ऐसा प्रतीत होता है कि शास्त्रीय आदित्यपर्णी, ब्रह्मसुवर्चला, सुवर्चला उपरोक्त वनौषध द्रव्यों में से ही हो सकते हैं। जिनका काफी समय से आमची लोग परम्परागत प्रयोग करते आ रहे हैं। संहिता एवं निघण्टु ग्रंथों में टीकाकारों ने जो ब्राह्मी, मण्डूकपर्णी एवं हुलहुल आदि अर्थ किये हैं उसका मुख्य कारण सम्भवतः यही होगा कि गुण साम्यता एवं कुछ स्वरूप–साम्यता के कारण ऐसा अर्थ किया हो।

अतः उक्त द्रव्यों से शास्त्रीय आदित्यपर्णी एवं ब्रह्मसुवर्चला में सूर्य मंण्डलाकार पुष्पा, सुवर्णदुग्धा, पंचपर्णी, हिमवत्प्रदेशें, हिमालये, कटु, तिक्ता, स्मृतिदा, पुष्कर सदृशा आदि संहिताक्त एवं गुण बोधक साम्यता मिलती है।

द्रव्यनाम :– संस्कृत : पुष्करमूल, लद्दाखी : मानो

वानस्पतिक नाम : *Inula racemosa* Hook. f.

स्वरूप : यह एकवर्षायु शाकीय वनस्पति है। कांड :– तलोथ्य, मूल :– बहुवर्षायु, कन्दिल एवं सुगन्धित, कूठ के कन्द सदृश्य होते हैं। पर्ण :– एकाकार, चौड़ें, पुष्प :– पत्रकोणीय, पीत वर्ण के, बीज :– संख्या में अधिक, यव (जौ) सदृश्य, पकने पर कृष्ण वर्ण के होते हैं।

पुष्पकाल : अगस्त–सितम्बर।

प्रयोज्य अंग : मूल।

प्राप्तिस्थान : यह वनस्पति सम–शीतोषण व अल्पाईन हिमालय क्षेत्र में 1650 से 4650 मी0 की ऊँचाई तक पायी जाती है। लेह–लद्दाख में आमची अपनी चिकित्सा हेतु कहीं–कहीं इसकी खेती करते हैं।

औषधीय प्रयोग : आमची लोग इसकी मूल का उपयोग ह्रदय रोग, कास, श्वास एवं शिरःशूल में करते हैं।

टिप्पणी : लेह–लद्दाख में इसकी कतिपय किस्में पाई जाती हैं जिनका लद्दाखी आमची लोग चिकित्सा में प्रयोग करते हैं। यथा –

– *Inula barbata* Wall.

– *Inula rhizocephaloides* C.B. Clarke

– *Inula royleana* DC.

उपरोक्त सभी किस्में एक वर्षायु शाकीय वनस्पति है। इनका कांड मृदु, 6 से.मी. लम्बा, सुगंधित व पुष्प गुच्छों में तीव्र तथा सुगंधित होते हैं। ये किस्में हिमानी ढ़लानों में समूह रूप में, बर्फ पिघलने के बाद पाई जाती हैं।

द्रव्यनाम : – संस्कृत : जातुकंद, स्थानिक : गोगल, धूप

वानस्पतिक नाम : *Jurinea macrocephala* Benth.

स्वरूप : बहुवर्षी शाक। मूल :–कन्दिल, पत्र :– मूलज, 15 से 20 से0मी0 तक लम्बे, खण्डित, रूक्ष, दीर्घायत, पुष्प :– काण्डमूल से, मुण्डक में लगते हैं।

पुष्पकाल : जुलाई–अगस्त।

प्रयोज्य अंग : मूल।

प्राप्ति स्थान : यह कश्मीर से कुमायूँ तक 4000 मीटर की ऊँचाई तक पाया जाता है। उत्तराखंड में विशेष रूप से यह प्राय घास वाले ढलानों पर भिलंगना घाटी, पंवालीकांटा, ताली, सहस्त्रताल, खतलिंग, भागीरथी घाटी, मन्दाकिनीघाटी, जमुनाघाटी, अलकनन्दा घाटी व हरकीदून आदि स्थानों पर पाया जाता है।

औषधीय प्रयोग : ग्रामीण लोग इसके मूल का उपयोग धूपन एंव रक्षोघ्न के रूप में करते हैं। इन घाटियों से इसके मूल का संग्रह किया जाता है। सुश्रुत संहिता में एक स्थल पर टीकाकार डल्हण ने जातुकंद को उत्तरापथ का गुग्गुल माना है जो सम्भवत् यही है।

द्रव्यनाम : – संस्कृत : स्थलपद्म,
हिन्दी : ब्रह्मकमल, लद्दाखी : पांगची हर्वे
वानस्पतिक नाम : *Saussurea bracteata* Decne.

स्वरूप : यह एकवर्षायु 12 सेमी. तक ऊँचा, तलोत्थ शाकीय वनस्पति है। पुष्प :–सुगन्धित होते हैं।

पुष्पकाल : अगस्त–सितम्बर।

प्रयोज्य अंग : पुष्प, पच्चांग।

प्राप्ति स्थान : लेह–लद्दाख में यह वनस्पति खरदूंगला, सापी 'ला', टंगलंग 'ला', पिंजैला पास आदि स्थानों के हिमनदों पर 5400 मीटर तक पाई जाती है।

औषधीय प्रयोग : आमची इसके पच्चांग का प्रयोग मानसिक विकार, शिरःशूल तथा निन्द्रानाश आदि कतिपय विकारों में करते हैं।

द्रव्यनाम : – संस्कृत : स्थलपद्म,
स्थानिक : कॉल, ब्रहमकमल
वानस्पतिक नाम : *Saussurea obvallata* Wall.

स्वरूप : बहुवर्षीय सुगन्धित शाक। काण्डः–उर्ध्वसंस्थित, 60 से 90 से0मी0 लम्बा, मृदुरोमिल, पर्णः–दीर्घायत, भालाकार, अवृन्त, अरोमिल एंव तीक्ष्णाग्र, पुष्पः– मुण्डक में बैंगनी रंग के होते हैं।

पुष्पकाल : अगस्त–सितम्बर।

प्रयोज्य अंग : पच्चांग।

प्राप्ति स्थान : यह कश्मीर से कुमायूँ तक 4800 मीटर की ऊँचाई तक मिलता है। उत्तराखंड में यह गढवाल एवं अल्मोडा जनपदों में 4000 मीटर की ऊँचाई तक सहस्त्रताल, रूपागली, खतलिंग, केदारनाथ, वासुकीताल, हॅथनी, गंगोत्री, तुंगनाथ, वसुधारा व हेमकुण्ड आदि हिमनदों पर कहीं–कहीं पाया जाता है।

औषधीय प्रयोग : यह नन्दादेवी के प्रति धार्मिक माना गया है। ग्रामीण लोग इसके पच्चांग के रस को चोट व गुम चोट को ठीक करने के लिए प्रयुक्त करते हैं।

द्रव्यनाम : – संस्कृत : कुष्ठ, स्थानिक : कूठ

वानस्पतिक नाम : *Saussurea lappa* C.B. Clarke

स्वरूप : बहुवर्षीय शाक। मूलः– कन्दिल, उग्र सुगन्धित, काण्डः– उर्ध्वसंस्थित, 60 से 90 से0मी0 लम्बा, पर्णः–15 से 30 से0मी0 लम्बे व 12 से 15 से0मी0 चौडे, दीर्घायत, भालाकार, मूलज एवं दन्तुर, पुष्पः– नाल रहित, मुण्डक, गहरे बैंगनी रंग के। मूल कंदिल, मूलीसदृश, खुरदरा, तोडने पर श्वेताभ– रालीय, उग्रसुगन्धित एवं स्वाद में तिखा एंव चरपरा होता है।

पुष्पकाल : अगस्त–सितम्बर।

प्रयोज्य अंग : मूल।

प्राप्ति स्थान : यह कश्मीर में 3600 मीटर की ऊँचाई तक मिलता है।

औषधीय प्रयोग : तमकश्वांस (Bronchial asthma) एंव वातव्याधियों में इसके मूल का उपयोग किया जाता है।

औषधीय उपयोग की इसकी अन्य किस्में भी अधिक ऊँचाई वाले क्षेत्रों में पायी जाती है। जो निम्नवत हैं–

– *S. hypoleuca* Spreng.–यह शाक कश्मीर से कुमायूँ तक 3600 मी0 की ऊँचाई पर मिलता है।

– *S. simpsoniana* (Field & Gard.) Lipsch.–यह शाक गढवाल एवं कुमायूँ क्षेत्रों में 4800 मी0 तक की ऊँचाई पर मिलता है।

द्रव्यनाम :– स्थानिक : नीलकंठी

वानस्पतिक नाम : *Senecio alatus* Wall.

स्वरूप : उर्ध्वसंस्थित शाक। काण्डः– 30 से 120 से0मी0 लम्बा, रोमिल, पत्र :– मृदुरोमिल, 15 से 25 से0मी0 लम्बे,

लटवाकार, हृदयाकार, सवृन्त एवं दन्तुर, अध पृष्ठ नीलाभ वर्ण के, पुष्प :– मुण्डक में पीले रंग के होते हैं।

पुष्पकाल : अगस्त–सितम्बर।

प्रयोज्य अंग : पच्चांग।

प्राप्ति स्थान : यह कुमायूँ क्षेत्र में 3600 मीटर की ऊँचाई तक मिलती है।

औषधीय प्रयोग : ग्रामीण लोग इसके पच्चांग–क्वाथ का प्रयोग नाना प्रकार के ज्वरों में करते हैं।

इसके अतिरिक्त इसकी औषधोपयोगी अन्य किस्में भी अधिक ऊँचाई वाले क्षेत्रों में पाई जाती है। ये निम्नवत हैं–

– *Senecio chrysanthemoides* DC.

– *Senecio dianthus* Franch.

– *Senecio scandens* Buch-Ham.

द्रव्यनाम :– लद्दाखी : फुरनक, खरनक
वानस्पतिक नाम : *Tanacetum gracile* Hook. f. & Thoms.

स्वरूप : यह एकवर्षायु सुगन्धित, शाकीय वनस्पति है। कांड :– संसक्त, पुष्प :– मुण्डक एवं गुच्छों में, पीतवर्ण के होते हैं।

पुष्पकाल : अगस्त–सितम्बर।

प्रयोज्य अंग : पच्चांग।

प्राप्ति स्थान : यह कुमायूँ व लद्दाख क्षेत्रों में 4800 मीटर की ऊँचाई तक मिलती है।

औषधीय प्रयोग : आमची लोग इसके पच्चांग का प्रयोग उदरशूल, कर्णविकार एवं कृमिघ्न के रूप में करते हैं।

इसके अतिरिक्त यहाँ अन्य दो किस्में भी पायी जाती हैं, जो निम्न हैः–

– *T. tomentosum* DC.

– *T. tibeticum* Hook. f. Thoms.

द्रव्यनाम :– संस्कृतः दुग्धफेनी, स्थानिक : दूधी
वानस्पतिक नाम : *Taraxacum officinale* Wigg.

स्वरूप : बहुवर्षीय शाक। मूल :– कन्दिल, दूधवाला, पत्र :– मूलज, अवृन्त, अरोमिल, विषम आकार के, 5 से 20 से0मी0 लम्बे दीर्घायत, पुष्प :– चमकीले व पीले रंग के होते हैं।

पुष्पकाल : जून–अगस्त।

प्रयोज्य अंग : पच्चांग।

प्राप्ति स्थान : यह उत्तराखंड के गढ़वाल एवं कुमायूँ क्षेत्रों में 3800 मीटर की ऊँचाई तक विशेषकर भिलंगना घाटी, जमुना घाटी, कांणाताल, देवबन एंव हरकीदून आदि स्थानों पर मिलता है।

औषधीय प्रयोग : ग्रामीण लोग इसके मूल व पच्चांग के क्वाथ को यकृत, व प्लीहा आदि के रोगों के उपचार हेतु प्रयोग में लाते हैं।

इसकी एक अन्य किस्म *T. tibeticum* भी यहॉ पाई जाती है जिसका उपयोग तिब्बती चिकित्सा में किया जाता है। इसके अतिरिक्त भृंगराज कुल की औषधेपयोगी निम्न वनस्पतियाँ भी अधिक ऊँचाई वाले क्षेत्रों में पाई जाती हैं। यथा–

– *Ainsliaea latifolia* D.Don
– *Arctium lappa* Linn.
– *Aster heterochaeta* C.B. Clarke
– *Aster himalicus* Clarke
– *Bidens pilosa* Linn.
– *Bidens tripartita* Linn.
– *Cardus acanthoides* Linn.
– *Carpesium lipskyi* Linn.
– *Cirsium souliei* C.B. Clarke

- *Cremanthoidum oblongatum* CB. Clarke
- *Eupatorium cannabinum* Linn.
- *Gnaphalium affine* D. Don
- *Gnaphalium stewartii* C.B. Clarke
- *Ixeris gracilis* DC.
- *Picris hieracioides* Linn.
- *Pulicaria insignia* Gaertn.
- *Sonchus asper* (Linn.) Hill.
- *Taraxacum parvulum* (Wall) Hook. f.
- *Taraxacum tibeticum* Hand. - Mazz.
- *Tragopogon gracile* D. Don
- *Tragopogon pratensis* Linn.
- *Waldheimia tomentosa* (Decne.) Regel.
- *Waldheimia glabra* Regel.
- *Siegesbeikia pubescens* (Makino) Makino

उपरोक्त किस्मों का प्रायः चीन में परम्परागत चिकित्सा में उपयोग किया जाता है। ये सभी प्रजातियाँ 3,300 मी. की ऊँचाई से लेकर 4,000 मीटर की ऊँचाई तक विशेषकर लद्दाख में सुलभ है। वानस्पतिक स्वरूप शाकीय पादप है।

इन सभी वनस्पतियों का भारतीय वातावरण में औषधीय परीक्षण होना आवश्यक है ताकि इनका लाभ भारतीय चिकित्सा पद्वति में भी किया जा सके।

CAMPANULACEAE

द्रव्यनाम :– तिब्बती : जरदूत–दोर्जे

वानस्पतिक नाम : *Codonopsis nervosa* (Chipp) Nannf.

स्वरूप : यह शाकीय वनस्पति है।

पुष्प काल : जुलाई–अगस्त।

प्रयोज्य अंग : पच्चांग।

प्राप्ति स्थान : यह लद्दाख क्षेत्र में पायी जाती है।

औषधीय प्रयोग : लद्दाख क्षेत्र में आमची लोग इसका प्रयोग परम्परागत औषधी के रूप में करते हैं।

इसके अतिरिक्त निम्न दो वनस्पतियाँ भी इस प्रजाति की उच्च–ऊँचाई पर मिलती हैं –

– *C. ovata* Benth.–कश्मीर से गढ़वाल तक 3600 मी0 तक व लाहौल में 4500 मी0 ऊँचाई पर।

– *C. rotundifolia* Benth.–कश्मीर से कुमायूँ तक 3600 मी0 की ऊँचाई तक।

ERICACEAE

द्रव्यनाम :– संस्कृत : तालीस, पालु, तिब्बती : तली, टामा

वानस्पतिक नाम : *Rhododendron anthopogon* D.Don.

स्वरूप : बहुवर्षायु अनेक शाखीय गुल्म है। काण्ड :– रक्ताभवर्ण का, पत्र :– हरिताभ, अधःपृष्ठ पांडुवर्ण का एवं सुगन्धित तथा उड़नशील तेल वाले, पुष्प :– रक्त एवं पीत वर्ण के उग्रसुगन्धी वाले होते हैं।

पुष्पकाल : अगस्त–सितम्बर।

प्रयोज्य अंग : पत्र, पुष्प।

प्राप्ति स्थान : यह कश्मीर से कुमायूँ तक 4800 मी0 की ऊँचाई पर पाया जाता है। लेह–लेद्दाख में यह वनस्पति जोजी 'ला', शापी 'ला', सुरूघाटी एवं जन्सकार क्षेत्रों में पाई जाती है। हिमनदों एवं ढलानों में जब ये गुल्म पुष्पित होते हैं तो वनों में चारों और सुगंध फैल जाती है।

औषधीय प्रयोग : स्थानिक आमची लोग इसके पत्र एवं पुष्पों का प्रयोग ज्वर एवं कास में करते हैं। ये लोग तली (टामा) के पत्तों को उष्ण मानते हैं। पत्तों का उपयोग नमकीन चाय में करते हैं व शीतकाल में शीत को कम करने के लिये

चाय में डालते हैं। अधिकतर मान्यता यह है कि लगातार तीव्रसुगन्ध लेने से नींद आ जाती है।

द्रव्यनाम :– संस्कृत : कुरवक, स्थानिक : बुरांश

वानस्पतिक नाम : *Rhododendron arboreum* Sm.

स्वरूप : सदाहरित, मध्यम आकार का वृक्ष। काण्ड व छालः– कार्क सदृश, धूसर वर्ण की, पर्ण :– 10 से0मी0 लम्बे, भालाकार या दीर्घायत, अरोमिल तथा उपरी पृष्ठ श्वेतावरण से युक्त, पुष्पः– बड़े, देखने में सुन्दर व लाल रंग के एवं गुच्छों में।

पुष्पकाल : मार्च–अप्रैल।

प्रयोज्य अंग : पत्र, पुष्प।

प्राप्ति स्थान : यह वनस्पति लद्दाख क्षेत्र में कहीं–कहीं तथा उत्तराखंड में 3000 मीटर की ऊँचाई तक भिलंगना घाटी, भागीरथी घाटी, चम्बा, कॉणाताल, चकराता, देववन, जमुनाघाटी, पिंडारघाटी, रानीखेत, बागेश्वर, नैनीताल व मुक्तेश्वर आदि स्थानों पर पाई जाती है।

औषधीय प्रयोग : इसके नवीन पत्र विषैले होते हैं। ग्रामीण लोग पत्र – स्वरस से साधित तेल का प्रयोग आमवात एंव गृधसीवात में करते हैं। ग्रामीण वैद्य लोग इसके पुष्पों का उपयोग कासघ्न एवं ग्राही रूप में करते हैं। इसके अतिरिक्त इसके पुष्पों की चटनी भी बनाकर खाते हैं।

द्रव्यनाम :– स्थानिक : सिमरू

वानस्पतिक नाम : *Rhododendron campanulatum* D. Don.

स्वरूप : क्षुप या वृक्ष। काण्ड :– 1.5 से 4.5 मीटर लम्बा, पर्ण :– 7.5 से 12.5 से0 मी0 लम्बे, दीर्घवृत्तीय, अरोमिल, पुष्पः– बडे, देखने में सुन्दर, बैंगनी –सफेद रंग के तथा सुगंधित होते हैं।

पुष्पकाल : मई–जुलाई।

प्रयोज्य अंग : पत्र व पुष्प।

प्राप्ति स्थान : यह कश्मीर से कुमायूँ तक 4200 मीटर की ऊँचाई तक प्राप्य है। उत्तराखंड में यह गढवाल एवं अल्मोडा जनपदों की प्रायः सभी घाटियों में पाया जाता है।

औषधीय प्रयोग : इसके पत्रस्वरस से साधित तेल का प्रयोग आमवात एंव गृधसीवात में करते हैं। इसके अतिरिक्त इसके पुष्पों की चटनी भी बनाकर खाई जाती हैं।

इसके अतिरिक्त निम्न अन्य वनस्पतियाँ भी अधिक – ऊँचाई वाले क्षेत्रों में मिलती है, जिन पर विशेष अनुसंधान की आवश्यकता है।

– *Cassiope fastigiata* D.Don

– *Gaultheria trichophyla* Royle

– *Gaultheria nummularioides* D.Don

– *Rhododendron hypenanthum* Balf.

PRIMULACEAE

द्रव्यनाम :– तिब्बती : छुरकांग, कीचे

वानस्पतिक नाम : *Primula denticulata* Sm.

स्वरूप : एकवर्षायु शाकीय वनस्पति है। पर्ण :– मूलोद्भव, दन्तुर, पुष्पः– सनाल, गुच्छों में नील वर्ण के होते हैं।

पुष्पकाल : अगस्त–सितम्बर।

प्रयोज्य अंग : पुष्प।

प्राप्ति स्थान : यह वनस्पति कश्मीर से कुमायूँ तक 4500 मी0 की ऊँचाई तक मिलती है। लद्दाख क्षेत्र में इसकी कई किस्में पाई जाती है। पुष्प–भेद से ये रक्त, श्वेत व पीत वर्ण की कई किस्मों की होते हैं। पुष्प–भेद से स्यांग–टिल–मारपो, स्यांग टिल–सरपो कहते हैं।

औषधीय प्रयोग : स्थानिक आमची इसके पुष्पों का उपयोग कास व अंगमर्दन में करते हैं।

इस कुल की औषधोपयोग की अन्य वनस्पतियाँ भी यहाँ पायी जाती है, जो निम्नवत् हैं –

– *Androsace elliptica* Royle–कश्मीर से कुमायूँ तक 4500 मी0 तक।

– *Primula elliptica* Royle–कश्मीर से कुमायूँ तक 4500 मी0 तक।

– *Primula sibirica* Jacq–लाहौल, चम्बा (पांगी) व कुमायूँ में 4500 मी0 तक।

जीवन्ती कुल (ASCLEPIADACEAE)

द्रव्यनाम :– तिब्बती : स्गों–तुकमों–यूं

वानस्पतिक नाम : *Cynanchum acutum* Linn.

स्वरूप : आरोही परिसृत एवं तलोत्थ शाकीय वनस्पति है। पत्रों को तोड़ने पर दूध निकलता है। पुष्प :– गुलाबी वर्ग के, फलियाँ:– संयुक्त, श्रृंगी के आकार की होती है।

पुष्पकाल : सितम्बर–अक्टूबर।

प्रयोज्य अंग : मूल व पत्र।

प्राप्ति स्थान : यह वनस्पति लद्दाख क्षेत्र में सर्वत्र उपलब्ध है।

औषधीय प्रयोग : मूल एवं पत्र का स्थानिक आमची अपनी पारम्परिक चिकित्सा में उपयोग करते हैं।

इसकी एक अन्य किस्म *Cynanchum glaucum* Wall. भी लद्दाख में पाई जाती है। यह मुख्य रूप से कारगिल, सासपोला में पायी जाती है और यह भी औषधी रूप में प्रयोग में प्रयुक्त होती है। इसके अतिरिक्त *Cynanchum auriculatum* Royle ex Wight कश्मीर से कुमायूँ तक 3600 मीटर की ऊँचाई पर व *Cynanchum heydei* Hook. f. केवल लद्दाख क्षेत्र में 3000 मीटर की ऊँचाई तक उपलब्ध हैं। इन पर विशेष अनुसंधान की आवश्यकता है।

त्रायमाणकुल (GENTIANACEAE)

द्रव्यनाम :– संस्कृत : त्रायमाण, स्थानिक : तिक्ता, पांगेन

वानस्पतिक नाम : *Gentianella moorcroftiana* (Wall ex Grised.) Airy-Shaw

स्वरूप : एकवर्षायु, परिसृत एवं तलोत्थ शाकीय वनस्पति है। कांड :– मृदु, स्वाद में तिक्त, पर्ण :– मूलोद्भव एवं कुछ किस्मों में काण्ड संसक्त होते हैं। पुष्पः– नील एवं गुलाबी रंग के होते हैं।

पुष्पकाल : सितम्बर–अक्टूबर।

प्रयोज्य अंग : पुष्प, पच्चांग।

प्राप्ति स्थान : यह कश्मीर से कुमायूँ तक 4500 मी0 की ऊँचाई तक मिलती है।

औषधीय प्रयोग : पुष्प भेद से श्वेत, नील, पीत, रक्त, इसकी कई किस्मों का स्थानिक आमची लोग अपनी चिकित्सा में प्रयोग करते हैं। तिक्ता एवं पांगेन भेद के अलग–अलग प्रयोग करते हैं। तिक्ता के पाँच प्रकार मानते हैं यथा –1. चागसिक, 2. गयातिक, 3. समुचुतिक, 4. जंगतिक, 5. पलतिक्। सम्भवत् ये पाँचों किस्में *Gentiana* एवं *Swertia* की हो सकती है। पांगेन का उपयोग तिब्बत एवं चीन के आमची लोग अधिक करते हैं। पांगेन सुनपों, कांचच्छुग एवं स्पांग्यान–नगपो का उपयोग लद्दाखी आमची रक्तशोधक, ज्वरघ्न, पित्तविकार एवं शिरःशूल में क्वाथ तथा चूर्ण के रूप में करते हैं। स्पांग्यान (नील पुष्प) वाले पुष्पों का उपयोग लद्दाखी आमची अनेक औषध–घटकों में करते हैं। इनका विश्वास है कि इसका पुष्प हिमालय में सबसे अन्तिम दिनों में खिलता है। पुष्पों का उपयोग ग्रीवा के विकार, फुफ्फुस विकार में करते हैं। पुष्प के खिलने पर हिमपात होना शुरू हो जाता है और लद्दाखी धीरे–धीरे ऊँचाई से

नीचे घाटियों में उतरने लग जाते हैं। तुण्डिकेरी (टौन्सिलाईटिस) एवं प्रतिश्याय में ये लोग सात किस्म की बूटी इसमें मिलाकर चूर्ण एवं वटी बनाते हैं।

इसके अतिरिक्त *Gentiana kurroo* Royle भी कश्मीर व उत्तर–पूर्वी हिमालय में 3350 मीटर की ऊँचाई तक मिलता है। इसे संस्कृत में त्रायमाण के नाम से जाना जाता है। इसे बड़ी पीपली के साथ कफ व बुखार में स्थानिक औषधी के रूप में प्रयुक्त किया जाता है।

लद्दाख क्षेत्र में 2,700 मीटर की ऊँचाई से लेकर 5,000 मीटर की ऊँचाई तक इस कुल की अन्य प्रजातियाँ खरदुंगला, टंगलंगला, बड़ालाचापास, फोटूला एवं जन्सकार घाटी में पाई जाती है। तिब्बत चिकित्सा प्रणाली में जिन किस्मों का औषध में उपयोग होता है, वे इस प्रकार से हैं।

– *Gentiana filistyla* I.B. Balf & Forrest

– *Gentiana leucomalaena* Maxim. ex Kusn (Syn. *Gentiana humilis* Stev.)

– *Gentiana aligida* Pall.

– *Gentiana straminea* Maxim.

– *Gentiana tianshanica* Repr.

– *Gentiana tibetica* King ex J.D. Hooker.

द्रव्यनाम :– लद्दाखी / तिब्बती : च्यागतिक गोमा

वानस्पतिक नाम : *Halenia elliptica* D.Don.

स्वरूप : एकवर्षायु, उर्ध्वसंश्रित, शाकीय वनस्पति है। काण्ड :– मसृण, धारीदार, पत्र :– एकान्तर, हृदयाकार, अभिलट्वाकार, पुष्पः– हरित–पीताभ वर्ण के होते हैं।

पुष्पकाल : अगस्त–सितम्बर।

प्रयोज्य अंग : पच्चांग।

प्राप्ति स्थान : यह वनस्पति कुल्लू व कुमायूँ में 3300 मी0 तक उपलब्ध है। लद्दाख क्षेत्र में यह सुरूघाटी, जोजी 'ला', कारजा आदि स्थानों पर सर्वत्र सुलभ है।

औषधीय प्रयोग : चिरायता सदृश ज्वरहर योगों में इसके पच्चांग का उपयोग किया जाता है। इस वनस्पति की शास्त्रीय चिरायता के स्थान पर व्यापारी लोग मिलावट करते हैं।

द्रव्यनाम :– संस्कृत : किराततिक्त, हिन्दी : चिरायता
वानस्पतिक नाम : *Swertia cordata* Wall.

स्वरूप : एकवर्षायु, तलोत्थ, शाकीय वनस्पति है। कांड :– मृदु, पत्र :– एकान्तर, हृदय, मसृण, पुष्प :– कोणीय, बैंगनी रंग के होते हैं।

पुष्पकाल : अगस्त–सितम्बर।

प्रयोज्य अंग : पुष्प, पच्चांग।

प्राप्ति स्थान : यह वनस्पति कश्मीर से कुमायूँ तक 3600 मी0 तक सर्वत्र उपलब्ध है। लेह–लेद्दाख की प्रायः सभी घाटियों में जोजीला से लेकर जन्सकार तक यह पाई जाती है।

औषधीय प्रयोग : आमची लोग इसके पच्चांग के क्वाथ का प्रयोग रक्तविकार एवं पैत्तिक विकार में करते हैं। इसके अतिरिक्त अन्य कतिपय ज्वरहर योगों में भी इस द्रव्य का प्रयोग करते हैं।

इसके अतिरिक्त कुछ अन्य किस्में भी उच्च–ऊँचाई वाले क्षेत्र में उपलब्ध हैं, जिनका चिकित्सा में उपयोग होता है। यथा–

– *S. alternifolia* Royle–लाहौल, कुल्लू व गढ़वाल में 3600 मी0 तक।

– *S. chirayita* Buch-Ham.–लद्दाख में।

– *S. ciliata* (G. Don) B.L. Burtt–कश्मीर से कुमायूँ में 3600 मी0 तक।

– *S. cuneata* Wall.–लद्दाख में।

– *S. purpurascens* Wall.–लद्दाख में।

– *S. speciosa* D. Don–कश्मीर, कांगडा व कुमायूँ में 3900 मी0 तक तथा

– *S. thomsonii* C.B. Clarke–कश्मीर में 3600 मी0 की ऊँचाई तक।

रतनजोत कुल (BORAGINACEAE)

द्रव्यनाम :– हिन्दी : गोजिह्वा, स्थानिक : लाल जड़ी

वनस्पतिक नाम : *Arnebia benthamii* (Wall. ex G.Don) I.M. Johnson

(Syn. *Macrotomia benthamii* DC.)

स्वरूप : बहुवर्षीय, प्रकन्दी शाक है। काण्ड :–पुष्पदण्डसहित 20 से 25 से0मी0 तक लम्बा रोमिल एवं उर्ध्वसंस्थित, पत्र :– मूलज 15 से 20 से0मी0 लम्बे, भालाकार, दीर्घायत, खरस्पर्श, रूक्ष व तीक्ष्णाग्र, पुष्प :– रोमिल, बैंगनी नीले रंग के व मूल लाल रंग का।

पुष्पकाल : जून–जुलाई।

प्रयोज्य अंग : मूल।

प्राप्ति स्थान : यह वनस्पति कश्मीर से कुमायूँ तक 3900 मी0 की ऊँचाई तक मिलती है। उत्तराखंड में यह 3000 से 3600 मीटर तक भिलंगना घाटी, भागीरथी घाटी, अलकनन्दा घाटी, जमुना घाटी एवं हरकीदून आदि स्थानों पर पाई जाती है।

औषधीय प्रयोग : ग्रामीण लोग इसकी मूल का उपयोग चोट लगने पर लेप के रूप में करते हैं।

द्रव्यनाम :– हिन्दी : रतनजोत, गोजिह्वा

वनस्पतिक नाम : *Onosma bracteatum* Wall.

स्वरूप : एकवर्षायु, उर्ध्वसंश्रित काण्ड वाला शाक। मूल :– बहुवर्षायु मूलकाकार, रक्तवर्ण का, कांड :– रोमिल, श्वेताभ वर्ण का, पर्ण :– खरस्पर्श, रोमिल, पुष्प :– गुलाबी वर्ण के रोमिल होते हैं।

पुष्पकाल : अगस्त–सितम्बर।

प्रयोज्य अंग : मूल।

प्राप्ति स्थान : यह वनस्पति कश्मीर से कुमायूँ तक 4500 मी0 की ऊँचाई तक मिलती है।

औषधीय प्रयोग : आमची लोग मूल का उपयोग रक्तवमन एवं फेफड़ों के विकारों में करते हैं। रतनजोत का तिल तेल के साथ प्रयोग करते से दग्धव्रण ठीक हो जाते हैं।

द्रव्यनाम :– हिन्दी : रतनजोत

वनस्पतिक नाम : *Onosma echioides* Wall.

स्वरूप : बहुवर्षी, प्रकन्दी शाक। काण्डः– विषर्पी, रोमिल, पत्रः– मूलज, रोमिल, भालाकार व दीर्घायत, पुष्प :– गुलाबी रंग के व मूल लाल रंग का 12 से 15 सें0मी0 लम्बा।

पुष्पकाल : जुलाई–अगस्त।

प्रयोज्य अंग : मूल।

प्राप्ति स्थान : यह उत्तराखंड हिमालय में 3000 मीटर की ऊँचाई से लेकर 3600 मीटर की ऊँचाई तक भागीरथी घाटी, भैरवघाटी, जाडगंगा, केदारनाथ व हरकीदून आदि स्थानो पर कहीं–कहीं पाया जाता है।

औषधीय प्रयोग : ग्रामीण लोग इसकी मूल का लेप शरीर पर घाव होने की दशा में करते हैं। तेलों को लाल करने के लिए भी इसकी मूल का प्रयोग किया जाता है।

लद्दाख क्षेत्र में इस कुल की अन्य वनस्पतियाँ भी पाई जाती है, जिनका लद्दाखी आमची लोग चिकित्सा में उपयोग करते हैं। यथा –

– *Arnebia tibetiana* Kurz.

– *Cynoglossum wallichi* G. Don.

CUSCUTACEAE

द्रव्यनाम :– संस्कृत : आकाशवल्ली, यूनानी : अफ़स्तीमून

वानस्पतिक नाम : *Cuscuta capitata* Roxb.

स्वरूप : यह पराश्रित, आरोही, प्रसरणशील, लताजाति की वनस्पति है। काण्ड :– रक्ताभ – हरितवर्ण का, मसृण, पुष्प :– श्वेत, रक्ताभ वर्ण के होते हैं।

पुष्पकाल : अगस्त–सितम्बर।

प्रयोज्य अंग : कांड।

प्राप्ति स्थान : यह वनस्पति कश्मीर सें बशर तक 3600 मी0 तक मिलती है।

औषधीय प्रयोग : स्थानिक लोग बालों को लंबे करने के लिये इसके कांड को तेल में पकाकर इसका उपयोग करते हैं। आमची लोग लूंग (वात–व्याधि), पक्षाघात आदि व्याधियों में कतिपय घटक द्रव्यों के साथ इसका औषध के रूप में प्रयोग करते हैं।

यहाँ इसकी एक अन्य किस्म भी पायी जाती है, जिसे *Cuscuta europaea* Linn. कहते हैं। यह कश्मीर से कुमायूँ तक 3600 मी0 तक पायी जाती है तथा स्थानिक चिकित्सा में इसका भी प्रयोग किया जाता है।

शंखपुष्पी कुल (CONVOLVULACEAE)

द्रव्यनाम :– तिब्बती : थन–युन–हाँ

वानस्पतिक नाम : *Convolvulus arvensis* Linn.

स्वरूप : यह परिसृत लता जाति की वनस्पति है। पुष्प :– श्वेत–गुलाबी रंग के।

पुष्पकाल : सितम्बर–अप्रैल।

प्रयोज्य अंग : पच्चांग।

प्राप्ति स्थान : यह लद्दाख क्षेत्र में खेतों के आस–पास सर्वत्र उपलब्ध है।

औषधीय प्रयोग : स्थानिक आमची लोग कतिपय चिकित्सा योगों में इसके पच्चांग का उपयोग करते हैं।

इसके अतिरिक्त इस कुल की औषध उपयोग की एक अन्य वनस्पति *Calystegia hederacea* Wall., भी इस क्षेत्र में पाई जाती है।

कंटकारीकुल (SOLANACEAE)

द्रव्यनाम :– संस्कृत : पारषीक यवानी, लद्दाखी : लंगतांग

वानस्पतिक नाम : *Hyoscyamus niger* Linn.

स्वरूप : एकवर्षायु कांड वाली वनस्पति है। मूल :– बहुवर्षायु, काण्ड :– बहुशाखीय, मृदुरोमिल, पर्ण :– धतूरे के पत्र सदृश, पत्रतट कटे हुये, पुष्पः– बैंगनी रंग के, फल :– कोषीय, बारीक बीजों वाले होते हैं।

पुष्पकाल : अगस्त–सितम्बर।

प्रयोज्य अंग : मूल, पत्र, बीज।

प्राप्ति स्थान : यह वनस्पति कश्मीर से गढ़वाल तक 3300 मी0 तक की ऊँचाई पर उपलब्ध है। लद्दाख क्षेत्र में यह कारगिल रेन्ज, द्रासब्लाक, लेह, खरबू आदि स्थानों की सड़कों के आस–पास पायी जाती है।

औषधीय प्रयोग : आमची लोग तीन द्रव्यों से बने कृमिघ्न योग में इसका उपयोग करते हैं। इस योग को 'चेसुम' कहते हैं। इसमें मेंलचे (पलाश बीज), लंगथंगचे (पारषीक यवानी), चितांग (वायविडंग) होते हैं। पत्र एवं फूल को ये लोग विषैला मानते हैं। इस पौधे की मूल से ऐट्रोपीन एवं हायोसायमीन तत्व निकाला जाता है।

द्रव्यनाम :– लद्दाखी : लांगटन, धतूरे

वानस्पतिक नाम : *Physochlaina praealta* Miers.

स्वरूप : एकवर्षायु, कांड :– बहुशाखीय, पर्ण :– मूलोद्भव, रोमिल, मृसण, गन्धवाले, पुष्प :– बैंगनी रंग के, फल :– कोषीय, बीजः– चपटें, बारीक, संख्या में अनेक होते हैं।

पुष्पकाल : अगस्त–सितम्बर।

प्रयोज्य अंग : पत्र, मूल।

प्राप्ति स्थान : यह वनस्पति कारगिल, द्रास, बुद्ध खरबू, सांकू आदि स्थानों पर 4000 मी0 की ऊँचाई तक सर्वत्र सुलभ है।

औषधीय प्रयोग : बहुत कम मात्रा में इसका औषध उपयोग यहाँ पर होता है। ये लोग पच्चांग को विषैला मानते हैं इसलिए इसे हाथ तक नहीं लगाते हैं। स्थानिक आमची लोग इसे धतूरा भी कहते हैं। इसका मूल स्वरस मुँह में लग जाये तो आदमी पागल हो जाता है, ऐसा ग्रामीणों का विश्वास है। अतः ये लोग इसे काट कर फेंक देते हैं।

परन्तु व्यवसाय की दृष्टि से यह वनस्पति काफी महत्व की है। इससे ऐट्रोपीन सल्फेट नामक एल्केलाईड प्राप्त किया जाता है। विदेशों से काफी मात्रा में ऐट्रोपीन आयात किया जाता है। लद्दाख में यह वनस्पति काफी मात्रा में उपलब्ध है अतः इस क्षेत्र से इस वनस्पति को संग्रह कर एट्रोपीन सल्फेट निकाला जा सकता है तथा विदेशी मुद्रा की बचत की जा सकती है।

द्रव्यनाम :– संस्कृत : काकमाची, हिन्दी : मकोय, लद्दाखी : सुकलो, तिब्बती : डलूयन्वा

वानस्पतिक नाम : *Solanum nigrum* Linn.

स्वरूप : एकवर्षायु शाकीय वनस्पति है। कांडः– बहुशाखीय, पत्रः– श्वेत वर्ण के, फलः– पकने पर रक्त एवं कृष्ण वर्ण के होते हैं।

पुष्पकाल : अगस्त–सितम्बर।

प्रयोज्य अंग : फल, पच्चांग।

प्राप्ति स्थान : यह बूटी लेह लद्दाख में सर्वत्र उपलब्ध है।

औषधीय प्रयोग : इसके पके हुये फलों के रस का प्रयोग मुख के सौन्दर्य प्रसाधन हेतु करते हैं। सर्वागंशोथ में इसके पच्चांग क्वाथ का प्रयोग किया जाता है।

कुटकी कुल (SCROPHULARIACEAE)

द्रव्यनाम :– लद्दाखी / तिब्बती : लुगरू–मुंगपो

वानस्पतिक नाम : *Pedicularis purpurea* Pennell

स्वरूप : एकवर्षायु, शाकीय वनस्पति है। काण्ड :– तलोत्थ, रोमिल, पर्ण :– दन्तुर, अभिमुख, मूलोद्भव, पुष्प :– नील एवं गुलाबी वर्ण के होते हैं।

पुष्पकाल : अगस्त–सितम्बर।

प्रयोज्य अंग : पुष्प।

प्राप्ति स्थान : यह कश्मीर व लाहौल में 4600 मी0 तक पायी जाती है। सम्पूर्ण लद्दाख क्षेत्र में इसकी कई किस्में पाई जाती है। जो हिमनदों के समीप एंव बर्फीले ढलानों के आस–पास सर्वत्र मिलती है।

औषधीय प्रयोग : आमची श्वेत, पीत, रक्त, गुलाबी भेद से चार किस्मों के पुष्पों का औषध रूप में उपयोग करते हैं। इन पुष्पों का उपयोग जलोदर, शोष, फुफ्फुस एवं यकृत विकारों में करते हैं।

इस वंश की औषध उपयोग की निम्न किस्में भी इस क्षेत्र में पाई जाती है।

– *P. longiflora* Rudolph

– *P. oliveriana* Prain

– *P. pycnantha* Boss.

द्रव्यनाम :– संस्कृत : कुटकी, लद्दाखी : हौंगलैंग

वानस्पतिक नाम : *Picrorhiza kurroa* Benth.

स्वरूप : यह एकवर्षायु काण्ड व बहुवर्षायु मूल वाली प्रसरणशील जाति की वनस्पति है जो नम एवं छायादार स्थानों पर पैदा होती है। पत्रः– मूलोद्भव, दंतुर, हरितवर्ण के होते हैं। पुष्पः– मंज्जरी में नील एवं बैंगनी रंग के होते हैं।

पुष्पकाल : अगस्त–सितम्बर।

प्रयोज्य अंग : कांड, मूल।

प्राप्ति स्थान : यह वनस्पति लेह लद्दाख के जोजी 'ला', शांकूघाटी, शुरू घाटी, शापीला, जन्सकार घाटी, नुब्राघाटी आदि स्थानों पर मिलती है।

औषधीय प्रयोग : मूल एवं काण्ड चूर्ण का उपयोग स्थानिक आमची लोग ठीवा (पित्तविकार), यकृत विकार एवं कामला में करते

हैं। इन लोगों का विश्वास है कि यह यकृतरोगों की प्रभावकारी औषधी है। कतिपय औषध घटकों में भी इसका उपयोग किया जाता है। व्यापारिक रूप से इस क्षेत्र से इस बूटी का संग्रह किया जा सकता है।

इसके अतिरिक्त इस कुल की अन्य औषध उपयोगी वनस्पतियाँ भी लद्दाख क्षेत्र की घाटियों में पाई जाती है। जो निम्न है।

- *Hemiphragma heterophylla* Wall.
- *Lagotis stolinifera* Koch
- *Lancea tibetica* Hook. f. & Thoms.
- *Verbascum ciliata* Fisch-Eim.
- *Verbascum javanica* Blume.
- *Verbascum thaspus* Linn.

तुलसी कुल (LAMIACEAE)

द्रव्यनाम :– यूनानी : जूफा, हिन्दी : दयाकुंची, लद्दाखी : डियांक, डयांकू

वानस्पतिक नाम : *Nepeta longibracteata* Benth.

स्वरूप : एकवर्षायु, शाकीय, सुगन्धित वनस्पति है। काण्ड :– मृदु, रोमिल, पर्ण :– अभिमुख, सवृन्त, पुष्प :– मंज्जरी में, नीलवर्ण के होते हैं।

पुष्पकाल : अगस्त–सितम्बर।

प्रयोज्य अंग : पुष्प व पच्चांग।

प्राप्ति स्थान : यह वनस्पति लेह–लद्दाख में 4800–5300 मी0 तक खरदुगंला, शापी 'ला', नमीक 'ला' एवं शुरूघाटी में पाई जाती है।

औषधीय प्रयोग : आमची लोग इसके पुष्पों एवं पच्चांग का उपयोग श्वास, कास एवं फुफ्फुस विकारों में करते हैं। इसे तिब्बती आमची श्वसन संस्थान के विकारों की एक उपयोगी वनस्पति मानते हैं। यूनानी चिकित्सक *Nepeta*

की किस्मों में जुफा मानते हैं। यह आमाशयिक विकार नाशक, रक्तसंग्राहक, पूयनाशक है। बाजार में जूफा के नाम से इसके प्रकार की किस्मों के फूल मिलते हैं।

इसकी औषध उपयोग की निम्न प्रजातियाँ भी उच्च–ऊँचाई वाले क्षेत्र में मिलती है–

– *N. cataria* Linn.

– *N. salviaefolia* Royle.

द्रव्यनाम :– संस्कृत : वन्ययवानी

वानस्पतिक नाम : *Thymus serphyllum* Linn.

स्वरूप : यह उग्रसुगंधित परिसृत वनस्पति है। पत्र :– मृदु, बहुशाखीय, पुष्प :– गुलाबी–रक्त वर्ण के मंज्जरी में होते हैं।

पुष्पकाल : अगस्त–सितम्बर।

प्रयोज्य अंग : पच्चांग।

प्राप्ति स्थान : यह बूटी कश्मीर से कुमायूँ तक 4000 मी0 की ऊँचाई तक मिलती है। लद्दाख में कारगिल एवं द्रास में सुलभ है।

औषधीय प्रयोग : ग्रामीण लोग पंचाग का प्रयोग उदरशूल एवं उदर–कृमि में करते हैं। प्रसूताविकार में इसके चूर्ण एवं क्वाथ का प्रयोग करते हैं। खमीरे की रोटी में इस बूटी का चूर्ण दीपन–पाचन के लिए डालते हैं।

इसके अतिरिक्त इस कुल की औषध उपयोग की निम्न वनस्पतियाँ भी अधिक ऊँचाई वाले क्षेत्रों, विशेषकर लद्दाख में पाई जाती है।

– *Ajuga lupulina* Maxim

– *Dracocephalum heterophyllum* Benth.

– *Elsholtzia calycocarpa* Diels.

– *Elshotizia cristata* Willd.

- *Leonurus heterophyllus* Benth.
- *Mentha arvensis* Linn.
- *Mentha sylvestris* Linn.
- *Origanum vulgare* Linn.
- *Phlomis kawaguchi* Maruti

उपरोक्त सभी वनस्पतियों का तिब्बती एवं चीनी चिकित्सा प्रणाली में परम्परागत विधि से चिकित्सा में प्रयोग किया जाता है।

VERBENACEAE

द्रव्यनाम :– तिब्बती : मापेन–छओ

वानस्पतिक नाम : *Verbena officinalis* Linn.

स्वरूप : एकवर्षायु उर्ध्वसंश्रित काण्ड वाली वनस्पति है। पर्ण :– अभिमुख, पुष्प :– नीलाभ रंग के होते हैं।

पुष्पकाल : अगस्त–सितम्बर।

प्रयोज्य अंग : पुष्प, पच्चांग।

प्राप्ति स्थान : लद्दाख क्षेत्र की निचली घाटियों में यह किस्म पाई जाती है।

औषधीय प्रयोग : पुष्प एवं पच्चांग का उपयोग तिब्बती चिकित्सा प्रणाली में किया जाता है।

PLANTAGINACEAE

द्रव्यनाम :– लद्दाखी : थरम, खिलचे–कारपो

वानस्पतिक नाम : *Plantago major* Linn.

स्वरूप : एकवर्षायु, शाकीय, वनस्पति है। पर्ण :– मूलोद्भव, संख्या में अनेक, लम्बे आकार के, पुष्प :– मंज्जरी में, हरिताभ श्वेतवर्ण के, बीज :– मृसण होते हैं।

पुष्पकाल : अगस्त–सितम्बर।

प्रयोज्य अंग : बीज।

प्राप्ति स्थान : यह वनस्पति 3600 मीटर की ऊँचाई तक सर्वत्र पायी जाती है।

औषधीय प्रयोग : बीजों का उपयोग बार–बार होने वाले अतिसार में करते हैं। आमजन्य प्रवाहिका में भी बीज का उपयोग स्थानिक आमची करते हैं।

इस वंश की अन्य दो प्रजातियाँ भी इस क्षेत्र में पायी जाती है, जो निम्न हैं–

– *Plantago tibetica* Hook. f. & Thoms.

– *P. brachyphylla* Edgew.

वास्तूक कुल (CHENOPODIACEAE)

द्रव्यनाम :– संस्कृत : सुगन्धवास्तुक

वानस्पतिक नाम : *Chenopodium botrys* Linn.

स्वरूप : एकवर्षायु, शाकीय वनस्पति है। काण्ड एवं पत्र :– रक्त–हरित वर्ण के, पुष्प :– छोटे व सुगंधित होते हैं।

पुष्पकाल : अगस्त–सितम्बर।

प्रयोज्य अंग : पच्चांग।

प्राप्ति स्थान : यह लाहौल व गढ़वाल क्षेत्र में 3300 मी0 की ऊँचाई तक उपलब्ध है।

औषधीय प्रयोग : ग्रामीण लोग इसके सुगन्धित पंच्चाग को प्रसूत विकार में दूध के साथ देते हैं। स्थानिक आमची इसकी अनेक किस्मों का उपयोग उदर–कृमि, अर्श, यकृत विकार एवं मुखपाक में करते हैं। इसके अतिरिक्त मूत्रल एवं रेचक के रूप में भी इस बूटी का उपयोग किया गया है।

इसकी अन्य दो किस्में भी सम्पूर्ण लद्दाख क्षेत्र में पाई जाती हैं। जो निम्न हैं :–

– *Chenopodium blitum* Hook.

– *C. glaucum* Linn.

चुक्रादि वर्ग (POLYGONACEAE)

द्रव्यनाम :– लद्दाखी/तिब्बती : चूचा, चूमचा

वानस्पतिक नाम : *Oxyria digyna* (Linn.) Hill.

स्वरूप : एकवर्षायु, शाकीय वनस्पति है। पत्र :– मूलोद्भव, संख्या में 4 से 5 तक, मृदु, मसृण, पंच्चाग स्वाद में खट्टा होता है। पुष्प :–गुलाबी रंग के मंज्जरियों में खिलते हैं।

पुष्पकाल : अगस्त–सितम्बर।

प्रयोज्य अंग : पच्चांग।

प्राप्ति स्थान : यह कश्मीर से कुमायूँ तक 4200 मी0 की ऊँचाई तक उपलब्ध है। लद्दाख क्षेत्र में यह सर्वत्र सुलभ है। नमदार एवं घास वाले ढ़लानों पर यह अधिक पायी जाती है।

औषधीय प्रयोग : स्थानिक आमची तीन अम्ल द्रव्यों में इसका उपयोग करते हैं। ग्रामीण लोग पत्तों का शाक बनाकर खाते हैं।

द्रव्यनाम :– लद्दाखी/तिब्बती : रम्बु, स्पांगरम–छेवा

वानस्पतिक नाम : *Polygonum affine* D.Don.

स्वरूप : एकवर्षायु, शाकीय वनस्पति है। पर्ण :– मूलोद्भव, अभिमुख, काण्डः– मृदु, पुष्प :– रक्त वर्ण के, मूल :– गांठदार होता है।

पुष्पकाल : अगस्त–सितम्बर।

प्रयोज्य अंग : मूल।

प्राप्ति स्थान : यह वनस्पति कश्मीर से कुमायूँ तक 4500 मी0 की ऊँचाई तक उपलब्ध है। लद्दाख क्षेत्र में इसकी कई किस्में पाई जाती है।

औषधीय प्रयोग : स्थानिक आमची लोग इसकी मूल का उपयोग रक्तशोधक के रूप में व कण्डू तथा आमाशयशूल में करते हैं।

कतिपय अन्य औषधि घटकों में भी इसका प्रयोग करते हैं।

इस वंश की औषध उपयोग की अन्य निम्न किस्में बाड़ालाचा पास, खरदुंगला, नमीकला, फोटू 'ला', शुरू आदि स्थानों पर पाई जाती है। यथा–

- *P. aviculare* Linn.
- *P. rumicifolium* Linn.
- *P. coriaceum* Linn.
- *P. polystachium* Wall.
- *P. cymosum* Roxb.
- *P. tuberosum* Boiss.

द्रव्यनाम :– यूनानी : रेवन्दचीनी, स्थानिक : आर्चा

वानस्पतिक नाम : *Rheum emodii* Wall.

स्वरूप : बहुवर्षीय शाक, काण्ड :– उर्ध्वसंस्थित, नालीदार, अरोमिल व 60 से 90 सें0मी0 लम्बा, पत्र :– सवृन्त, मूलज, 20 से 25 सें0मी0 व्यास में, दीर्घायत, अच्छिन्न एवं स्वाद में अम्लीय, पुष्प :– सफेद गुलाबी रंग के, भौमिक, काण्डः– प्रकन्दी एवं लम्बा, मोटा व भीतर से पीताभ वर्ण का।

पुष्पकाल : जुलाई–अगस्त।

प्रयोज्य अंग : मूल।

प्राप्ति स्थान : यह वनस्पति कश्मीर से कुमायूँ तक 3800 मी0 की ऊँचाई तक उपलब्ध है। उत्तराखंड में यह गढ़वाल एंव अल्मोडा जनपदों, प्रायः भिलंगना घाटी, पंवाली, किनकोलियाखाल, खतलिंग, सहस्त्रताल, मन्दाकिनी घाटी, केदारनाथ, वासुकीताल, हथनी, मदमहेश्वर, तुंगनाथ एवं अलकनन्दा घाटी, जमुनाघाटी, हरकीदून, पिंडारीघाटी व कालीघाटी में यत्र–तत्र पाई जाती है।

औषधीय प्रयोग : ग्रामीण लोग इसके मूल का प्रयोग चोट पर करते हैं। इनके लम्बे पत्र आदि को कूट कर अम्लवेतस की गुच्छियाँ बनाई जाती है। इसके अतिरिक्त मूल स्वरस का रंग के रूप में प्रयोग किया जाता है।

द्रव्यनाम : संस्कृत : अम्लपर्णी, यूनानी : रेवन्दचीनी, रूवाव

वानस्पतिक नाम : *Rheum tibeticum* Meissn.

स्वरूप : एकवर्षायु काण्ड वाली वनस्पति। भौमिक काण्ड :– बहुवर्षायु, पत्र :– मूलोद्भव, चौडे, सवृन्त, पुष्प :– मंज्जरी में सनाल, रक्त एवं श्वेतवर्ण के होते हैं। मूल :– पीताभ वर्ण का, कन्दिल सदृश होता है।

पुष्पकाल : अगस्त–सितम्बर।

प्रयोज्य अंग : मूल व पत्र।

प्राप्ति स्थान : यह वनस्पति जंसकार घाटी व कश्मीर मे 3600 मी0 की ऊँचाई तक मिलती है।

औषधीय प्रयोग : मूरक्राफ्ट ने अपनी प्रसिद्ध पुस्तक "ट्रैवल्स इन हिमालयाज" में रूवाव की उपादेयता के संदर्भ में उल्लेख किया है। काफी समय से इसके मूल का निर्यात चीन, तिब्बत में किया जाता रहा है। लामा एवं तिब्बती रंग बनाने के काम में मूल का उपयोग करते हैं। ग्रामीण लोग नये पत्तों का शाक बनाकर खाते हैं। आमची मूल का उपयोग दस्तावर एवं बाह्य चोट पर व्रणरोपण के लिये करते हैं।

इसके अतिरिक्त इसकी अन्य किस्में भी अधिक ऊँचाई वाले क्षेत्रों में मिलती है। जिसमें से निम्न मुख्य है :–

– *Rheum nobile* Hook. f. & Thomas–लद्दाख क्षेत्र में व

– *R. webbianum* Royle–कश्मीर से कुमायूँ तक 4000 मी. की ऊँचाई तक।

उपरोक्त दोनों का उपयोग तिब्बती व चीनी चिकित्सा पद्यतियों में होता है।

इसके अतिरिक्त इस कुल की कुछ अन्य वनस्पतियाँ भी उच्च–ऊँचाई वाले क्षेत्रों में पाई जाती हैं, जिनका भोजन सामग्री एवं औषध रूप में प्रयोग किया जाता है।

– *Fagopyrum tataricum* Gaertn.

– *Rumex acetosa* Linn.

ELAEAGNACEAE

द्रव्यनाम :– लद्दाखी : सरचिंग, सिरशिंग

वानस्पतिक नाम : *Elaeagnus angustifolia* Linn.

स्वरूप : यह मध्यम आकार का वृक्ष, 5 से 6.5 मीटर ऊँचा होता है। कांड :– चिकना, हरित वर्ण का, शाखीय, पत्र :– अभिमुख, सुगन्धित होते हैं। पुष्प :– पीताभ–हरित वर्ण के, बीज :– तैलीय होते हैं।

पुष्पकाल : सितम्बर–अक्टूबर।

प्रयोज्य अंग : काण्ड, बीज, छाल।

प्राप्ति–स्थान : यह पश्चिमी हिमालय क्षेत्र में, कश्मीर व तिब्बत में 3500 मी0 तक उपलब्ध है। लद्दाख के नुब्राघाटी, चुमाथांग आदि स्थानों पर भी इसके मध्यम आकार के वृक्ष पाये जाते हैं।

औषधीय प्रयोग : लामा लोग इसके काण्ड एवं पुष्पों को धार्मिक पूजा कार्यों में प्रयोग लाते हैं। बीज तैल का प्रयोग कासहर के रूप में करते हैं। सुगन्धित पुष्पों का तैल भी उपयोगी माना जाता है। छाल का भी चिकित्सा में प्रयोग होता है।

द्रव्यनाम :– लद्दाखी / तिब्बती : सरमंगी, तरबूसींग, हिमाचली : आमील

वानस्पतिक नाम : *Hippophae rhamnoides* Linn.

स्वरूप : मध्यम आकार का झाड़ीनुमा गुल्मक, काण्ड :– कंटकित, पत्र :– अभिमुख, संयुक्त, पुष्प :– गुच्छों में, फल :– पकने पर पीतवर्ण के, मांसल एवं खट्टे होते हैं।

पुष्पकाल : सितम्बर–अक्टूबर।

प्रयोज्य अंग : फल, छाल।

प्राप्ति स्थान : संपूर्ण इन्ड़स (सिन्धु) घाटी में नदी के किनारे 4500 मी0 तक सर्वत्र इसके गुल्मक पाये जाते हैं।

औषधीय प्रयोग : स्थानिक आमची इसके पके हुये फलों से खंडा (घनसत्व) तैयार कर औषध रूप में प्रयोग करते हैं। इसका उपयोग गुमचोट में लेप के रूप में करते हैं। पित्तविकार, दीपन–पाचन एवं फुफ्फुस जन्य कास में इसकी छाल का प्रयोग करते हैं।

टिप्पणी : शास्त्रीय द्रव्य वृक्षामल (अम्लवेतस) के स्थान पर इसका प्रयोग किया जा सकता हैं। इसके अतिरिक्त इसके फलों के रस से शीतल पेय शर्बत तैयार किया जाता है।

इसकी अन्य किस्में भी अधिक ऊँचाई वाले क्षेत्रों में मिलती हैं। यथा–

– *H. salicifolia* D. Don

– *H. tibetiana* Schlect.

स्नुही कुल (EUPHORBIACEAE)

द्रव्यनाम :– संस्कृत : स्वर्णक्षीरी, लद्दाखी : थरनू

वानस्पतिक नाम : *Euphorbia thomsoniana* Boiss.

स्वरूप : यह एकवर्षायु, शाकीय एवं गुल्मक जाति की वनस्पति है। मूल :– बहुवर्षायु, पीत दूध वाला, काण्ड :– तलोत्थ, पत्र :– एकान्तर, अवृन्त, पुष्प :– पीतवर्ण के होते हैं।

पुष्पकाल : अगस्त–सितम्बर।

प्रयोज्य अंग : मूल।

प्राप्ति स्थान : यह वनस्पति, लद्दाख क्षेत्र में 3600 मी0 तक विशेषकर जोजी 'ला', शापी 'ला' व द्रास आदि स्थानों में पाई जाती है।

औषधीय प्रयोग : स्थानिक आमची इसके दुग्ध एवं मूल का प्रयोग विरेचन के लिये करते हैं। कफ एवं चर्मगत विकारों में भी दूध का प्रयोग किया जाता है।

इसके अतिरिक्त *Euphorbia* की औषध उपयोग की अन्य जातियों के पौधे भी लद्दाख में व अधिक ऊँचाई वाले क्षेत्रों में पाये जाते हैं। जो निम्न है :–

– *E. clarkeana* Hook.

– *E. maddenii* Boiss.

– *E. tibetica* Boiss.

ULMACEAE

द्रव्यनाम :– हिन्दी : भग्नसन्धानकारी, लद्दाखी : युम्बोक

वानस्पतिक नाम : *Ulmus parvifolia* Jacq.

स्वरूप : यह मध्यम आकार का वृक्ष होता है। काण्ड :– मसृण, छाल की अन्तस्त्वचा पीत एवं नारंगी वर्ण की, पत्र :– आदिमुख व पत्रतट–दन्तुर होते हैं।

पुष्पकाल : मार्च–अप्रैल।

प्रयोज्य अंग : छाल।

प्राप्ति स्थान : यह लद्दाख क्षेत्र में पाया जाता है।

औषधीय प्रयोग : ग्रामीण स्त्रियाँ इसकी छाल के लेपन का प्रयोग बालों को लम्बा करने के लिये सिर पर करती हैं। सिर के बाल धोने से बाल मुलायम होते हैं व सिकरी में भी लाभ होता है। इसके अतिरिक्त इसकी छाल का उपयोग अस्थिभग्न में भी किया जाता है।

MORACEAE

द्रव्यनाम :– अंग्रेजी : होप, हिन्दी : सोमवल्ली

वानस्पतिक नाम : *Humulus lupulus* Linn.

स्वरूप : बहुवर्षीय लता, तना :– सम्मुख, शाखीय, पत्रः– सम्मुख, अनुपर्णीय, निचले बड़े, 3–5 पत्रक वाले व ऊपरी छोटे अंजकार या हृदयाकार व दन्तुक, नंर पुष्पः– पीले व छोटे, मादा पुष्प :– कोन–सदृश होते हैं।

पुष्पकाल : अगस्त–सितम्बर।

प्रयोज्य अंग : पच्चांग व पुष्प।

प्राप्ति स्थान : सम्पूर्ण लद्दाख क्षेत्र में "रीजनल रिसर्च लैबोटरी" द्वारा इसकी खेती की योजना प्रारम्भ की गई है। यहाँ की जलवायु के अनुसार इसकी खेती की जा सकती है। कुछ हद तक यह किन्नौर व स्पीति में भी रोपित किया जा रहा है।

औषधीय प्रयोग : स्थानीय लागों द्वारा यह वनस्पति टॉनिक, मूत्रल व पेट के विकारों में प्रयुक्त की जाती है। वनस्पति का फाण्ट टॉनिक व शामक के रूप में किया जाता है। इसके अतिरिक्त इसके पुष्पों का सुंगन्धित शराब में विशेष उपयोग किया जाता है।

उपरोक्त के अतिरिक्त इस कुल का एक महत्वपूर्ण वृक्ष शहतूत, *Morus alba* Linn. है। इसकी भी इस क्षेत्र में खेती की जा रही है। इसके फल व छाल को औषध के रूप में प्रयोग किया जाता है।

BETULACEAE

द्रव्यनाम :– संस्कृत : भूर्ज, भोजपत्र, लद्दाखी : ट्रोगा

वानस्पतिक नाम : *Betula utilis* D. Don

स्वरूप : इसके मध्यम आकार के वृक्ष होते हैं। काण्ड :– बहुशाखीय, कांडत्वक भूरे रंग की, परतदार चमकीली, पर्ण :– सवृन्त, पुष्पः– हरितवर्ण के होते हैं।

पुष्पकाल : अगस्त–सितम्बर।

प्रयोज्य अंग : मूल।

प्राप्ति स्थान : इसके वृक्ष टिहरी–गढ़वाल, गढ़वाल व कुमायूँ क्षेत्र में 4000 मी0 तक व लेह–लेद्दाख में जोजी 'ला' , साफी 'ला' व जन्सकार आदि क्षेत्रों में स्वंयजात पाये जाते हैं।

औषधीय प्रयोग : इसके पुराने वृक्षों की शाखाओं पर कवको के कारण बाहय ग्रन्थियाँ हो जाती है जिसे आचार्यों ने भुर्ज ग्रन्थि लिखा है। ग्रामीण लोग इसे भुजगेडा कहते हैं। इस भुजगेडा को संततिनिरोध में सहायक माना गया है। स्थानिक आमची भूर्जपत्र की भस्म तैयार करते हैं और इससे वातवेदना में उष्णपरिषेक करते हैं। मूलक्वाथ गर्भाशयवेदना एवं शोध में उपयोगी मानते हैं। लामा लोग तंत्र–मंत्र में ताबीज आदि बनाने के लिए भी भोजपत्र का प्रयोग करते हैं।

इसकी अन्य प्रजाति *B. jacquemontii* Spach, कश्मीर व लाहौल में 3600 मी0 तक मिलती है।

SALICACEAE

द्रव्यनाम :– हिन्दी / संस्कृत : जलवेतस, लद्दाखी : सोमच्यांग

वानस्पतिक नाम : *Salix flabbellaris* Anderss.

स्वरूप : मध्यम आकार के सदाहरित वृक्ष होते हैं। काण्ड :– मसृण, हरितवर्ण के, बहुशाखीय, पत्रः– लट्वाकार, अभिमुख होते हैं।

पुष्पकाल : अगस्त–सितम्बर।

प्रयोज्य अंग : छाल।

प्राप्ति स्थान : इसके वृक्ष कश्मीर से कुमायूँ तक व टिहरी– गढ़वाल में 4500 मी0 तक की ऊँचाई पर पाये जाते हैं। लद्दाख क्षेत्र में वन विभाग द्वारा इन वृक्षों का रोपण किया जा रहा है।

औषधीय प्रयोग : आमची लोग पारम्परिक औषधी के रूप में इसकी छाल का प्रयोग करते हैं।

टिप्पणी : इस क्षेत्र की जलवायु के अनुसार इसकी निम्न किस्में भी यहाँ पर रोपित की जा रही हैं। यथा–

– *S. fragilis* Linn.

– *S. alba* Linn.

– *S. angustifolia* Willd.

– *S. phychostachya* Anderss.

सम्पूर्ण लद्दाख क्षेत्र में वन विभाग द्वारा इन वृक्षों का रोपण का कार्य किया जा रहा है। खंडित चन्द्रमा का प्रदेश होने के कारण लद्दाख में वृक्षों का अभाव है। स्वँयजात वृक्ष यहाँ देखने को नहीं मिलते हैं। यही कारण है किं यहाँ आक्सीजन की कमी है। अतः उपरोक्त किस्मों का वृक्षारोपण कार्य इन सीमांत क्षेत्रों में विशेष रूप से उपयोगी है।

इस कुल की एक अन्य प्रजाति *Populus balsamifera* Linn. भी किन्नौर क्षेत्र में 3600 मीटर की ऊँचाई पर पायी जाती है। इसे भी परम्परागत रूप से औषधी के रूप में प्रयोग किया जाता है।

IRIDACEAE

द्रव्यनाम :– हिन्दी : सॉसुन, तिब्बती / लद्दाखी : ट्रेज्मा
कश्मीरी : मारजल

वानस्पतिक नाम : *Iris ensata* Thunb.

स्वरूप : एकवर्षायु, शाकीय वनस्पति है, परन्तु मूल बहुवर्षायु होते हैं। मूलः– गांठदार, कुछ सुगन्धित, पत्र :– मूलोद्भव, 7.5 से 12.5 से0मी0 तक लम्बें, पुष्प :– नील वर्ण के होते हैं।

पुष्पकाल : अगस्त–सितम्बर।

प्रयोज्य अंग : मूल।

प्राप्ति स्थान : यह वनस्पति सम्पूर्ण लद्दाख क्षेत्र में पाई जाती है।

औषधीय प्रयोग : मूल का प्रयोग कास एवं श्वासहर के रूप में स्थानिक आमची बराबर करते हैं। आयुर्वेदिक संहिताओं में हैमवती एवं श्वतेवचा के नाम से इस वनस्पति का उपयोग होना चाहिये। कुछ ग्रन्थकारों ने इसे श्वेतवचा स्वीकार किया है। बाजार में दूधिया वचा के नाम से जो मूलगांठ मिलती है वह *ऑरिस पोलिफाईला* की मूलगांठ है।

एक अन्य प्रजाति *I. kumaonensis* Wall. ex G. Don भी कश्मीर से कुमायूँ तक 3600 मी0 तक की ऊँचाई तक पायी जाती है। इसका भी स्थानीय लोगों द्वारा औषध रूप में प्रयोग किया जाता है।

मुंज्जातक कुल (ORCHIDACEAE)

द्रव्यनाम :– संस्कृत : क्षीरकाकोली,
तिब्बती : अविख्या–यन्पा

वानस्पतिक नाम : *Fritillaria cirrhosa* D. Don

स्वरूप : एकवर्षायु, शाकीय वनस्पति है। काण्ड :– छोटा, तलोथ्य,

पत्र :– अभिमुख, पुष्प :– घण्टाकार, पीताभ हरित वर्ण के। मूल :– कन्दिल, श्वेत वर्ण का, फल :– गोल बदर (बेर) सदृश होते हैं।

पुष्पकाल : अगस्त–सितम्बर।

प्रयोज्य अंग : मूल।

प्राप्ति स्थान : लद्दाख क्षेत्र के जॉजी 'ला', शापी 'ला', शुरूघाटी व जन्सकार आदि क्षेत्रों में पाई जाती है।

औषधीय प्रयोग : यह अष्ठवर्ग का प्रमुख घटक द्रव्य क्षीरकाकोली है। इसकी मूल का उपयोग बल्य एवं वृहंण के रूप में किया जाता है।

इसकी एक अन्य प्रजाति भी यहाँ पायी जाती है, जिसे *F. roylei* Hook. कहते हैं। इसका भी पारम्परिक चिकित्सा प्रणाली में उपयोग किया जाता है।

द्रव्यनाम :– संस्कृत : मुँज्जातक,
हिन्दी : सालमपंज्जा, लद्दाखी : बंगलक
वानस्पतिक नाम : *Orchis latifolia* Linn.

स्वरूप : एकवर्षायु, शाकीय वनस्पति है। काण्ड :– तलोत्थ, पर्ण :– एंकान्तर, अभिलट्वाकार, पुष्प :– मंज्जरी में, गुलाबी रंग के, मूल :– कन्द सदृश, हाथ के पंजे के आकार का होता है।

पुष्पकाल : अगस्त–सितम्बर।

प्रयोज्य अंग : मूल।

प्राप्ति स्थान : यह पश्चिम सम–शीतोष्ण हिमालय क्षेत्र में कश्मीर से नेपाल तक व तिब्बत में 4000 मी0 की ऊँचाई तक मिलती है।

औषधीय प्रयोग : आमची लोग इसकी मूल का उपयोग बाजीकरण एवं रसायन योगों में करते हैं। अण्डकोष सम्बन्धी विकारों में भी मूल का प्रयोग किया जाता है। इसके सेवन करने से शुक्राणुओं में वृद्धि होती है।

द्रव्यनाम :– यूनानी : सुरंजान, बालती : कपीचुंग

वानस्पतिक नाम : *Tulipa stellata* Hook.

स्वरूप : एकवर्षायु, शाकीय, काण्ड विहीन वनस्पति है। पर्ण :– मूलोद्भव, पुष्प :– सनाल, मूलः– लशुन – कन्द सदृश, एक गांठ वाला व श्वेत वर्ण का होता है।

पुष्पकाल : अगस्त–सितम्बर।

प्रयोज्य अंग : मूल।

प्राप्ति स्थान : यह वनस्पति लद्दाख क्षेत्र में द्रास, मटाईन एवं कोकसर आदि स्थानों पर पाई जाती है।

औषधीय प्रयोग : यह मधुर एवं कड़वा भेद से दो प्रकार की होती है। मधुरकन्द भूनकर खाया जाता है तथा कड़वे को सुरंजान कहते हैं। यूनानी वैद्यक में *Colchicum luteum* Baker के मूलकन्दों को सुरंजान के नाम से प्रयोग किया जाता है।

इस कुल की अन्य औषधोपयोगी वनस्पतियाँ भी अधिक ऊँचाई वाले क्षेत्रों में पायी जाती है, जो निम्न हैं :–

- *Bulbophyllum* species
- *Colegogyne occultata* Hook.f.
- *Cypripedum tibeticum* King ex J. D. Hooker
- *Dendrobium moniliforme* Mcheay ex E. Mueller
- *Gymnadenia crassinerris* Finet
- *Habenaria* species
- *Mycrostylis wallichi* Lindley
- *Spiranthes sinensis* Ames

तिब्बती चीनी चिकित्सा प्रणाली में इनका उपयोग बल्य, वृंहण एवं उदर–विकारों में किया जाता है। हिमालय क्षेत्र में इस प्रकार के कतिपय कन्द एवं क्षीर प्रधान दिव्यौषधियाँ विद्यमान है। स्थानिक आदिवासियों के सहयोग से इन द्रव्यों का नामरूप परिचय प्राप्त कर इनका समावेश आयुर्वेदिक चिकित्सा में किया जा सकता है।

रसोनकुल (LILIACEAE)

द्रव्यनाम :– बालती : विलाखो, लद्दाखी : स्कोचे

वानस्पतिक नाम : *Allium augiculatum* Kunth.

स्वरूप : एकवर्षायु, शाकीय, वनस्पति है। मूल :– कंदिल, पत्र :– मूलोद्भव, सुगन्धित, पुष्प :– सनाल, श्वेत एवं गुलाबी वर्ण के होते हैं।

पुष्पकाल : अगस्त–सितम्बर।

प्रयोज्य अंग : मूल व पच्चांग।

प्राप्ति स्थान : लेह लद्दाख में यह वनस्पति द्रासब्लाक, कारगिल, बुद्धखरबू, शुरू घाटी, खालसी आदि स्थानों पर पाई जाती है।

औषधीय प्रयोग : ग्रामीण लोग मूल एवं पत्रों का उपयोग दालों में मसालों के रूप में करते हैं। पत्तियों की सब्जी बनाकर खाते हैं। यह दीपन–पाचन का कार्य करता है। अग्निमांध में भी लाभ करता है। पच्चांग को दूध में पकाकर प्रसूता स्त्रियों को देते हैं।

द्रव्यनाम :– संस्कृत : जम्बरिक, स्थानिक : जम्बू

वानस्पतिक नाम : *Allium stracheyi* Baker

स्वरूप : बहुवर्षीय सुगन्धित शाक। मूल :– कन्दिल, पत्र :– मूलज, रेखाकार एवं सुगन्धित, पुष्पः– सफेद रंग के होते हैं।

पुष्पकाल : जून–जुलाई।

प्रयोज्य अंग : पच्चांग।

प्राप्ति स्थान : यह 3000 से 3600 मीटर की ऊँचाई तक सर्वत्र उपलब्ध है।

औषधीय प्रयोग : ग्रामीण लोग इसके पच्चांग को शाक के रूप में प्रयोग करते हैं। भोटिया लोग जम्बूतृण (फर्न) के नाम से इसके पच्चांग को बेचते हैं। मसालों में भी इसका उपयोग किया

जाता है तथा इसे संस्कारार्थ प्रयुक्त द्रव्यों की तरह भी प्रयोग करते हैं।

इसके अतिरिक्त औषध उपयोग की निम्न किस्में भी लद्दाख में पाई जाती है।

– *Allium odorum* Linn.

– *Allium humile* Linn.

– *Allium tuberosum* Roxb.

द्रव्यनाम :– संस्कृत : क्षीरकाकोली, कन्दमूल

वानस्पतिक नाम : *Lilium polyphyllum* D. Don

स्वरूप : एक वर्षीय शाक, काण्डः– उर्ध्वसंस्थित, 30 से 60 सें0मी0 लम्बा, पत्र :– भालाकार, मूलकन्दः– प्याज के समान छिल्के वाला, परतदार एवं स्वाद में मधुर, पुष्पः– गुलाबी सफेद रंग के।

पुष्पकाल : जुलाई–अगस्त।

प्रयोज्य अंग : मूलकन्द।

प्राप्ति स्थान : यह 3000 से 3800 मीटर तक की ऊँचाई पर मिलता है। उत्तराखंड में यह पंवालीकांटा, ताली, अमरधार, रैथल, केदारनाथ व मदमहेश्वर आदि स्थानों में कहीं–कहीं पाया जाता है।

औषधीय प्रयोग : इसके कंदों का उपयोग टॉनिक के रूप में करते हैं। इसके कन्दों का उपयोग आजकल क्षीरकाकोली के नाम से भी कहीं–कहीं पर किया जाता है।

इस कुल की औषध उपयोग की अन्य कई वनस्पतियाँ भी अधिक ऊँचाई वाले क्षेत्रों में पाई जाती है, जिनका तिब्बती एवं चीनी चिकित्सा प्रणाली में प्रयोग किया जाता है। जो निम्न हैं :–

– *Asparagus filicinus* Buch.-Ham.

– *Cardiocrinum giganteum* (Wall.) Makino

– *Lilium lankongense* Franch.

– *Lilium lancifolium* Thunb.

– *Lilium* species

– *Lloyodia serotina* Roxb.

– *Notholirion macrophyllum* Boiss

– *Polygonatum cathcarii* Baker.

– *Polygonatum cirrhifolium* (Wall.) Royle

– *Polygonatum verticillatum* Allioni.

– *Smilax borkii* Warb. ex Diels.

– *Trilum govanianum* Wall.

भारतीय पद्धति में भी इन पर शोध आवश्यक है ताकि इनका अधिक से अधिक उपयोग मानव कल्याण हेतु किया जा सके।

अक्षोडादिवर्ग (JUGLANDACEAE)

द्रव्यनाम :– संस्कृत : अक्षोड, हिन्दी : अखरोट, लद्दाखी : स्तरगा

वानस्पतिक नाम : *Juglans regia* Linn.

स्वरूप : मध्यमाकार वृक्ष। पत्रः–विषम, पिच्छाकार, संयुक्त, 15–30 सेमी. लम्बें, पत्रक :– अवृन्त, सम्मुख, वृतीय–दीर्घायत व अच्छिन्न तट वाले, फल :– गोल व रोमिल होते हैं।

पुष्पकाल : अगस्त–सितम्बर।

प्रयोज्य अंग : मूल, छाल व गिरी।

प्राप्ति स्थान : इसके माध्यम आकार के वृक्ष लद्दाख में लगाये हुये पाये जाते हैं। प्रायः इसकी खेती की जाती है।

औषधीय प्रयोग : छाल का उपयोग रंग बनाने के काम में करते हैं। अखरोट के बीच वाले भाग (गिरी) को वरसून कहते हैं, इसका उपयोग कास में करते हैं। वरसून को भूनकर, इसके चूर्ण का सेवन कास में चाय के साथ करते हैं। गिरी का बल्य के रूप में भी सेवन करते हैं।

ARACEAE

द्रव्यनाम : संस्कृत : वचा, स्थानिक : वच

वानस्पतिक नाम : *Acorus calamus* Linn.

स्वरूप : बहुवर्षीय शाक, मूल :– प्रकन्दी, गॉठदार एवं सुगन्धित, पत्रः– मूलज व गहरे हरे रंग के होते हैं।

पुष्पकाल : जुलाई–अगस्त।

प्रयोज्य अंग : मूल।

प्राप्ति स्थान : उच्च शिखरों पर कहीं–कहीं विशेषकर लद्दाख क्षेत्र में जलोय स्थानों पर यह वनस्पति पाई जाती है। उत्तराखंड में यह विशेष रूप से भिलंगना घाटी, घोन्टी, भागीरथी घाटी, उत्तरकाशी, मन्दाकिनी घाटी, जमुना घाटी व काणाताल आदि स्थानों पर मिलती है।

औषधीय प्रयोग : यह शास्त्रोक्त वचा हैं व आयुर्वेद की एक उपयोगी वनस्पति है। आमची लोग इसका पारम्परिक रूप में औषधी के रूप में प्रयोग करते हैं। इसके अतिरिक्त उत्तराखंड में जूं व डेंगू के मच्छर क्रो मारने के लिए भी वच चूर्ण का प्रयोग किया जाता है।

द्रव्यनाम :– संस्कृत : अजगरी

वानस्पतिक नाम : *Arisaema wallichianum* Hook.

स्वरूप : एकवर्षायु काण्ड व बहुवर्षायु मूलकंद वाला शाक, पर्ण :– मूलोद्भव, चौड़े, अरबीपत्र सदृश, कुछ किस्मों में पांच पत्रक एक साथ निकलते हैं। पुष्पः– सनाल, सर्पाकार व रक्ताभ–पीत वर्ण के, फलः– मक्की के भुट्टे सदृश, पकने पर रक्त वर्ण के होते हैं।

पुष्पकाल : अगस्त–सितम्बर।

प्रयोज्य अंग : मूलकंद।

प्राप्ति स्थान : हिमालय के लद्दाख, भूटान, सिक्किम, उत्तराखंड हिमालय में इसकी कई किस्में पाई जाती हैं।

औषधीय प्रयोग : स्थानिक भोटिया लोग मूलकन्दों का उपयोग आटे के रूप में करते हैं। ये लोग इन कंदों को काट कर पानी मे कई बार धोते हैं, जिससे इनका विषैला प्रभाव कम हो जाता है। इसके लिए 3–4 दिनों तक कंदो के टुकड़ों को पानी में डाल रखते हैं। पुनः सुखाकर इसका आटा तैयार करते हैं। अकाल या अन्न के अभाव में ये लोग इसकी रोटी बनाकर खाते हैं।

इसकी अन्य प्रजातियाँ भी उच्च – ऊँचाई वाले क्षेत्रों में पाई जाती हैं, जिनका प्रयोग तिब्बती एवं चीनी चिकित्सा प्रणाली में किया जाता है। यथा–

– *Arisaema flavum* Schott

– *Arisaema fraterrum* Schott

– *Arisaema intermedium* Blume

– *Typhonium giganteum* Engl.

भारतीय पद्धति में भी इन पर शोध आवश्यक है ताकि इनका अधिक से अधिक उपयोग मानव कल्याण हेतु किया जा सके।

धान्यकुल (POACEAE)

द्रव्यनाम :– संस्कृतः यव, हिन्दी : जौ, लद्दाखी : नस

वानस्पतिक नाम : *Hordeum vulgare* Linn.

स्वरूप : यह तृण जाति का क्षुप धान्य है। इसके पौधे गेहूँ सदृश होते हैं।

पुष्पकाल : सितम्बर–अक्टूबर।

प्रयोज्य अंग : दाने।

प्राप्ति स्थान : हिमालय के शीत एवं ऊँचाई वाले स्थानों पर लगभग 4500 मीटर तक इसकी खेती की जाती है।

औषधीय प्रयोग : लद्दाखी लोग इसकी चार किस्में मानते हैं, जिन्हें चूनस, ग्योकनस, टुगजुत व नकनस कहते हैं। इस धान्य की अच्छी पैदावार होती है। जौं को भूनकर सत्तू बनाकर खाया जाता है। इसका उपयोग नमकीन चाय में तथा छंग मादक पेय के साथ करते हैं। छंग के

मसाले के घटक द्रव्यों के रूप में भी सत्तू का प्रयोग किया जाता है। सत्तू के साथ बुआं, वुरनक, रूस्ता आदि कतिपय मादक द्रव्यों को मिलाकर सफेद गोली बनाते हैं। इसे छंग के किण्वणीकरण में उपयोगी मानते हैं। सत्तू का सेवन उच्च रक्तचाप में भी उपयोगी माना जाता है।

द्रव्यनाम :– संस्कृत : अणु, चीनाक, लद्दाखी : चीचा

वानस्पतिक नाम : *Panicum milliaceum* Linn.

स्वरूप : यह तृण जाति का क्षुप धान्य है। बालियाँ :– मंजरी में, बीज :– गोल व पीतवर्ण का होता है। रंग भेद से इसकी चार किस्में होती हैं, काली, सफेद, लाल व पीली, जिसमें से पीली चीनाक उत्तम श्रेणी की मानी जाती है।

पुष्पकाल : अगस्त–सितम्बर।

प्रयोज्य अंग : दाने।

प्राप्ति स्थान : लद्दाख–हिमालय की निचली घाटियों में इसकी खेती की जाती है।

औषधीय प्रयोग : यह पुष्टिकारक, भग्नसंधानक, रूक्ष व कफनाशक माना जाता है तथा घोड़ो के लिए उपयोगी एवं गर्भस्त्रावकर हैं।

द्रव्यनाम :– कडंगु, कंगुनिका, लद्दाखी : छा, गढ़वाली : कोणी

वानस्पतिक नाम : *Panicum milliare* Lamk.

स्वरूप : यह तृण जाति की वनस्पति हैं। बालियाँ :– मंजरी में, बीज :– गोल व पीतवर्ण का होता है।

पुष्पकाल : अगस्त–सितम्बर।

प्रयोज्य अंग : दाने।

प्राप्ति स्थान : इसकी लद्दाख व कारगिल क्षेत्र में खेती की जाती है। उत्तराखंड में भी यह मिलता है।

औषधीय प्रयोग : यह पुष्टिकारक, भग्नसंधानक, रूक्ष व कफनाशक माना जाता है तथा घोड़ों के लिए उपयोगी है।

इसके साथ–साथ *Avena fatua* Linn. व *Avena sativa* Linn. तथा *Triticum vulgare* Linn., की भी यहाँ खेती की जाती है। इन वनस्पतियों से आटा तैयार किया जाता है तथा औषध रूप में भी इनका उपयोग किया जाता है।

उपरोक्त के अतिरिक्त अन्य धान्यों की खेती भी लद्दाख क्षेत्र में की जाती है, जो निम्नवत हैं।

– *Echinochloa frumentacea* Link.
(Syn. *Panicum frumentaceum* Roxb.)

– *Eleusine aegyptiaca* Desf.

– *Paspalum scrobiculatum* Linn.

– *Phragmites communis* Linn.

– *Setaria glauca* Linn.

– *Setaria virdis* (Linn.) Beauv.

इनका भी औषध रूप में स्थानीय स्तर पर उपयोग होता है। इनके अतिरिक्त उच्च–ऊँचाई वाले क्षेत्रों में इन धान्यों के साथ–साथ आलू, गोभी, शलजम, मूली, टमाटर, पलाण्डु, मटर, चुकन्दर, सरसों, लहसुन व मिर्च आदि उपयोगी सब्जियों की पैदावार भी की जा रही है। इनका सब्जी के रूप में प्रयोग के साथ–साथ परम्परागत रूप से औषध रूप में भी प्रयोग किया जाता है।

अध्याय 3

औषधीय वनस्पति सम्पदाः संरक्षण एंव सुझाव

वनस्पतियाँ किसी भी देश की एक बहुमूल्य सम्पदा है। इनके मूल्यों का आंकलन करना एक कठिन काम हैं, क्योकि ये हमारी भूमि की रक्षा, वायु में आक्सीजन की मात्रा का संतुलन, धरती पर वर्षा, तापमान नियंत्रण एवं परिस्थितिक संतुलन बनाये रखती है। इस प्रकार केवल वृक्षों से प्राप्त काष्ठ या पादपों में निहित औषधीय या अन्य गुणों के आधार पर इनका मूल्यांकन करना अनुचित एवं वनस्पति जगत पर अत्याचार होगा। भारत में लगभग 18000 पुष्पी पौधों की जातियाँ पाई जाती हैं, जिनमें लगभग 4900 जातियाँ स्थानिक हैं। परन्तु हमारी अमूल्य वन सम्पदा की लगभग 1800 जातियाँ संकटग्रस्त हैं एवं लगभग 200 जातियाँ लुप्त प्रायः हो चुकी है। इसी प्रकार लगभग 500 औषधीय पौधों की जातियों में से 50 जातियाँ लुप्त समझी जाती है। वेद एवं पुराणों के अनुसार भी हिमालय औषधीय पौधों का भण्डार गृह समझा जाता है। आयुर्वेद तथा यूनानी पद्धतियों में उपयोग की जाने वाली सहस्त्रों वनौषधियाँ इन क्षेत्रों से एकत्रित की जाती रही हैं, परन्तु पिछले दो दशकों से पर्वतीय क्षेत्रों में वनों के अंधाधुंध कटने, नये नगर एवं सड़क के बनने, पर्यटन, बढ़ती जनसंख्या के खाद्य पदार्थो की आपूर्ति के लिए कृषि एवं व्यापार तथा अन्य प्राकृतिक विपदाओं के कारण ब्रह्मकमल *(सॉस्सुरिया)*, पापरी *(पोडोफिल्लम)*, जटामांसी *(नोर्डोस्टेकिस)*, द्राक्ष *(वाइटिस)*, रसौत

(बर्बेरिस), तीता *(कॉप्टिस)* आदि जैसी अनेक बहुमूल्य वनस्पतियाँ संकेटग्रस्त हो गई हैं।

पौधों की विरल, संकटग्रस्त अथवा संकटापन्न जातियों के संरक्षण के परिपेक्ष्य में ऊतक संवर्धन विधि का प्रत्यक्ष रूप से पात्रे (*in vitro*) संरक्षण में महत्वपूर्ण योगदान है। साथ ही यह विधि परोक्ष रूप में परा–स्थाने (एक्स सीटू) संरक्षण को और अधिक प्रभावशाली बनाने में भी महत्वपूर्ण भूमिका अदा कर सकती है, क्योंकि विभिन्न संकटग्रस्त जातियों का परा–स्थानें संरक्षण के लिए वानस्पतिक उद्यानों आदि में प्रवेशन हेतु ऐसी जातियों के प्राकृतिक रूप से उगने वाले पौधों को जड़ सहित उखाड़ने के बजाय उसके किसी भी भाग के लिए छोटे से अंग मात्र से हजारों पौधों विकसित किये जा सकते हैं। इन्हें न केवल वैज्ञानिक अध्ययन तथा आर्थिक एवं व्यापारिक उपयोग के लिए व्यापक स्तर पर उगाया जा सकता है, अपुति इनके परा–स्थाने संरक्षण हेतू प्रवेशन एवं संवर्धन के साथ–साथ इनके प्राकृतवासों में पुर्नस्थापित भी किया जा सकता है।

1. पात्रे–संरक्षण (*In-situ* Conservation)

पात्रे संरक्षण विधि एक प्रकार से जनन द्रव्य संग्रहण तकनीक है, जिसके द्वारा पादप बीज्यों, जैसे बीज, जननकन्द, कलिका, प्रोटोप्लास्ट कोशिका, ऊतक, युग्मक इत्यादि को लम्बे समय तक रोग मुक्त एवं जननिक तौर पर स्थाई अवस्था में 'परखनली' में अनुरक्षित किया जा सकता है। साधारण ऊतक संवर्धन के दौरान एक नियमित अंतराल में संवर्धन को एक पात्र से दूसरे पात्र में बदलना (ट्रांस्फ्लार्स्किग) पड़ता है, जो आर्थिक दृष्टिकोण से अव्यवहारिक है एवं इससे संवर्धन के संक्रमणित होने का अन्देशा भी रहता है। इसलिये पात्रे संरक्षण तकनीक का प्रमुख उद्देश्य न केवल ट्रांसफ्लार्स्किग अथवा सबकल्वर के अंतराल को बढ़ाना है बल्कि कल्वर्स की लम्बी संग्रहण क्षमता को भी बढ़ाना है। इस आशय की पूर्ति के लिए या तो संवर्धन में प्रयुक्त होने वाले पोष–माध्यम में सॉर्बिटॉल अथवा मैनिटॉल जैसे वृद्धि निरोधक रसायन को 1–6 प्रतिशत की मात्रा में मिलाया जाता है, या फिर संवर्धन को कम तापमान (शीतोष्ण जातियों के लिए 1–10°C तथा उष्ण कटिबन्धीय जातियों के लिए 15–20°C) पर रखा जाता है। इस प्रकार जननद्रव्य को बिना किसी विशेष कठिनाई के लगभग एक साल या उससे भी अधिक समय

तक बिना ट्रांसफ्लासकिंग के परखनली अवस्था में संरक्षित/संग्रहित किया जा सकता है।

2. परा–स्थाने संरक्षण (*Ex-situ* Conservation)

इसके अन्तर्गत पौधों को उनके प्राकृत वास ले लाकर उद्यानों में रोपण एवं ऊतक संवर्धन विधि द्वारा उनकी संख्या को गुणित किया जाता है । इस विधि द्वारा वैज्ञानिकों को कई सफलतायें प्राप्त हुई हैं, जैसे *पोडोफिल्लम, डायोस्कोरिया, टिनोस्पोरा* आदि के ऊतक संवर्धन द्वारा गुणन, अनुकूलन एवं खेती में सीमित सफलता भी मिली है। इस प्रकार के प्रयास बड़े पैमाने पर बढ़ाने की आवश्यकता है। खेती के अलावा औषधीय पौधों के प्राकृतवास में ही उनके रोपण से अधिक लाभ मिल सकता है। औषधीय पौधों की खेती के प्रति लोगों में रूचि जागृत करनी चाहिए। औषधि व्यापार के बजारू पहलू अस्थायी होने के कारण किसान जोखिम से बचते हैं। किसानों को खेती की विकसित तकनीक एवं औषधीय पौधों की खेती के लाभ की जानकारी देना बहुत आवश्यक है। जैसे ब्राह्मी की खेती से किसान प्रतिवर्ष छह फसलें उगा सकता हैं एवं उसके निर्यात से वह काफी लाभान्वित हो सकता है। इसके अतिरिक्त पात्रे संरक्षण के तहत आजकल कृत्रिम बीज व क्रायोप्रिजर्वेशन तकनीक भी काफी हद तक प्रचलित हो रही है।

3. कृत्रिम बीज (Artificial Seeds)

कृत्रिम बीज उत्पादन के लिए ऊतक संवर्धन तकनीक से विकसित सोमेटिक एम्ब्रियो आदि को पोष तत्वों, माइकोराइजा, कीटनाशक, बीजाणुनाशक आदि उपबंधों के साथ सोडियम एल्जिनेट माध्यम (मैट्रिक्स) में इनकैप्सुलेट कर के लगभग 4^0C तापमान पर सुरक्षित रखा जाता है। भारत में इस तकनीक के विकास व परिमार्जन में भाभा परमाणु अनुसंधान केन्द्र अग्रणी भूमिका निभा रहा है। इस प्रकार विकसित किये गये बीजों को लगभग एक साल तक बिना उनकी अंकुरण क्षमता में ह्रास के संग्रहणित किया जा सकता है। साथ ही इन्हें एक स्थान से दूसरे स्थान तक आसानी से ले जाया जा सकता है तथा बिना किसी प्रकार के अनुकूलन के अन्य बीजों के समान सीधे भूमि में बोया जा सकता है।

4. क्रायोप्रिजर्वेषन (Cryopreservation)

क्रायोप्रिजर्वेशन आज जनन द्रव्य के लम्बे समय तक संग्रहण की सबसे अधिक लोकप्रिय व प्रभावी पात्रे तकनीक है। इसमें जनन द्रव्य को तरल नाइट्रोजन में अर्थात शून्य से 196°C नीचे के तापमान पर लगभग 75 प्रतिशत सफलता के साथ अनिश्चित काल तक संरक्षित रखा जा सकता है। इस विधि से संरक्षण हेतु जनन द्रव्य को विभिन्न चरणों में 0.25–1°C प्रति मिनट दर से 0°C से लेकर 35–40°C तक ठण्डा करते हैं। फिर उसे सीधे तरल नत्रजन में डाल देते हैं। प्रायः जनन द्रव्य को ठण्डक से होने वाली क्षति से बचाने के लिए शीत रोधी (क्रायोप्रोटेक्टेंट) रसायन जैसे डाइमिथाइल सल्फॉक्साइड (डी.एम.एस.ओ.) या इसके साथ विभिन्न शर्करा या पॉलीएथिलीन ग्लाइकॉल या प्रोलीन के मिश्रण का प्रयोग करते हैं।

सुझाव (Suggestions)

विस्तृत जलवायु होने के कारण भारत में पादप विविधता का अपार भंडार है, फिर भी उनको सुचारू रूप से वनों में उगाने की आवश्यकता है। औषधीय पौधों के सुरभित द्रव्यों की खपत व व्यापार से यह स्पष्ट है कि इनकी मांग सदा बढ़ती ही रहेगी। अतः इनके उत्पादन की में सुचारू ढंग वृद्धि होने के लिए कुछ सुझाव निम्न प्रकार हो सकते हैं

(1) महत्वपूर्ण औषधीय पौधों के सघन सर्वेक्षण के उपरान्त सूची तैयार कर, उनकी भौगोलिक अनुकूल परिस्थितियों वाले क्षेत्रों में वैज्ञानिक ढंग से खेती की जानी चाहिए।

(2) भूमि अपरदन (Soil erosion) एवं जैविक विकास के लिये सुक्ष्म शाकीय औषधीय पौधों का संरक्षण करना चाहिए।

(3) देशज आनुवांशिक सम्पदा की रक्षा के लिए औषधीय पादपों की विभिन्न जातियों/प्रभेदों का गृहीकरण होना चाहिए।

(4) आरक्षित क्षेत्रों जैसे राष्ट्रीय उद्यान, जैव सम्पदा समृद्ध "उत्तप्त स्थलों" आदि का एक स्पष्ट जालिका तन्त्र (Network) बनाकर जैविक विविधता सरंक्षण के प्रयास करने चाहिए।

(5) औषधीय सम्बन्धी पारम्परिक एवं देशज ज्ञान (Traditional knowledge) व कौशल की रक्षा के प्रयास करने चाहिए।

(6) औषधीय पौधों के अकानूनी तौर पर संग्रहं, निर्यात, तस्करी एवं व्यवसाय करने पर प्रतिबन्ध लगाना चाहिए।

(7) ऐसे वनों का जहाँ औषधीय पौधें या अन्य संकटग्रस्त पौधों का बाहुल्य हो, उन्हें संरक्षित क्षेत्र घोषित करना चाहिए।

(8) ज्ञात संकटग्रस्त और लुप्तप्राय जातियों को वनस्पति उद्यानों (Botanical Gardens) में सरंक्षण प्रदान करना चाहिए।

(9) देशी चिकित्सा पद्धतियों में उपयुक्त महत्वपूर्ण औषधीय पौधों की मिलावट को रोकना चाहिए।

(10) विरल संकटग्रस्त व दुर्लभ औषधीय पौधों के सक्रिय घटकों के विस्थापकों का पता लगाना चाहिए।

(11) वन अधिकारियों व स्थानीय लोगों के सहयोग से प्रति वर्ष वनौषधि सम्पदा का मूल्यांकन होना चाहिए।

(12) जड़ी–बूटी के लिए राष्ट्रीय व प्रदेश स्तरीय कोष की स्थापना करनी चाहिए।

(13) संग्रहणकर्ता को बिचौलियों, ठेकेदारों, तस्करों व दलालों से मुक्त करने के लिए विभिन्न स्तर पर समितियों का गठन होना चाहिए।

(14) कृषि के लिए अनुपयुक्त, अलाभकारी एवं न्यून सिंचाई सुविधा वाली भूमि का सर्वेक्षण करके जलवायु के अनुकूल औषधीय पौधों का रोपण करना चाहिए।

(15) औषधीय पौधों की रोपण सामग्री के लिए खण्ड स्तर पर नर्सरियों की स्थापना होनी चाहिए।

(16) वनौषधियों पर आधारित कुटीर उद्योगों को प्रोत्साहन के लिए वित्तीय सहायता पर पर्याप्त छूट देनी चाहिए।

(17) पर्यावरण, जल संचय, भूमि संरक्षण के लिए उपयुक्त बहुउपयोगी वृक्षों का वनीकरण करना चाहिए।

(18) औषधीय एवं सुगन्धीय पौधों के प्रसंस्करण/आसवन तथा सुगन्धित तेलों एवं जड़ी–बूटियों की गुणवत्ता की जाँच के लिए जिला व निम्न स्तरों पर सुविधायें उपलब्ध होनी चाहिए।

(19) किसान व उद्यमियों की सामान्य जानकारी के लिए आवश्यक प्रसार साहित्य का सृजन, प्रकाशन व वितरण निचले स्तर पर होना चाहिए।

(20) किसान व उद्यमियों के लिए खण्ड स्तर पर प्रशिक्षकों द्वारा प्रशिक्षण शिविर का आयोजन होना चाहिए।

(21) औषधि उत्पादन मंडल स्थापित करने चाहिए।

(22) हर राज्य में औषधि एवं सुगंधित वनस्पति उत्पादक संघ की स्थापना करनी चाहिए।

(23) किसानों को औषधीय उत्पादन में होने वाली लागत के अनुसार उनको उचित मूल्य मिलना चाहिए।

(24) जहाँ–जहाँ पर जिन वनस्पतियों का उत्पादन अधिक होता है, उन जिलों में उस वनस्पति से तैयार होने वाली औषधियों के निर्माण करने के लिए प्रयोगशालाएँ या संस्करणशाला (प्रोसेसिंग हाऊस) स्थापित होनी चाहिए।

(25) प्रत्येक जिले के प्रमुख स्थान पर वनौषधियों का उद्यान तैयार करना चाहिए और वहाँ उन वनस्पतियों के सम्बन्ध में संपूर्ण जानकारी देने की सुविधा होनी चाहिए तथा पौधों की वानस्पतिक उपलब्धता होनी चाहिए।

(26) वानस्पतिक औषधियों के उपयोग के सम्बन्ध में आम जनता को जानकारी देने के लिए छोटी–छोटी पुस्तिकाओं का प्रकाशन करना चाहिए, जिनमें आधुनिक रासायनिक पद्धतियों से सिद्ध वनस्पतियों का उल्लेख होना चाहिए।

(27) शासकीय, अशासकीय व निम्न शासकीय जो उद्यान तैयार किए जाते हैं, उनमें औषधीय वनस्पतियाँ लगाई जानी चाहिए।

(28) शासन के आरोग्य विभाग, वन विभाग तथा कृषि विभाग को इस दिशा में संयुक्त कार्य करना चाहिए।

(29) किसान, व्यापारी, औषध निर्माता एवं वैद्य इन सब के दो–दो विशेषज्ञ लेकर समिति स्थापित कर प्रत्येक वर्ष में 2–3 बार विचार विमर्श करना चाहिए। समिति द्वारा अपनी राय शासन को देनी चाहिए और शासन द्वारा उस पर अमल किया जाना चाहिए।

(30) कृषि एवं औषधि निर्माण महाविद्यालयों में औषधि पादप का एक अलग विषय होना चाहिए जिसमें निम्नलिखित बातों का समावेश होना चाहिएः–

(अ) औषधीय वनस्पतियों की पहचान।

(आ) औषधीय वनस्पतियों का रोपण।

(इ) किसी विशेष भूमि में कौन–कौन सी वनस्पतियाँ उग सकती हैं, इसकी जानकारी।

(उ) वनस्पति के औषधीय रूप में कौन–कौन से अंग उपयुक्त है। उनके गुणधर्मानुसार रोगों पर क्या परिणाम हो सकता हैं, इसकी जानकारी।

(ऊ) वनस्पतियों के संग्रहण एवं सरंक्षण करने की कौन–सी योग्य पद्धति है, इसकी जानकारी।

(ए) वनस्पतियों के कौन–कौन से अंग उपयुक्त है, उनके रासायनिक विश्लेषण पर कार्य होना चाहिए।

यदि उपरोक्त दिशा में कार्य किया जाता है तो निश्चय ही पादप–सम्पदा का संरक्षण सम्भव हो सकता है।

रेखाचित्र व फोटोग्राफ्स

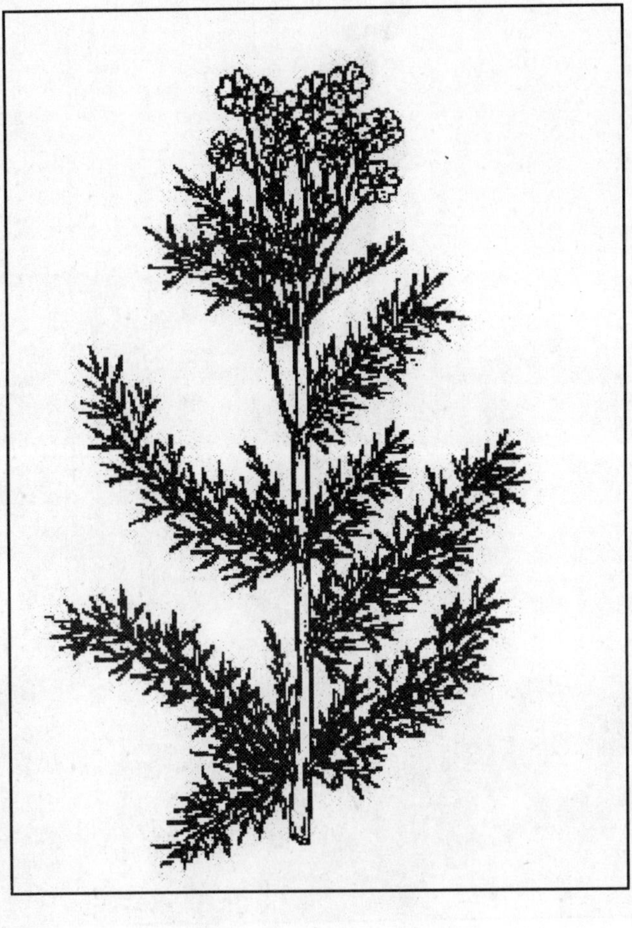

अचिलिया मीलियोफोलियम

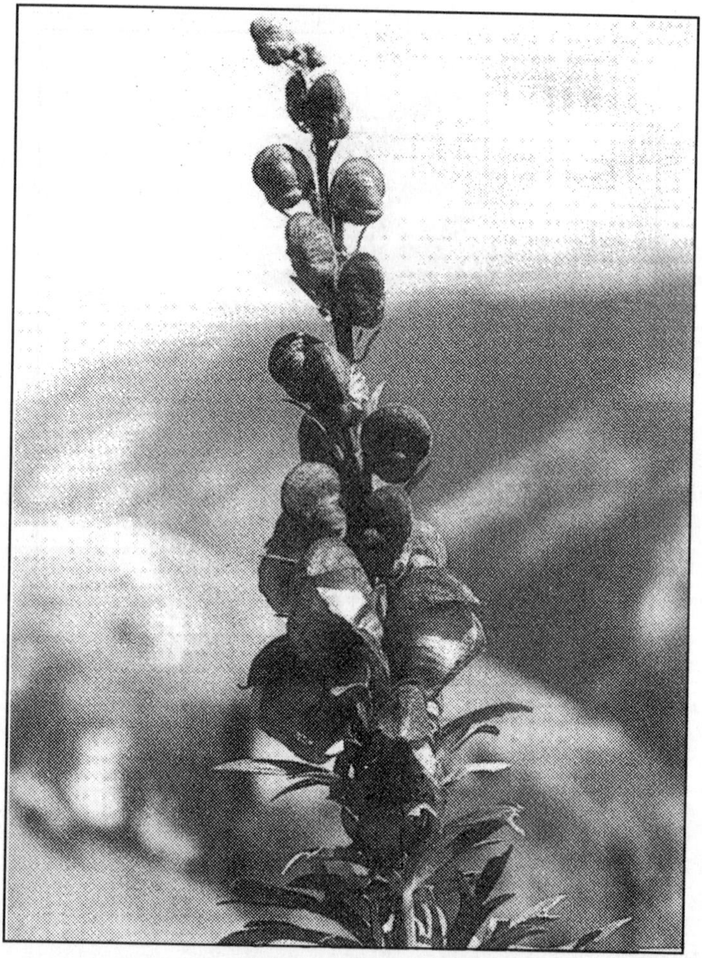

एकोनिटम हेटेरोफिल्लम

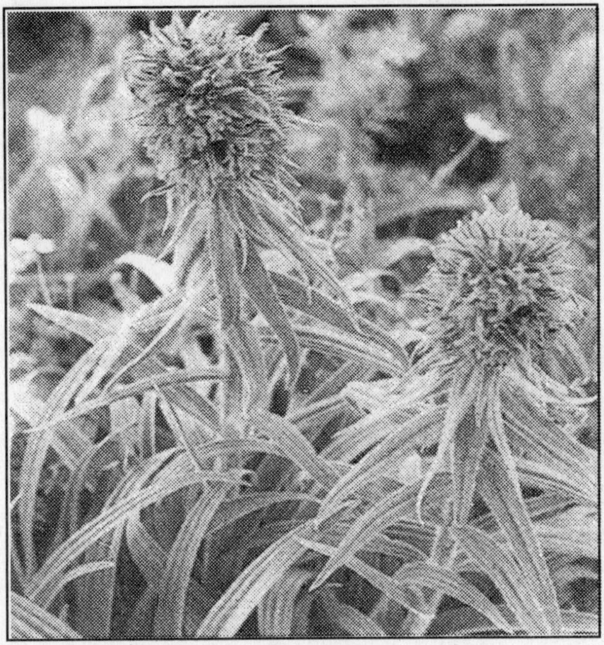

अरनेबिया बेन्थिमाई

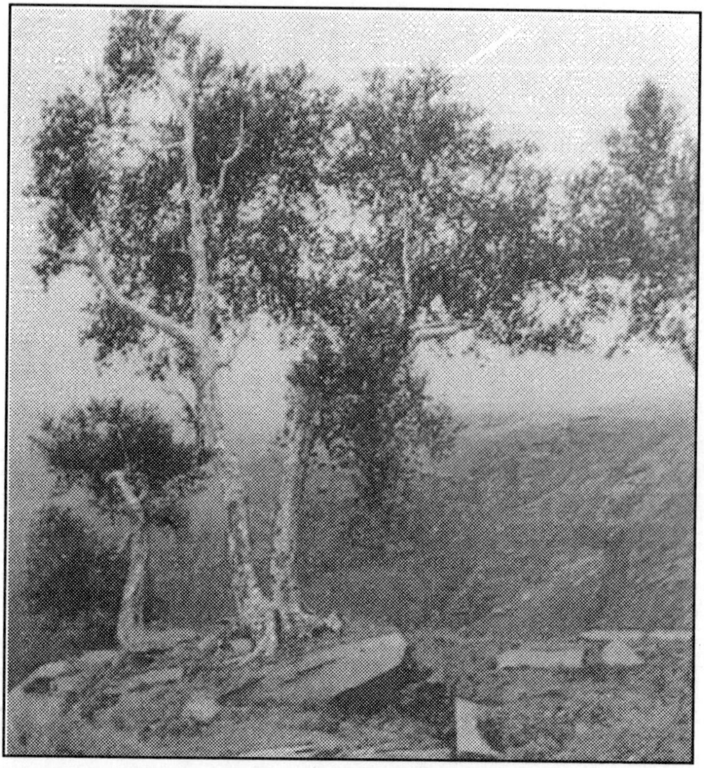

बीटयूला यूटिलिस

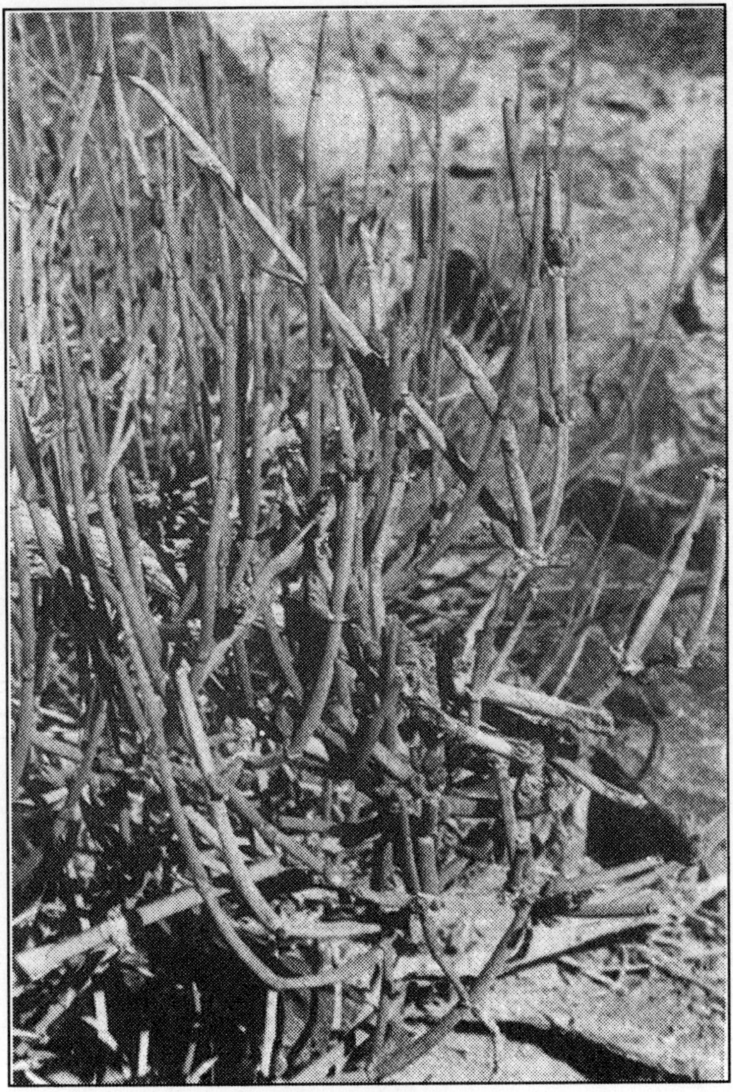

एफिड्रा जिरारडियाना

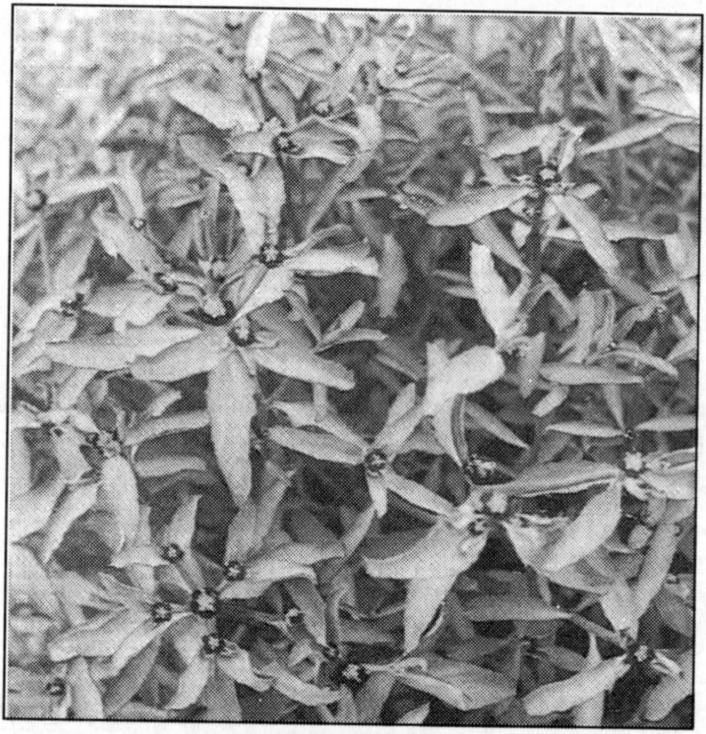

यूफॉर्बिया तिबेतिका

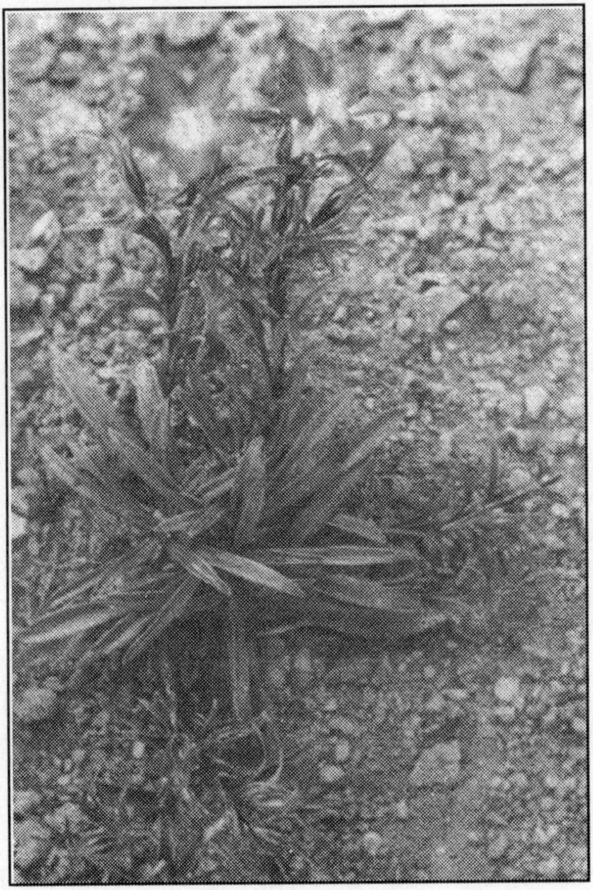

जेन्शियाना कुरू

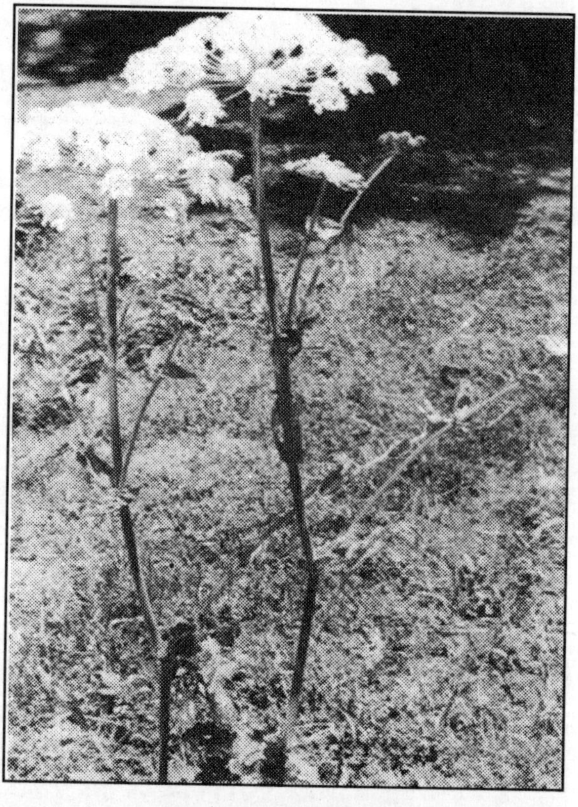

हीराक्लियम केन्डिकेन्स

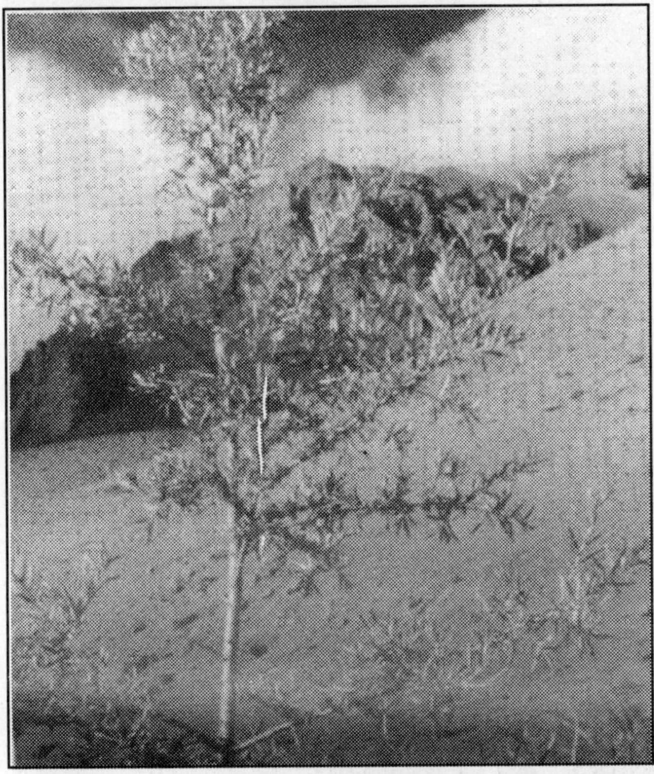

हिप्पोफी रामनिओईडिस

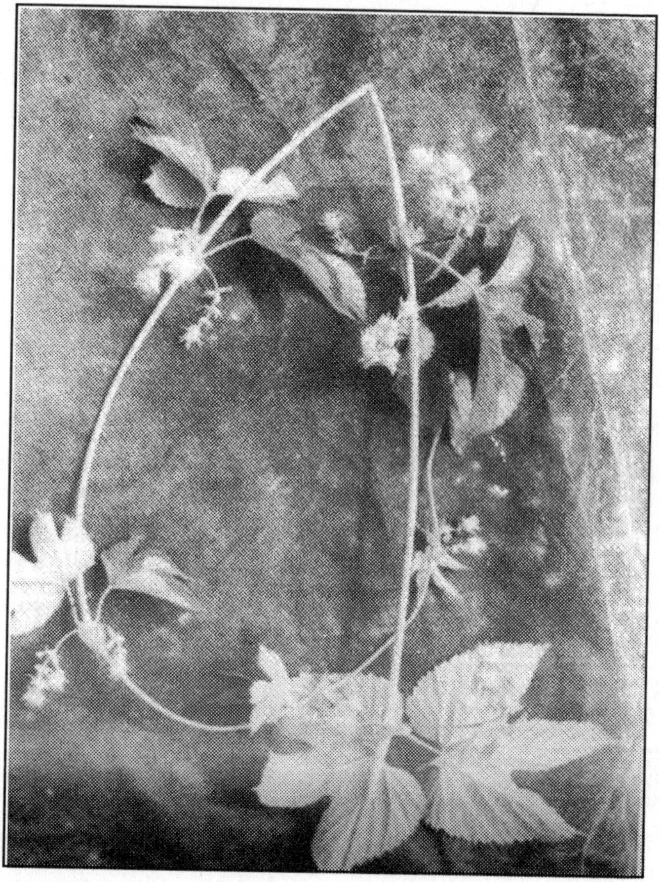

हयूमलस लयुपिलस

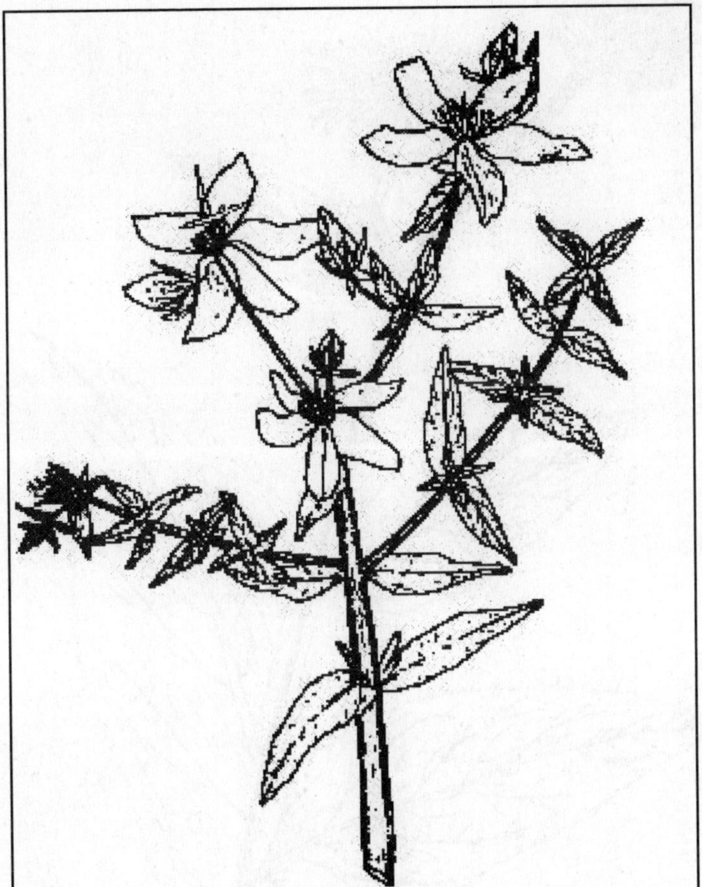

हाईपेरिकम परफोरेटम

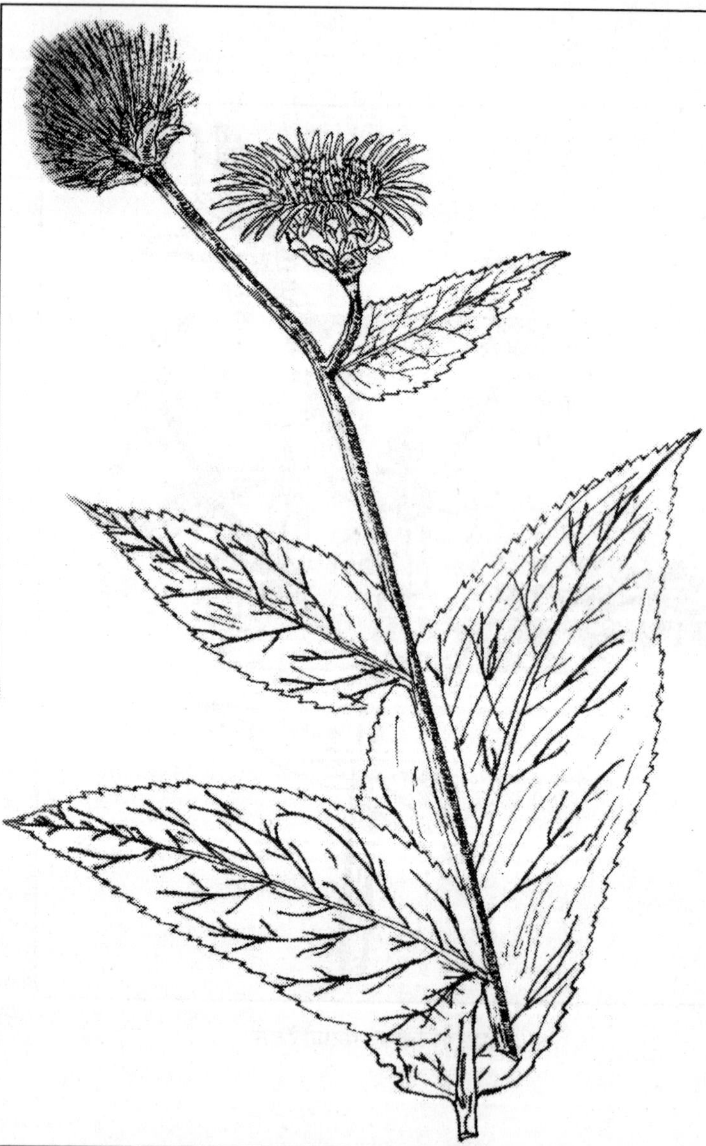

इनयुला रेसीमोजा

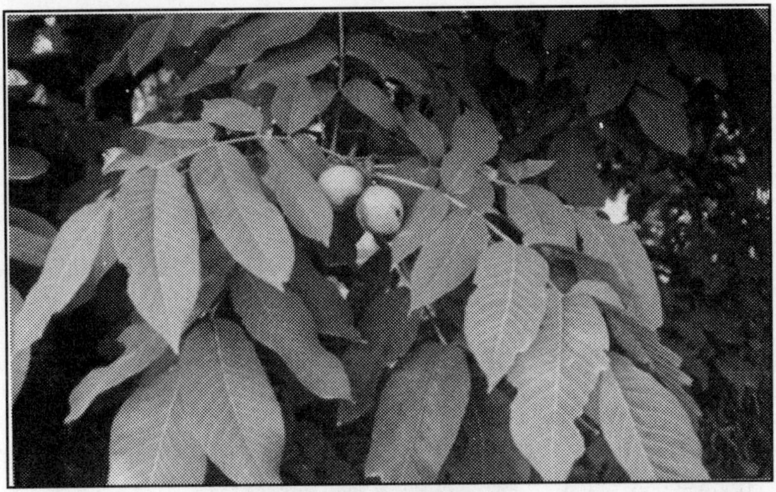

जुगलांस रेजिया

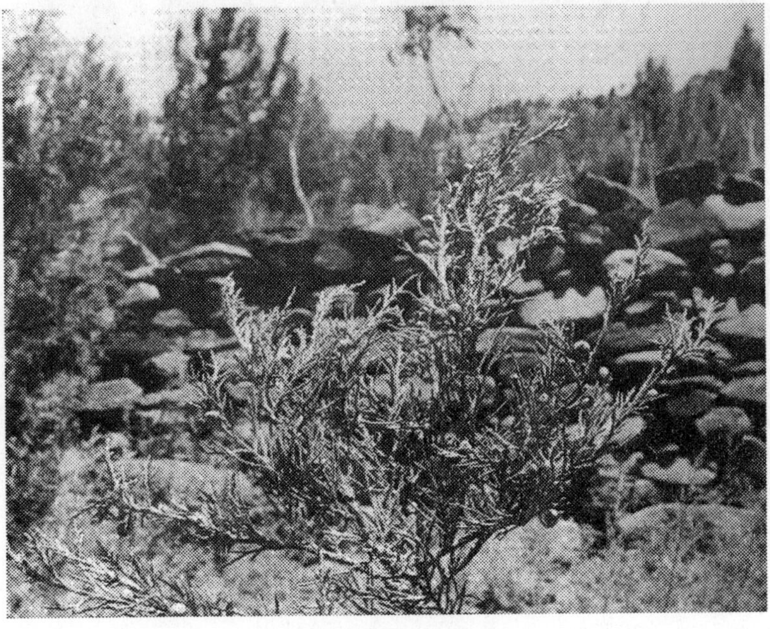

जूनिपेरस मैक्रोपोडा

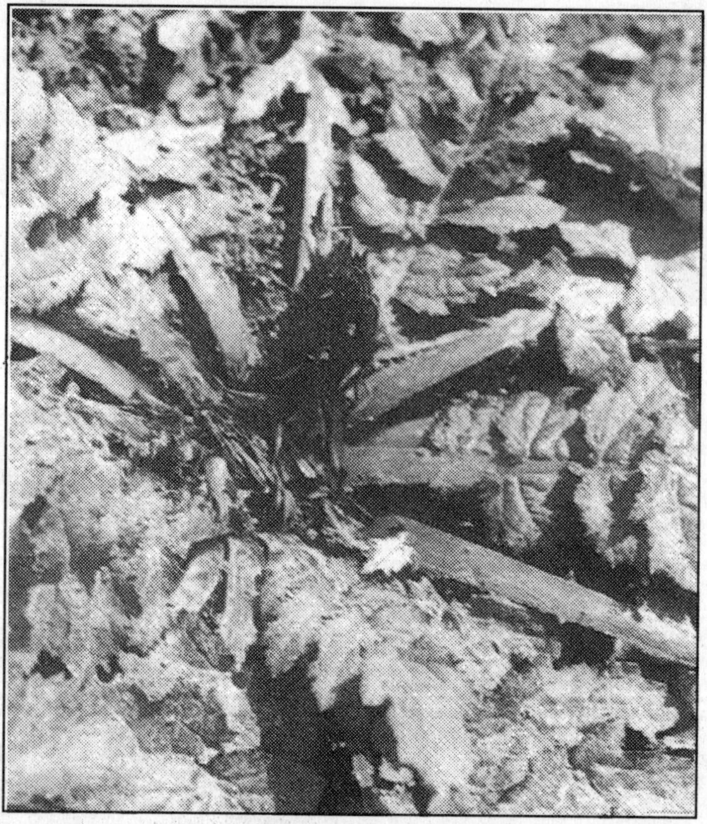

ज्युरिनिया मैकोसिफेला

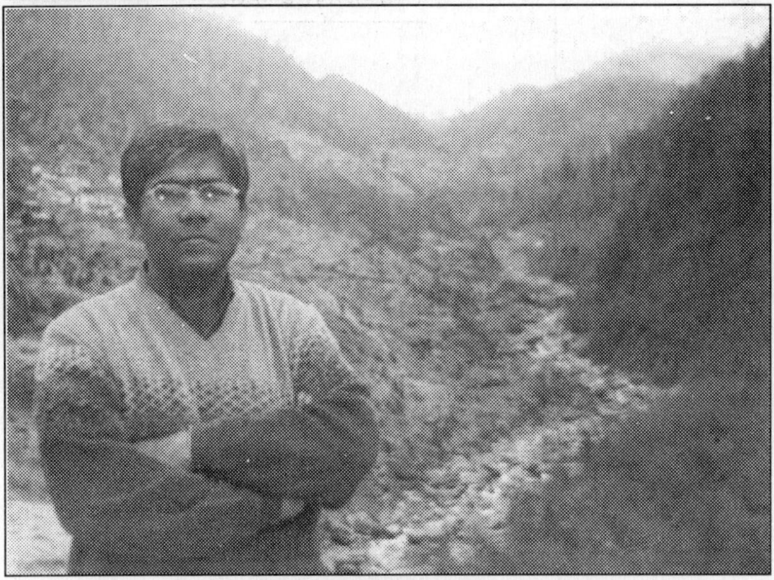

नाथूला (सिक्किम) को जाते हुए लेखक

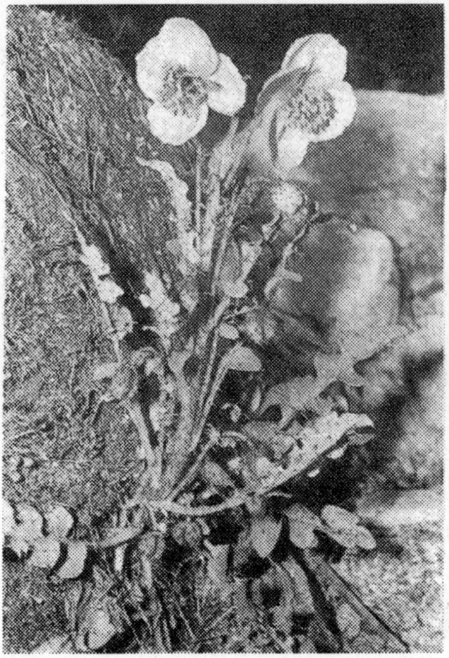

मीकानोप्सिस
एक्युलाटा

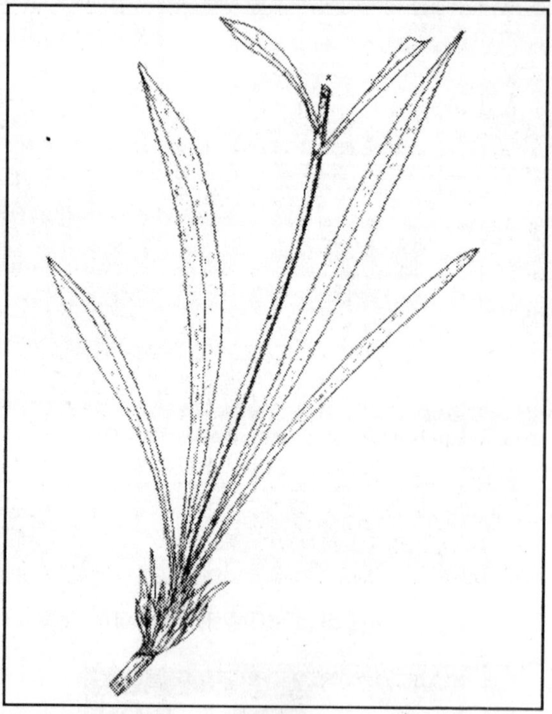

ओनोसमा
ब्रैक्टियेटम

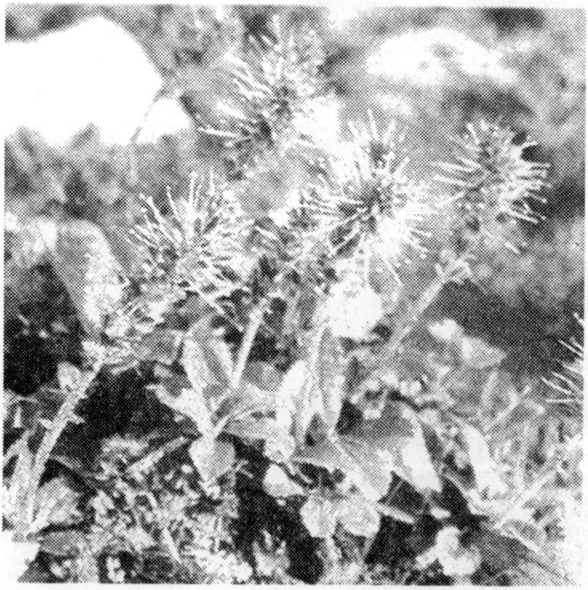

पिकोराईजा
कुरूआ

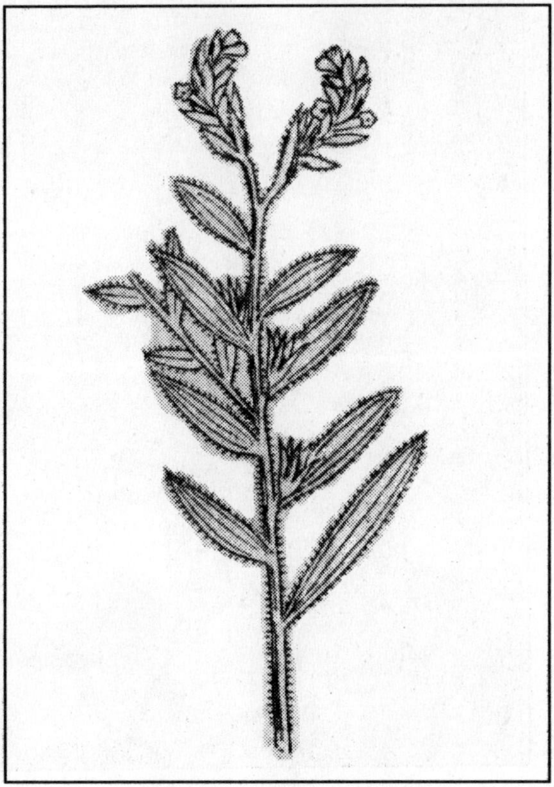

ओनोसमा इकोओईडिस

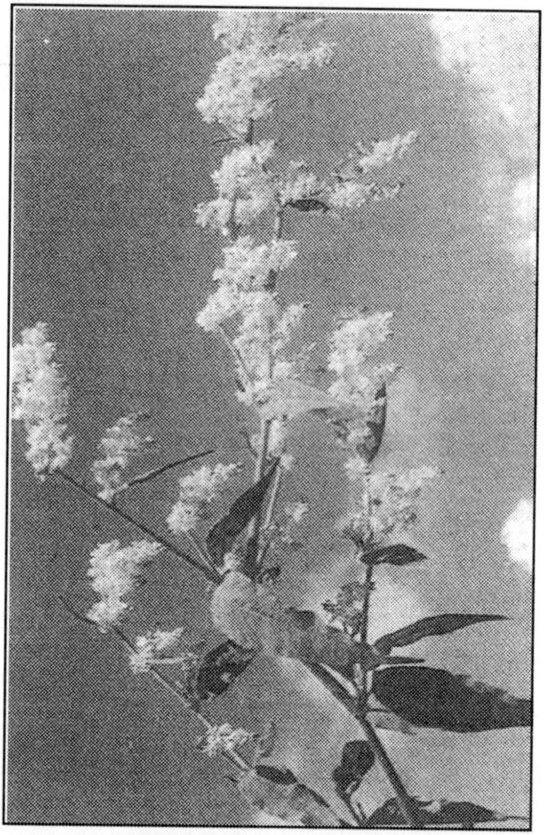

पोलिगोनम एलपाईनम

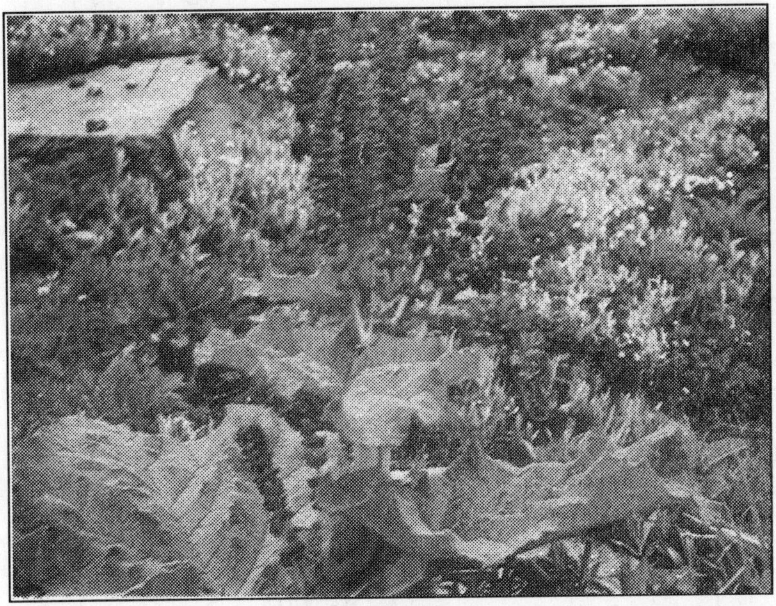

रियम ईमोडियाइ

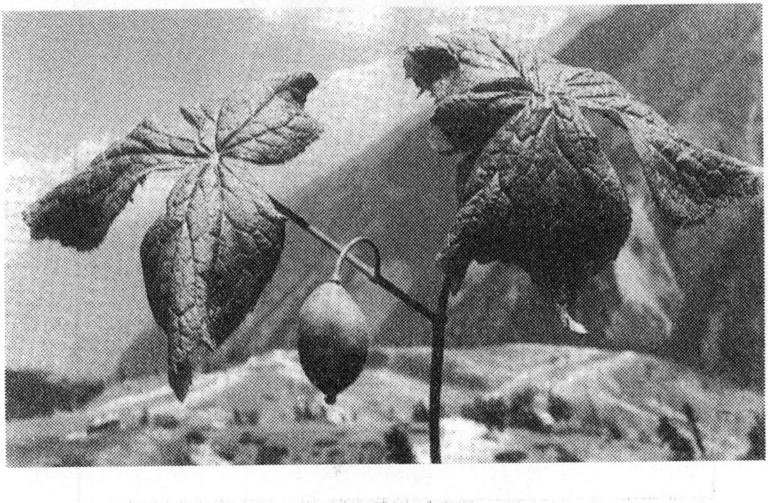

पोडोफिलम हैक्जेंड्रम

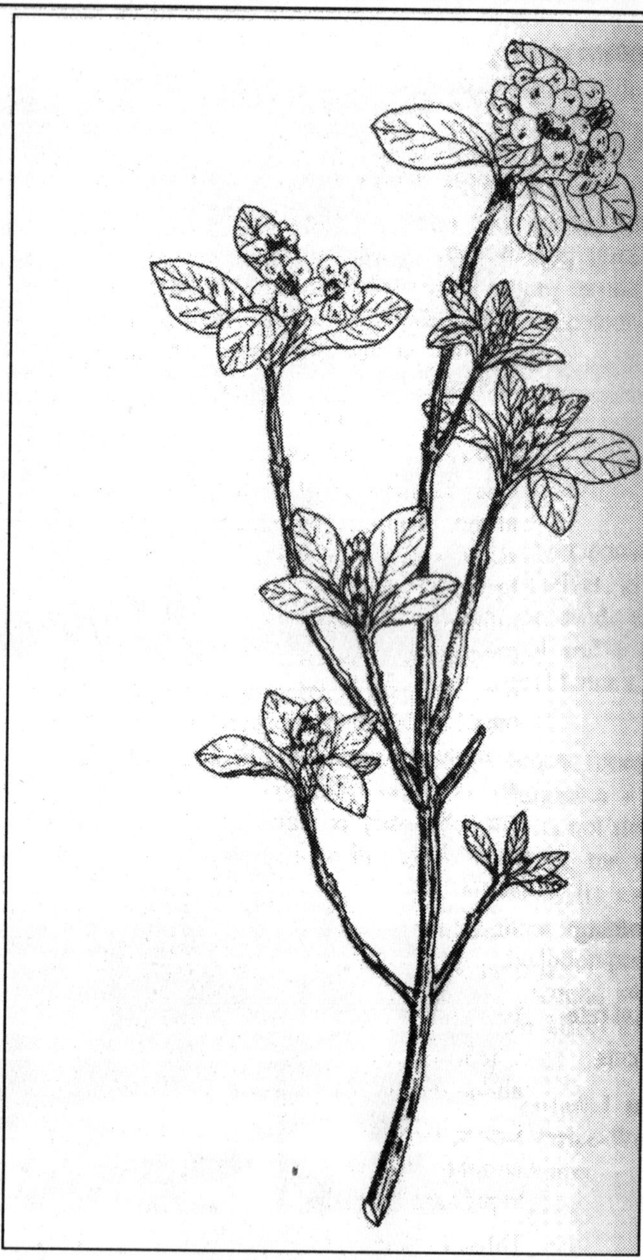

रोडोडेन्ड्रोम एन्थोपोगान

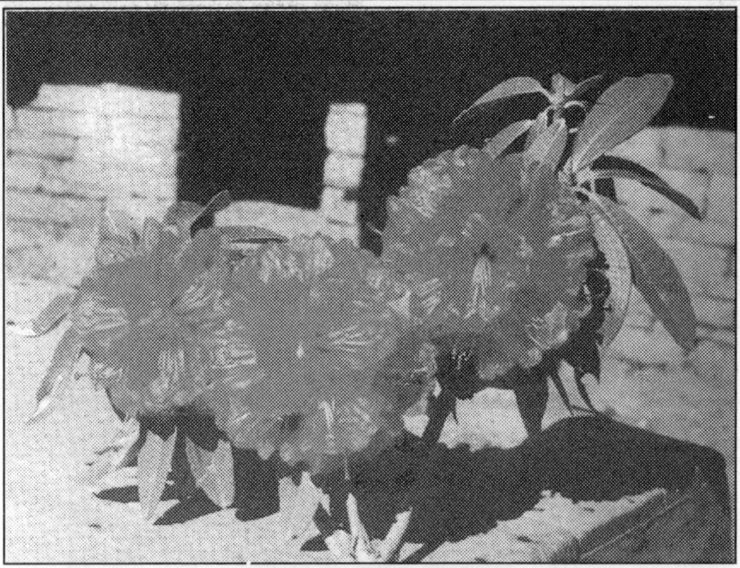

रोडोडेन्ड्रोम आरबोरियम

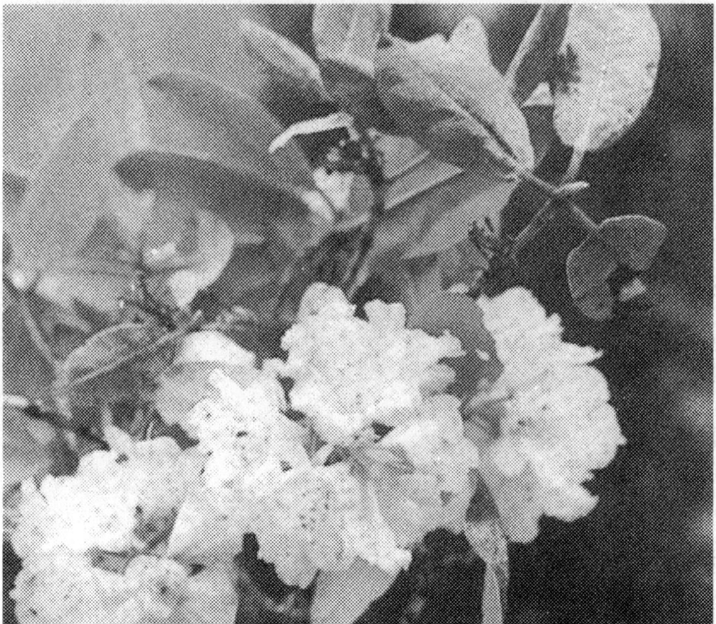

रोडोडेन्ड्रोम कैम्पेनुलेटम

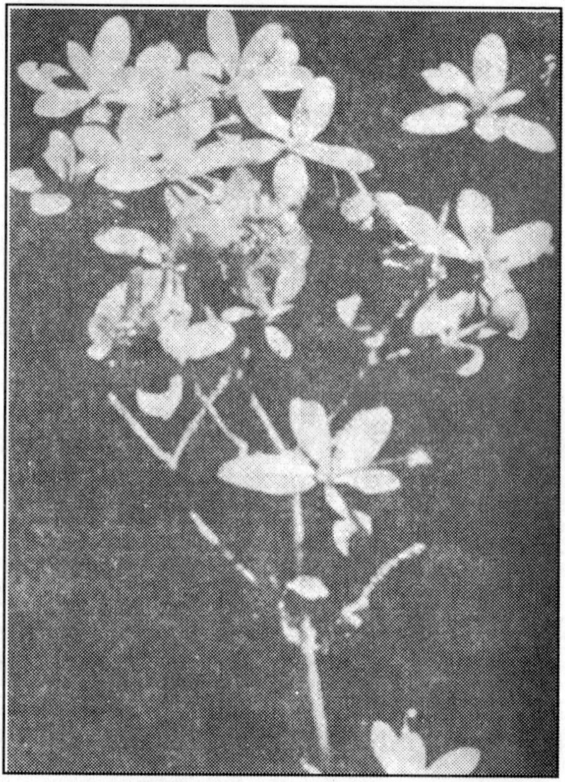

रोडोडेन्ड्रोम लेपिडोटम

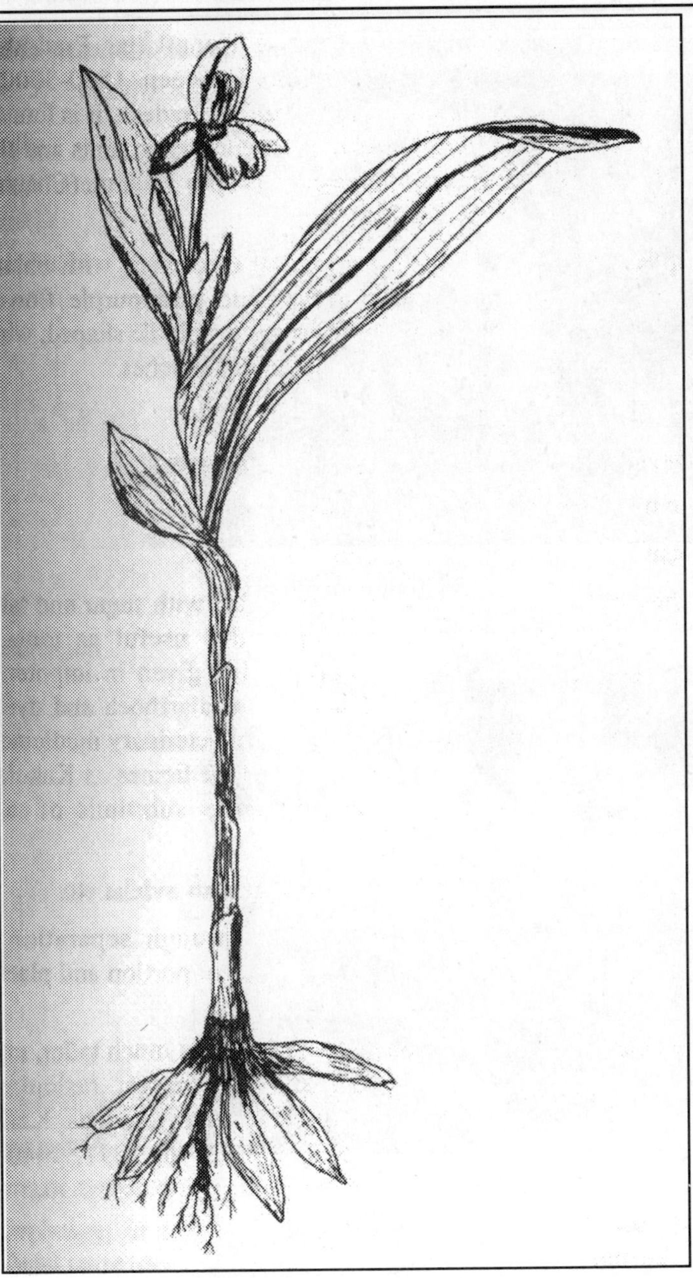

रोजकोइया एलपाईना

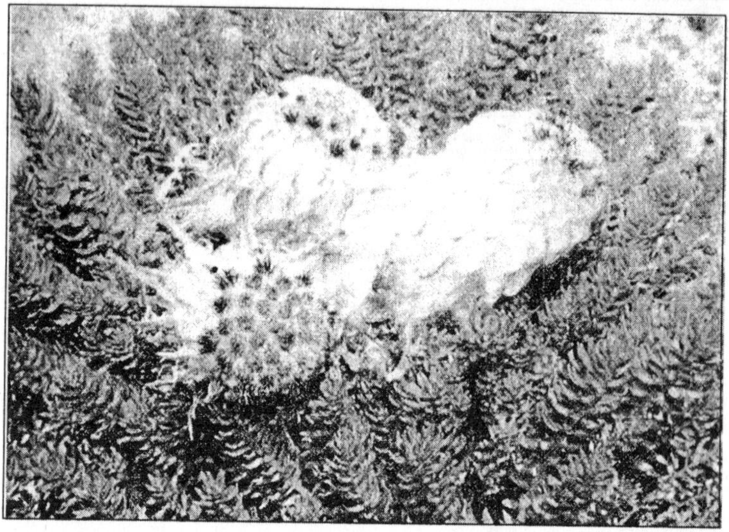

सॉसुरिया गॉसिपीफोरा

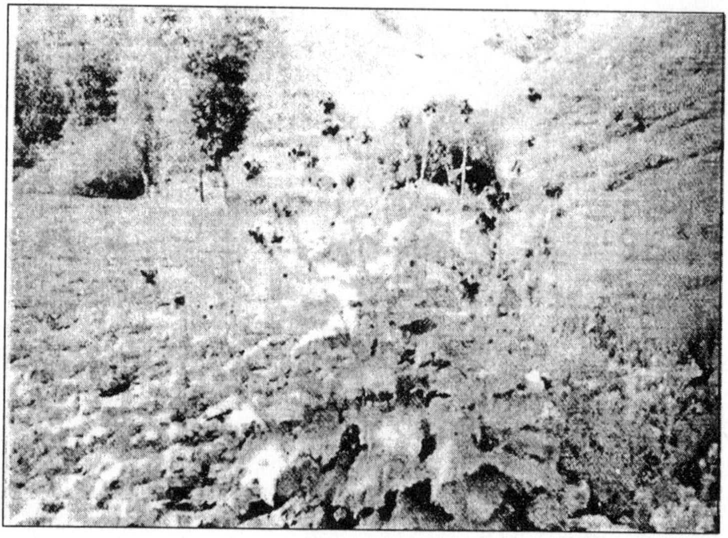

सॉसुरिया लप्पा

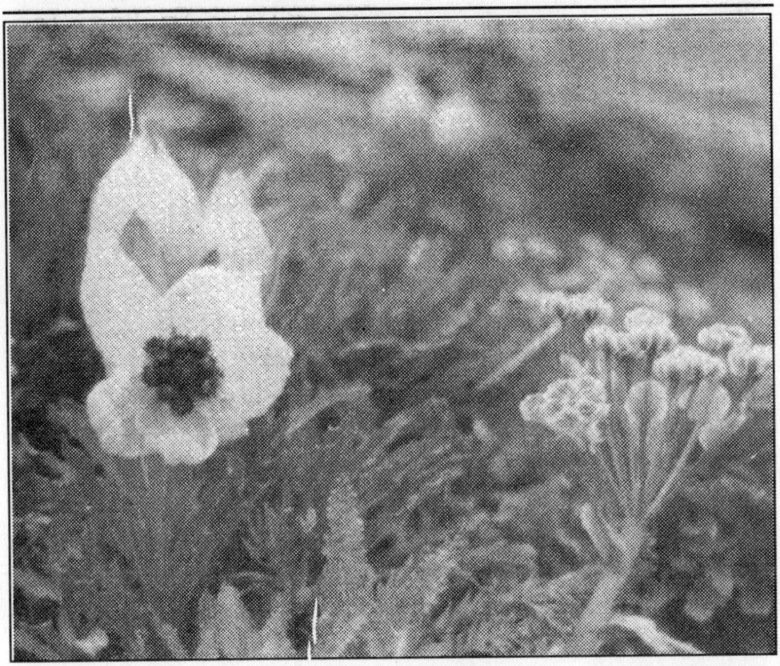

सॉसुरिया ऑबवालेटा

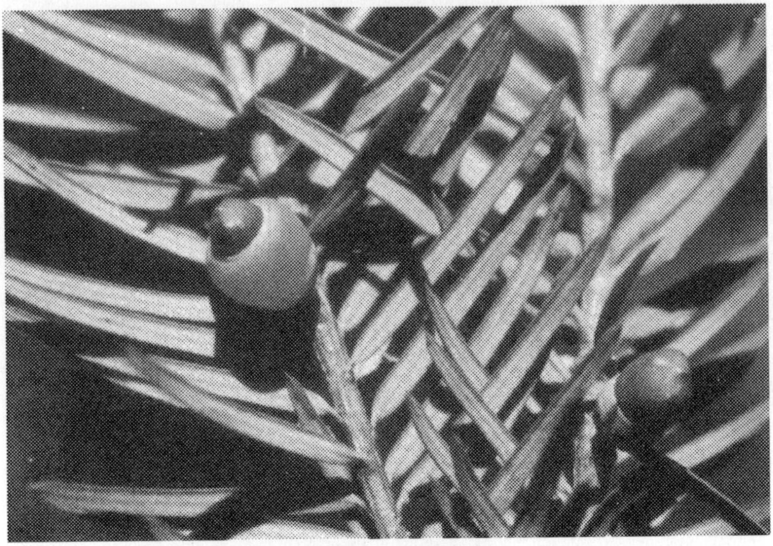

टेक्सस वैलिचियाना

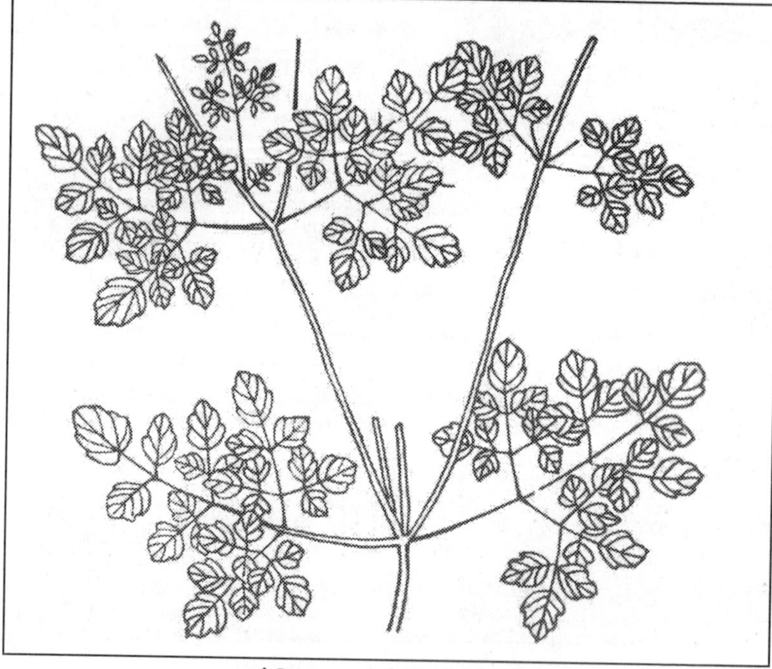

थैलिक्ट्रम फोलियोलोसम

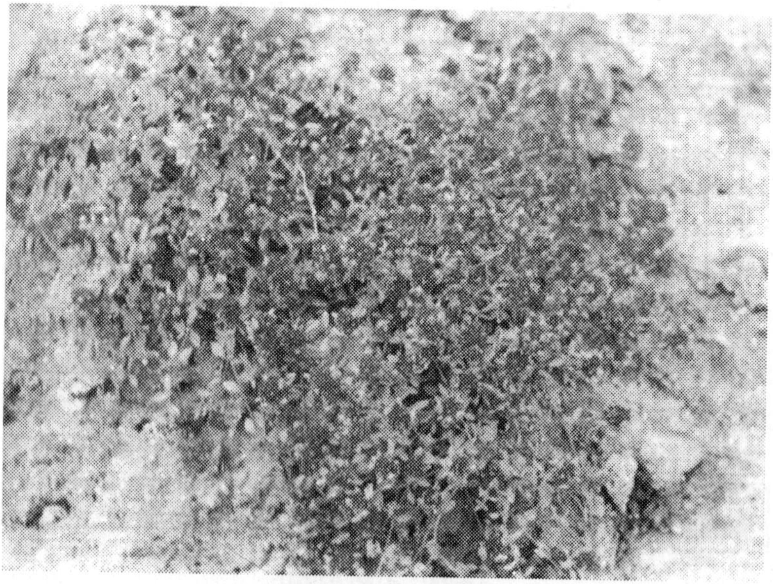

थाईमस सरफिलम

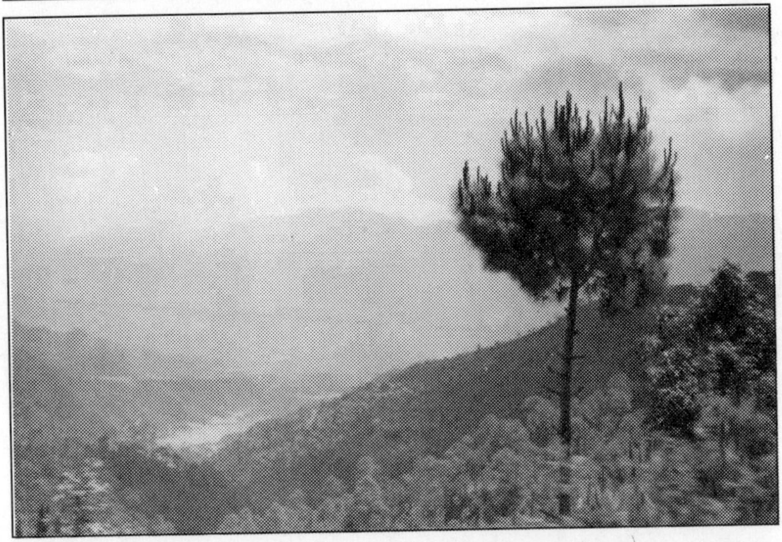

उच्च–शिखर (कुमॉयू क्षेत्र) की ओर जाते हुये मनोहारी दृश्य

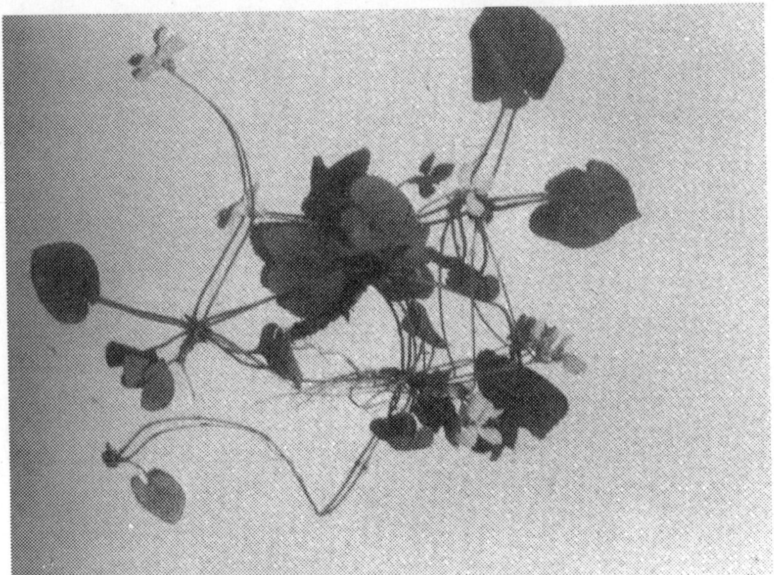

वायोला सरपेन्स

परिशिष्ट

परिशिष्ट–अ

लोक चिकित्सा प्रणाली में प्रयुक्त जड़ी–बूटियों के प्रयोगों की संक्षिप्त तालिका

क्र0 सं0	संस्कृत/हिन्दी/ प्रचलित नाम	वानस्पतिक नाम	प्रयोज्य अंग	प्राप्ति स्थान	स्थानिक प्रयोग
01.	अतिविषा, अतीस	*Acontium heterophyllum*	मूल	उत्तरांखड, जम्मू कश्मीर, व लद्दाख क्षेत्र में उपलब्ध है।	इसके मूलकन्दों का उपयोग अतिसार, अर्श एवं बालरोगों में करते हैं।
02.	अक्षोड़, अखरोट	*Juglans regia*	मूल, छाल व गिरी	उत्तरांखड, जम्मू कश्मीर व लद्दाख में मिलता है।	फलगिरी का उपयोग आमची बल्य एवं वृंहण में करते हैं।
03.	अटूंग, सींगअटूंग	*Tragopogon dulius*	पुष्प, मूल	जम्मू कश्मीर व लद्दाख क्षेत्र में उपलब्ध है।	आमची पुष्प एवं मूल का क्वाथ व चूर्ण पित्त विकार, आन्त्र–विकृति, रक्तदोष में करते हैं।
04.	अफसन्तीन,	*Artemisia maritima/ A. absinthium*	पंच्चांग	इसकी कई किस्में लद्दाख क्षेत्र में पायी जाती हैं।	आमची कृमिघ्न के रूप में कीट–मारी के सत्व एवं पुष्पों का प्रयोग करते हैं।

क्रमशः

परिशिष्ट–अ–जारी

क्र0 सं0	संस्कृत/हिन्दी/ प्रचलित नाम	वानस्पतिक नाम	प्रयोज्य अंग	प्राप्ति स्थान	स्थानिक प्रयोग
05.	अनारदाना	*Punica granatum*	बीज, छाल	उत्तरांखड, हिमाचल, जम्मू–कश्मीर में पाया जाता है।	बीज एवं छाल का उपयोग आमची स्थानिक चिकित्सा में करते हैं।
06.	आकाशवल्ली	*Cuscuta chinensis/ C. capitata*	पंच्चांग	हिमालय के ऊँचे भागों में यह पाया जाती है ।	आमची वात विकारों में इसके पंच्चांग का प्रयोग करते हैं।
07.	आमील	*Hippophae salicifolia*	फल, छाल	उत्तरांखड, जम्मू कश्मीर व लद्दाख में इसके वृक्ष मिलते हैं।	फलों के घनसत्व का प्रयोग आमची उदर विकारों में दीपन हैं। पाचन के रूप में करते हैं।
08.	आरग्वध, अमलतास	*Cassia fistula*	फलमज्जा, पुष्प	भारत के मैदानी भागों में सर्वत्र सुलभ है व लद्दाख में लगाया हुआ मिलता है।	आमची फलगुदा का उपयोग उदरशूल में करते हैं।
09.	इमोंग	*Clematis orientalis*	पंच्चांग	उत्तरांखड, जम्मू कश्मीर व लद्दाख में पाया जाता है।	आमची बाह्यशोथ में इसके क्वाथ से सेक करते हैं।
10.	उम्बू, उमरूक	*Myricaria eleganus*	छाल	जम्मू कश्मीर व लद्दाख क्षेत्र में पाया जाता है।	आमची स्थानिक चिकित्सा में उपयोग करते हैं।

क्रमशः

परिशिष्ट–अ–जारी

क्र0 सं0	*संस्कृत/हिन्दी/ प्रचलित नाम*	*वानस्पतिक नाम*	*प्रयोज्य अंग*	*प्राप्ति स्थान*	*स्थानिक प्रयोग*
11.	उस्तखद्दूस	*Prunella vulgaris*	पंच्चांग	जम्मू कश्मीर व लद्दाख क्षेत्र में सुलभ है।	आमची इसके पंच्चांग का श्वास–कास में उपयोग करते हैं।
12.	कपूरकचरी	*Hedychium spicatum*	मूल	हिमालय प्रदेश के बाह्य भागों में पाया जाता है।	उदरविकार, वातविकार, कास–श्वास में उपयोग करते हैं।
13.	कंगु	*Panicum* species	बीज	उत्तरांखड, जम्मू कश्मीर व लद्दाख क्षेत्र में इसकी खेती होती है।	खाद्य सामग्री के रूप में उपयोग करते है ।
14.	कृष्णजीरक	*Carum bulbocastanum*	बीज	हिमाचल प्रदेश, जम्मू कश्मीर व लद्दाख क्षेत्र में उपलब्ध है।	बीजों का प्रयोग मसालों के रूप में करते हैं।
15.	काण्डीर भेद	*Ranunculus hirtellus*	पंच्चांग	उत्तरांखड, जम्मू कश्मीर व लद्दाख क्षेत्र में सुलभ है।	आमची इसके पंच्चांग का प्रयोग यदा–कदा करते हैं।
16.	काला जीरा	*Carum carvi*	बीज	उत्तरांखड, जम्मू कश्मीर व लद्दाख क्षेत्र में विशेष रूप से सुलभ है।	आमची स्थानिक चिकित्सा में बीजों का दीपन, पाचन व मसालों के रूप में प्रयोग करते हैं।

क्रमशः

परिशिष्ट–अ–जारी

क्र0 सं0	संस्कृत/हिन्दी/ प्रचलित नाम	वानस्पतिक नाम	प्रयोज्य अंग	प्राप्ति स्थान	स्थानिक प्रयोग
17.	कलिहारू	*Meconopsis aculeata/ M. nepaulensis*	पुष्प,बीज	लद्दाख क्षेत्र में सुरू घाटी में पाया जाता है।	आमची हृदयविकार में बीज एवं पुष्पों का प्रयोग करते हैं।
18.	कुटकी	*Picrorhiza kurroa*	मूल, कांड	उत्तरांखड, जम्मू कश्मीर व लद्दाख क्षेत्र में उपलब्ध है।	मूल, कांड का यकृत विकार, उदर विकार आदि रोगों में प्रयोग करते हैं।
19.	कुक्कुटी	*Polygonum affine*	मूल	जम्मू कश्मीर व लद्दाख क्षेत्र में पाया जाता है।	मूल का प्रयोग रक्तविकार में करते हैं।
20.	कुलंजन, द्वीपान्त	*Alpina galanga*	राईजोम	हिमालय क्षेत्र में विशेषकर दार्जिलिंग में पाया जाता है।	आमची उदरविकार, ज्वर एवं वातवेदना में उपयोगी मानते हैं।
21.	कुष्ठ, कूठ	*Sassurea costus*	मूल	हिमाचल प्रदेश, , जम्मू कश्मीर एवं उत्तरांखड में खेती की जाती है।	आमची मूल का उपयोग श्वास, कास में विशेष रूप से करते हैं। हृदय विकार में भी प्रयोग करते हैं।

क्रमशः

परिशिष्ट–अ–जारी

क्र0 सं0	संस्कृत/हिन्दी/ प्रचलित नाम	वानस्पतिक नाम	प्रयोज्य अंग	प्राप्ति स्थान	स्थानिक प्रयोग
22.	कोटू	*Fagopyrum esculentum*	बीज, पत्र	उत्तरांखड, जम्मू कश्मीर व लद्दाख क्षेत्र में उपलब्ध है।	पत्र का शाक के रूप में एवं बीजों का उपयोग खाद्य– सामग्री में होता है।
23.	खामचु	*Tanacetum gracile/ T. tibeticum/ T. tomentosum*	पुष्प, पंच्चांग	लद्दाख में पाया जाता है।	पुष्प एवं पंच्चांग के क्वाथ का प्रयोग लद्दाखी आमची उदर–शूल, कृमि रोग एवं कर्ण विकारों में करते हैं।
24.	खुरचोत, सरपो, दुधलो	*Sonchus asper/ S. arvensis*	पंच्चांग	लद्दाख में पाया जाता है।	आमची द्वारा इसके पंच्चांग का उपयोग रक्त विकार एवं उदर रोगों में किया जाता है।
25.	गन्धूम	*Triticum vulgare*	बीज	उत्तरांखड, जम्मू कश्मीर व लद्दाख क्षेत्र में मिलता है।	खाद्य सामग्री में प्रयोग करते हैं।

क्रमशः

परिशिष्ट–अ–जारी

क्र0 सं0	संस्कृत/हिन्दी/ प्रचलित नाम	वानस्पतिक नाम	प्रयोज्य अंग	प्राप्ति स्थान	स्थानिक प्रयोग
26.	गिंजडी, छकारा	*Chaerophyllum villosum*	पत्र	लद्दाख में पाया जाता है।	लद्दाख एवं कश्मीर के ग्रामीण लोग शाक के रूप में इसके पत्र एवं काण्ड का उपयोग करते है। यह शाक पाचक व रोचक होता है।
27.	गोक्षुर	*Tribulus terrestris*	पंच्चांग	लद्दाख में 3000 मी0 तक उपलब्ध है ।	पंच्चांग का उपयोग आमची मूत्रल व मूत्रवह संस्थान के विकारों में करते हैं ।
28.	चठी	*Cremanthodium arnicoides*	पुष्प	लद्दाख क्षेत्र में मिलता है।	आमची इसके पुष्पों का उपयोग रक्त विकार, कुष्ठ एवं ज्वरहर योगों में करते हैं ।
29.	चा–अटूंग	*Tragopogon gracile*	पुष्प, मूल	जम्मू कश्मीर व लद्दाख क्षेत्र में उपलब्ध है।	आमची इसके पुष्प एवं मूल का क्वाथ व चूर्ण पित्तविकार, आन्त्र विकृति, रक्त–दोष में करते हैं।
30.	चांगतिक	*Lactuca talarica*	पंच्चांग	लद्दाख क्षेत्र में सुलभ है।	आमची स्थानिक चिकित्सा में इसका उपयोग करते हैं।

क्रमशः

परिशिष्ट–अ–जारी

क्र0 सं0	संस्कृत/हिन्दी/ प्रचलित नाम	वानस्पतिक नाम	प्रयोज्य अंग	प्राप्ति स्थान	स्थानिक प्रयोग
31.	चारगोत्पोस, लदार	*Delphinium brunonianum/ D. cashmirianum*	पुष्प	उत्तरांखड, जम्मू कश्मीर व लद्दाख में पाया जाता है।	आमची इसके पुष्पों का प्रयोग ज्वरहर एवं कासहर योगों में करते हैं।
32.	चिरायता	*Swertia purpurascens/ S. chirayita*	पंच्चांग	उत्तरांखड, जम्मू कश्मीर व लद्दाख क्षेत्र में उपलब्ध है।	आमची पंच्चांग को रक्त–विकार एवं ज्वरघ्न के रूप में प्रयोग करते हैं।
33.	चीनाक	*Panicum miliaceum*	बीज	उत्तरांखड, जम्मू कश्मीर व लद्दाख क्षेत्र में इसकी खेती की जाती है।	खाद्य सामग्री के रूप में उपयोग करते हैं।
34.	चूक्री	*Rumex acetosa*	पंच्चांग	उत्तरांखड, हिमाचल प्रदेश में पाया जाता है।	लद्दाखी आमची स्थानिक चिकित्सा में उपयोग करते हैं।
35.	जगची, नगपो	*Chenopodium murale*	पंच्चांग	जम्मू कश्मीर व लद्दाख क्षेत्र में सुलभ है।	आमची पंच्चांग का उपयोग उदरकृमि में करते हैं।

क्रमशः

परिशिष्ट–अ–जारी

क्र0 सं0	संस्कृत/हिन्दी/ प्रचलित नाम	वानस्पतिक नाम	प्रयोज्य अंग	प्राप्ति स्थान	स्थानिक प्रयोग
36.	जंगची कारपो, खोरी	*Galium aparine/ G. pauiciflorum*	पंच्चांग	लद्दाख में पाया जाता है।	आमची पंच्चांग–क्वाथ का उपयोग रक्त विकार एवं फोड़े फुन्सियों पर करते हैं ।
37.	जंगली ईसबगोल	*Plantago major/ P. himaliaca*	बीज	उत्तरांखड, जम्मू कश्मीर व लद्दाख क्षेत्र में विशेष रूप से सुलभ है।	आमची बीजों का उपयोग पित्त–विकार में करते हैं।
38.	जटामांसी, मांसी	*Nardostachys jatamansii*	भौमिक कांड, मूल	लद्दाख व सिक्किम में 3000 से 4500 मी0 तक पाया जाता है।	मानसिक रोग, भूतबाधा हर एवं हवन सामग्री में उपयोग में लाते हैं।
39.	जीरक भेद	*Pimpenella diversifolia*	बीज	लद्दाख में पाया जाता है।	स्थानिक लोग बीजों का उपयोग मसालों के रुप में करते है।
40.	जिपची	*Lamium amplexicaule*	पंच्चांग	उत्तरांखड, जम्मू कश्मीर व लद्दाख क्षेत्र में मिलता है।	आमची इसके पंच्चांग को अपनी स्थानिक चिकित्सा में प्रयोग करते हैं।

क्रमशः

परिशिष्ट–अ–जारी

क्र0 सं0	संस्कृत/हिन्दी/ प्रचलित नाम	वानस्पतिक नाम	प्रयोज्य अंग	प्राप्ति स्थान	स्थानिक प्रयोग
41.	छत्राभेद	*Prangos pubularis*	बीज, मूल	लद्दाख क्षेत्र में मिलता है।	आमची बीजों का उपयोग उदरशूल एवं मूत्रल के रूप में करते हैं।
42.	छेलदुम, छोटा छेफट	*Ephedra saxatalis*	पंच्चांग	उत्तरांखड एवं लद्दाख क्षेत्र में पाया जाता है।	इसके पंच्चांग का प्रयोग कास–श्वास में करते हैं।
43.	तालीसपत्र (प्रचलित)	*Rhododendron anthopogon/ R. lepidotum*	पत्र, पुष्प	हिमालय में 2700–4000 मी0 तक उपलब्ध है।	वातवेदनानाशक, श्वासघ्न व निद्राकर के रूप में उपयोग होता है।
44.	तिक्ता, त्रायमाण	*Gentiana moorcroftiana*	पुष्प, पंच्चांग	इसकी कतिपय जातियाँ लद्दाख क्षेत्र में पायी जाती हैं।	आमची इसके पुष्प व पंच्चांग को ज्वरघ्न योगों में प्रयोग करते हैं।
45.	तेजबल, तुम्बरू	*Zanthoxylum alatum/ Z. acanthopodium*	बीज, छाल	उत्तरांखड, हिमाचल प्रदेश, जम्मू कश्मीर, व लद्दाख में मिलता है।	आमची बीज का उपयोग उदर–शूल, दन्तकृमि रोगों में करते हैं।

क्रमशः

परिशिष्ट–अ–जारी

क्र0 सं0	*संस्कृत/हिन्दी/ प्रचलित नाम*	*वानस्पतिक नाम*	*प्रयोज्य अंग*	*प्राप्ति स्थान*	*स्थानिक प्रयोग*
46.	त्रायमाण भेद (1)	*Gentiana elgida/G. detonasa*	पंच्चांग	हिमालय क्षेत्र में 3000–4000 मी0 तक मिलता है।	आमची इसके पुष्प व पंच्चांग को रक्तविकार व ज्वरहर योगों में प्रयुक्त करते हैं।
47.	त्रायमाण भेद (2)	*Gentiana humilis*	पंच्चांग	जम्मू कश्मीर, उत्तरांखड व लद्दाख में मिलता है।	आमची इसके पंच्चांग का प्रयोग कासघ्न व ज्वरघ्न के रूप में प्रयोग करते हैं।
48.	दयाकुंज्जी	*Nepata longibracteata*	पंच्चांग	लद्दाख में पाया ज़ाता है।	आमची अपनी चिकित्सा में कासघ्न हेतु प्रयोग करते हैं।
49.	दारूहरिद्रा	*Berberis vulgaris/ B. ulicina*	मूल, काष्ठ, घनसत्व	उत्तरांखड, जम्मू कश्मीर व लद्दाख में 3900 मी0 तक पाया जाता है।	नेत्रविकार एवं उदररोगों में प्रयोग करते है।
50.	दालचीनी	*Cinnamomum zeylanicum*	पत्र, छाल	उत्तरांखड, हिमाचल प्रदेश, जम्मू–कश्मीर में पाया जाता है।	छाल का उपयोग कासघ्न ज्वरघ्न, रूप में एवं उदर– विकार में करते हैं।

क्रमशः

परिशिष्ट–अ–जारी

क्र0 सं0	*संस्कृत/हिन्दी/ प्रचलित नाम*	*वानस्पतिक नाम*	*प्रयोज्य अंग*	*प्राप्ति स्थान*	*स्थानिक प्रयोग*
51.	देवदारू	*Cedrus deodara*	काष्ठसार	उत्तरांखड, हिमाचल प्रदेश, जम्मू कश्मीर में इसके वृक्ष स्वयंजात पाये जाते हैं।	आमची इसके पुष्पों का प्रयोग ज्वरहर एवं कासहर योगों में करते हैं।
52.	दुग्धफेनी	*Taraxacum officinale/ T. tibeticum*	मूल, पंच्चांग	उत्तरांखड, जम्मू कश्मीर व लद्दाख क्षेत्र में उपलब्ध है।	आमची पंच्चांग का उपयोग रक्त विकार एवं फोड़े–फुन्सी में चूर्ण एवं क्वाथ के रूप में करते हैं।
53.	दुधेल	*Lactuca scariola*	पुष्प	लद्दाख क्षेत्र में विशेष रूप से सुलभ है।	यकृत, उदर एवं रक्तशोधन में प्रयुक्त करते हैं।
54.	दूधी, दूध–बुग	*Euphorbia tibetica*	पंच्चांग	उत्तरांखड, जम्मू कश्मीर व लद्दाख क्षेत्र में उपलब्ध है।	आमची पंच्चांग का सारक के रूप में प्रयोग करते हैं ।
55.	पर्पत	*Arabis tibetica*	पंच्चांग	लद्दाख क्षेत्र में यह विशेष रूप से उपलब्ध है।	आमची इसे अपनी चिकित्सा में प्रयोग करते हैं।
56.	पलु	*Waldheimia tomentosa/ W. glabra*	पुष्प	लद्दाख में पाया जाता है।	तीव्र सुगन्धित धूपन सामग्री में पंच्चांग का उपयोग करते हैं।

क्रमशः

परिशिष्ट–अ–जारी

क्र0 सं0	संस्कृत/हिन्दी/ प्रचलित नाम	वानस्पतिक नाम	प्रयोज्य अंग	प्राप्ति स्थान	स्थानिक प्रयोग
57.	पहाड़ी लहसुन	*Allium tuberosum/ A. balandrum*	पंच्चांग	उत्तरांखड, जम्मू कश्मीर व लद्दाख क्षेत्र में उपलब्ध है।	शाक के रूप में प्रयोग किया जाता है ।
58.	पशाक	*Centaurea depressa*	पंच्चांग	लद्दाख क्षेत्र में यह विशेष रूप से पाया जाता है।	आमची विषमज्वर की चिकित्सा में इसके पंच्चांग को प्रयोग करते हैं।
59.	पागलझाड़, लांगटन	*Physochlaina praealta*	बीज, पत्र	लद्दाख व लाहौल स्पीति में मिलता है।	आमची इसे विषैला मानते हैं। इसके पत्र एवं मूल में हायो–सायमस नामक तत्व पाया जाता है।
60.	पांगची/स्थलपद्म	*Sassurea bracteata*	पंच्चांग	जम्मू कश्मीर एवं लद्दाख में पाया जाता है।	आमची इसके पंच्चांग एवं पुष्पों का उपयोग मानसिक रोगों में करते हैं।
61.	पारषीक, यवानी, खुरासानी अजवाईन	*Hyoscyamus niger*	मूल, बीज, पत्र	हिमालय क्षेत्र में 2700–3900 मी0 तक उपलब्ध है।	कृमिघ्न व मादक के रूप में उपयोग करते हैं।

क्रमशः

परिशिष्ट–अ–जारी

क्र0 सं0	संस्कृत/हिन्दी/ प्रचलित नाम	वानस्पतिक नाम	प्रयोज्य अंग	प्राप्ति स्थान	स्थानिक प्रयोग
62.	पाषाणभेद	*Bergenia ligulata*	मूलकाण्ड	उत्तरांखड, जम्मू कश्मीर व लद्दाख क्षेत्र में उपलब्ध है।	वृक्क – विकार, पथरी एवं मूत्रल के रूप में प्रयोग करते हैं।
63.	पीतमूला	*Thalictrum alpinum*	मूल	उत्तरांखड, जम्मू कश्मीर व लद्दाख क्षेत्र में सुलभ है।	आमची मूल का उपयोग ज्वरघ्न, यकृतविकार एवं उदरशूल में करते हैं।
64.	पुदीना	*Mentha longifolia*	पत्र	जम्मू कश्मीर, व लद्दाख क्षेत्र में उपलब्ध है।	उदरविकार एवं वमन होने पर पत्र स्वरस का प्रयोग करते है।
65.	पुष्करमूल	*Inula racemosa*	मूल	जम्मू कश्मीर, व लद्दाख क्षेत्र में खेती की जाती है।	हृदयविकार, श्वास एवं आमवात में प्रयोग करते है।
66.	ब्रह्मकमल	*Sassurea obovallata*	पंच्चांग	उत्तरांखड, जम्मू कश्मीर व लद्दाख क्षेत्र में उपलब्ध है।	पुष्पों का उपयोग मानसिक रोगों तथा भूतबाधाहर के रूप में करते हैं।
67.	भग्नसन्धानकरी	*Ulmus parviflora*	छाल	जम्मू कश्मीर व लद्दाख क्षेत्र में पाया जाता है।	अस्थिभग्न एवं गुमचोट में छाल का लेप व प्लास्टर करते हैं।

क्रमशः

परिशिष्ट–अ–जारी

क्र0 सं0	संस्कृत/हिन्दी/ प्रचलित नाम	वानस्पतिक नाम	प्रयोज्य अंग	प्राप्ति स्थान	स्थानिक प्रयोग
68.	भेडगंधा, ब्रह्मकमल	*Sassurea gnaphloides/ S. gossypiphora*	पुष्प	उत्तरांखड, जम्मू कश्मीर व लद्दाख क्षेत्र में उपलब्ध है।	आमची पुष्पों का उपयोग मान–सिक रोगों में करते है।
69.	भुर्जपत्र	*Betula utilis*	छाल	उत्तरांखड, जम्मू कश्मीर व लद्दाख में मिलता है।	तन्त्र मन्त्र में तथा चिकित्सा में उपयोग करते हैं।
70.	मकोय, काकमाची	*Solanum nigrum*	पंच्चांग, फल	लद्दाख में लेह क्षेत्र के आस पास पाया जाता है।	आमची इसके फलों व पंच्चांग का उपयोग वृक्क विकार एवं यकृत विकृति में करते हैं।
71.	मंजिष्ठा	*Rubia cordifolia*	मूल	उत्तरी हिमालय क्षेत्र में पाया जाता है ।	मूल का उपयोग रक्तविकार, कण्डू एवं त्वक रोगों में करते हैं।
72.	मलाण फूलों, छत्रया	*Heracleum candicans/ H. pinnatum/ H. thomsonii*	मूल, बीज	लद्दाख में पाया जाता है।	लद्दाखी लोग इसके बीजों का प्रयोग मसालों एवं छन्ग (मद्य) को तैयार करने में करते हैं व मूल का उपयोग स्थानिक चिकित्सा में करते हैं।

क्रमशः

परिशिष्ट–अ–जारी

क्र0 सं0	संस्कृत/हिन्दी/ प्रचलित नाम	वानस्पतिक नाम	प्रयोज्य अंग	प्राप्ति स्थान	स्थानिक प्रयोग
73.	मुश्कबाला	*Valeriana dioica/ V. dubia*	मूल	लद्दाख में पाया जाता है।	आमची मूल चूर्ण का उपयोग मानसिक विकार, शिरशूल व निद्रानाश में करते हैं।
74.	मैन्तोक, लुगमिक	*Aster tibeticus/ A. himalicus*	पुष्प	लद्दाख में पाया जाता है।	पुष्प का प्रयोग आमची आन्त्र–विकृति, रक्तदोष एवं कफरोग में करते हैं।
75.	निर्विषी	*Aconitum palmatum*	मूल	दार्जिलिंग व सिक्किम में पाया जाता है।	इसकी मूल का उपयोग ज्वरघ्न के रूप में किया जाता है।
76.	यव, जौ	*Hordeum vulgare*	बीज	उत्तरांखड, जम्मू कश्मीर व लद्दाख क्षेत्र में उपलब्ध है।	सत्तू बनाकर खाते हैं तथा आमची पेयछंग तैयार करते हैं।
77.	यवामचु, यांगछन	*Artemisia sieversiana/ A. moorcroftiana / A. stricta*	पुष्प, पत्र	इसकी कई किस्में लद्दाख क्षेत्र में पायी जाती हैं।	आमची इनका प्रयोग कृमिघ्न एवं ज्वरघ्न योगों में करते हैं। इन किस्मों में सेन्टोनीन पाया जाता है।

क्रमशः

परिशिष्ट–अ–जारी

क्र0 सं0	संस्कृत/हिन्दी/ प्रचलित नाम	वानस्पतिक नाम	प्रयोज्य अंग	प्राप्ति स्थान	स्थानिक प्रयोग
78.	रतनजोत	*Onosma echioides*	मूल	उत्तरी हिमालय, कश्मीर व लद्दाख में पाया जाता है।	आमची रक्तशोधक योगों तथा अग्निदग्ध होने पर बाह्य रूप से इसका करते हैं ।
79.	रूदन्ती	*Astragalus candolleanus/ A. mnunori*	मूल, पंच्चांग	लद्दाख क्षेत्र में इसकी पांच किस्में पाई जाती है ।	आमची मूल एवं पंच्चांग का फुफ्फुस विकार में प्रयोग करते हैं।
80.	रूद्रवन्ती, रूदन्ती	*Cicer soongoricum*	पंच्चांग	उत्तरांखड, जम्मू कश्मीर व लद्दाख क्षेत्र में मिलता है।	क्षय रोग की अचूक औषधि होने के साथ–साथ शाक के रूप में भी उपयोग में लाया जाता है।
81.	रेवन्दचीनी	*Rheum emodi/ R. nobile*	मूल, पत्र	उत्तरांखड, हिमाचल प्रदेश, जम्मू कश्मीर व लद्दाख में मिलता है।	आमची इसकी मूल का प्रयोग स्थानिक चिकित्सा में करते हैं एवं इसकी नवीन पत्तियों का शाक बनाकर खाते हैं।
82.	लुगमिक	*Sedum tibeticum/ S. triflicum*	पंच्चांग	लद्दाख क्षेत्र में पाया जाता है।	आमची उदरविकार में इसके पंच्चांग का प्रयोग करते हैं।

क्रमशः

परिशिष्ट–अ–जारी

क्र० सं०	संस्कृत/हिन्दी/ प्रचलित नाम	वानस्पतिक नाम	प्रयोज्य अंग	प्राप्ति स्थान	स्थानिक प्रयोग
83.	लुगरू–कारपो	*Pedicularis longiphlora/ P. oliveriana*	पुष्प	उत्तरांखड, जम्मू कश्मीर व लद्दाख में पाया जाता है।	आमची पुष्पों का उपयोग उदर विकार व स्त्री रोगों में करते हैं।
84.	लोमारा, चिन–चिन हा	*Lonicera heterophylla/ L. spinosa*	पुष्प	लद्दाख में पाया जाता है।	आमची पुष्पों का उपयोग क्वाथ विधि से उपदंश, सुजाक पर करते हैं। श्वास–कास पर मूल कण्डियारी के साथ इसके फूलों का चूर्ण देते हैं।
85.	वचा	*Acorus calamus*	मूल	उत्तरांखड क्षेत्र में यह पाया जाता है।	आमची इसकी मूल का प्रयोग स्थानिक चिकित्सा में करते हैं।
86.	वत्सनाभ	*Aconitum balfourii*	मूल	उत्तरी हिमालय, गढवाल, कुमायूँ, जम्मू कश्मीर व लद्दाख क्षेत्र में पाया जाता है।	आमची इसके शोधित मूल–कन्दों का उपयोग कतिपय औषध योगों में ज्वरघ्न एवं वेदना–शामक के रूप में करते हैं।

क्रमशः

परिशिष्ट–अ–जारी

क्र0 सं0	संस्कृत/हिन्दी/ प्रचलित नाम	वानस्पतिक नाम	प्रयोज्य अंग	प्राप्ति स्थान	स्थानिक प्रयोग
87.	वन्यकर्कटी	*Podophyllum hexandrum*	मूल, फल	उत्तरांखड, जम्मू कश्मीर व लद्दाख क्षेत्र में उपलब्ध है।	आमची पित्तविकार में प्रयोग करते हैं।
88.	वन्यमेथी	*Medicago sativa/ M. lupulina*	बीज	उत्तरांखड, जम्मू कश्मीर व लद्दाख क्षेत्र में उपलब्ध है।	आमची वातवेदना व प्रमेह में उपयोग करते हैं।
89.	वन्ययवानी	*Thymus serphyllum*	पंच्चांग	उत्तरांखड, जम्मू कश्मीर व लद्दाख क्षेत्र में उपलब्ध है।	आमची घनसत्व का प्रयोग छर्दि व उदरशूल आदि में करते हैं।
90.	वन्यवास्तुक	*Chenopodium botrys*	पंच्चांग	उत्तरांखड, जम्मू कश्मीर व लद्दाख में पाया जाता है।	इसके पंच्चांग के क्वाथ का प्रयोग स्थानिक चिकित्सा में करते हैं।
91.	व्याघनखी	*Capparis spinosa*	मूल, फल, पत्र	लद्दाख क्षेत्र के पठारी भागों में 2700–3800 मी0 तक पाया जाता है।	आमची इसके फल का प्रयोग स्थानिक चिकित्सा में करते हैं।

क्रमशः

परिशिष्ट–अ–जारी

क्र0 सं0	संस्कृत/हिन्दी/ प्रचलित नाम	वानस्पतिक नाम	प्रयोज्य अंग	प्राप्ति स्थान	स्थानिक प्रयोग
92.	विषकंडार, धारूबूटी	*Morina coulteriana/ M. longifolia*	मूल	लद्दाख में पाया जाता है।	आमची मूल का प्रयोग श्वास–कास में करते हैं। वृणशोथ पर वृण को पकाने के लिए बाह्य लेप करते है।
93.	समाकदाना	*Rhus parviflora*	बीज	हिमालय की उष्ण घाटियों में सर्वत्र सुलभ है ।	आमची बीजों का उपयोग दीपक व अरोचक के रूप में करते हैं।
94.	सातला (हिरवी)	*Euphorbia thomsonianum*	पंच्चांग	उत्तरांखड, जम्मू कश्मीर व लद्दाख क्षेत्र में उपलब्ध है।	आमची अपनी चिकित्सा में प्रयोग करते है।
95.	सालमपन्जा	*Orchis latifolia*	मूलकन्द	हिमालय में 2700–3600 मी0 तक सुलभ है।	बल्य, बाजीकर के रूप में उपयोग करते हैं।
96.	सेवती, गुलाब	*Rosa webbiana/ R. foetida*	पुष्प	उत्तरांखड, जम्मू कश्मीर व लद्दाख क्षेत्र में पाया जाता है।	आमची इसके पुष्पों का प्रयोग सारक एवं पित्त–शामक के रूप में करते हैं।

क्रमशः

परिशिष्ट–अ–जारी

क्र0 सं0	संस्कृत/हिन्दी/ प्रचलित नाम	वानस्पतिक नाम	प्रयोज्य अंग	प्राप्ति स्थान	स्थानिक प्रयोग
97.	सोतामारपी	*Sedum milicaule*	मूल	लद्दाख क्षेत्र में पाया जाता है।	आमची इसकी मूल को अपनी चिकित्सा में प्रयुक्त करते हैं।
98.	सोमकल्प	*Ephedra gerardiana*	पंच्चांग	उत्तरांखड, जम्मू कश्मीर व लद्दाख क्षेत्र में उपलब्ध है।	आमची इसके पंच्चांग को कास–श्वास में प्रयोग करते हैं।
99.	सुरन्जान भेद	*Tulipa stellata*	मूल	जम्मू कश्मीर व लद्दाख में पाया जाता है।	आमची कफघ्न, ज्वरघ्न योगों में मूल का प्रयोग करते हैं।
100.	स्कोचे	*Allium augiculatum/ A. tuberosum*	पंच्चांग	लद्दाख की कारगिल, द्रास, साँकू घाटी मे पाया जाता है।	आमची दीपन, पाचन में इसके पंच्चांग का प्रयोग करते हैं।
101.	स्पेगची, ब्रह्मकमल	*Sassurea jacea/ S. stoliczkae*	पुष्प	उत्तरांखड, जम्मू कश्मीर व लद्दाख क्षेत्र में उपलब्ध है।	पुष्पों का उपयोग मानसिक रोगों व शिरशूल में पुष्पों के चूर्ण का प्रयोग करते हैं।
102.	श्रृंगीविष	*Aconitum naviculare*	मूलकन्द	उत्तरांखड, जम्मू कश्मीर व लद्दाख क्षेत्र में उपलब्ध है।	आमची मूल का उपयोग ज्वरघ्न एवं वेदनाशामक के रूप में करते हैं।

क्रमशः

परिशिष्ट–अ–जारी

क्र0 सं0	*संस्कृत/हिन्दी/ प्रचलित नाम*	*वानस्पतिक नाम*	*प्रयोज्य अंग*	*प्राप्ति स्थान*	*स्थानिक प्रयोग*
103.	हाऊबेर	*Juniperus recurva/ J. communis*	पंच्वांग, फल	लद्दाख क्षेत्र में पाया जाता है।	आमची पंच्वांग एवं फलों का प्रयोग उदरविकार में करते हैं।
104.	हिरनखुरी	*Convolvulus arvensis*	पंच्वांग	उत्तरांखड, जम्मू कश्मीर व लद्दाख में मिलता है।	पंच्वांग का उपयोग आमची सर्वांगवेदना में करते हैं।
105.	हींग, हिंगु	*Ferula jaeskkeana*	मूल–निर्यास	उत्तरांखड, जम्मू कश्मीर व लद्दाख क्षेत्र में मिलता है।	मूल निर्यास का उपयोग स्थानिक चिकित्सा में करते हैं।

परिशिष्ट– ब

औषधीय पौधों के विस्थापक एवं अपमिश्रक

वर्तमान समय में औषधीय पौधों की निरन्तर बढ़ती अत्याधिक मांग के कारण, इनके व्यवसाय में आपूर्ति के लिए मिलावट की जा रही है। ऐसे अनेके पौधे जो पहले कुछ औषधियों के अपमिश्रक माने जाते थे, बाद में विस्थापक या कभी–कभी उससे भी अधिक गुणकारी सिद्ध हुये हैं। इनका संक्षिप्त विवरण निम्न तालिका में प्रस्तुत किया जा रहा है।

क्र.स.	*वानस्पतिक नाम*	*हिन्दी नाम*	*प्रयोज्य भाग*	*विस्थापक*	*अपमिश्रक*
1.	अकेशिया कटेचू	खैर	गोंद	–	सेनेसियो जैक्यूमोन्शियानस
2.	अकेशिया नीलोटिका	बबूल	गोंद		रैमालाइना फ्रक्सीनीया
3.	अकेशिया कटेचू	खैर	तना–छाल	–	रस पैनीकुलैटा
4.	आर्निका मोन्टना	–	फूल		ट्रेगोपोगोन प्रटेन्सिस
5.	इफेड्रा जेर्राडिना		पत्तियां	–	इफेड्रा इन्टरमीडिया
6.	एल्युरिटिस फॉरड्डी	टंग तेल	कर्निल तेल	मैलोटस फिलीपेन्सिस	सेपीयम सेबीफेरूम
7.	एकोनाइटम नेपेल्लस	–	जड़ें	एकोनाइटम कैसमेन्थम	ग्लोरियोसा सुपर्बा

क्रमशः

परिशिष्ट–ब–जारी

क्र.स.	वानस्पतिक नाम	हिन्दी नाम	प्रयोज्य भाग	विस्थापक	अपमिश्रक
8.	एकोनिटम हिट्रोफाइलम	अतीस	कन्द	–	एस्परेगस प्रजाति
9.	एकोरस कलेमस	बच	कन्द	एलपिनिया गैलेन्गा	
10.	एट्रोपा बेलाडोना	बेलेडोना	पत्तियां	एट्रोपा एक्यूमिनेटा	एल्थीया ओफिसिनेलिस पिक्रोराइजा कुर्रोआ
12.	केसिया एन्गुस्टीफोलिया	सनाय	पत्तियां	प्लूचिया लैन्सियोलेटा	कैस्सिया ओबटुसा
13.	कुरकुमा एरोमिटिका	वनहल्दी	कन्द	कुरकुमा डोमोस्टिका	–
14.	कोस्सीनियम फेनेस्ट्रेटम	दारूहरिद्रा	तना	जटियोराइजा पाल्मेटा	–
15.	कोलचिकम लूटेयम	हिरणतूतिया	कॉर्मे	कोलचिकम ऑटूमनेल	–
16.	चिनोपोडियम हाइब्रीडम	–	पत्तियां	चिनोपोडियम एम्ब्रोसीओइडिस	धतुरा स्ट्रोमोनियम
17.	जेन्शियाना ल्यूटिया	पीला कुरू	कन्द	जेन्शियाना कुर्रोआ	–
18.	टैक्सस बैक्काटा	थूनेर	पत्तियां	–	सीफलोटैक्टस प्रजाति
19.	टाइलोफोरा फैसिकुलेटा	भिन्डोडी	जड एवं पत्ती	सिफेलिस इपिकाकुन्हा	–

क्रमशः

परिशिष्ट–ब–जारी

क्र.स.	वानस्पतिक नाम	हिन्दी नाम	प्रयोज्य भाग	विस्थापक	अपमिश्रक
20.	डिजिटेलेस परयूरिया	तिलपुष्पी	पत्तियां	वर्बेस्कम थैप्सस	इनुला रेसीमोसा
21.	डीपकडी एरीथरीयम	–	बल्ब	युर्जिनिया इंडिका	युर्जिनिया इंडिका
22.	थैलिकट्रम जेवेनिकम	–	जड़ें	थैलिक्ट्रम फोलियोलोसम	–
23.	नार्डोस्टैकियस ग्रांइडीफ्लोरा	जटांमासी	कन्द	वेलेरियेना आफिसिनलिस	सेलिनम वैजिनेटम
24.	पिक्रोराइजा कुरू	कुरू	जड़ें	जेन्शियाना कुर्रोआ	–
25.	पॉलीगोनम विविपेरम	मैसुन	जड़–स्तम्भ	पॉलीगोनम बिर्स्टोटा	–
26.	प्लेन्टागो लैन्सियोलेटा	बल्टंग	बीज–पत्र	–	प्लेन्टागो साइलियम
27.	प्रेमना आब्टिसीफोलिया	अरनी	जड़े	प्रेमना कोरियासीया	–
28.	प्रुनस कॉर्नुटा	जमोय	करनेल तेल	प्रुनस एमॉइग्डेलस	टेलफिरिया पेडाटा
29.	पोंटोटिला फ्रुटीकोसा	मेरिनो	सूखी पत्ती	केमिलीया साइनेन्सिस	–
30.	पॉलीगोला सेनेगा	सेनगा	जड़ें	प्रीमूला वेरिस	–
				प्रीमूला डेंटिकुलेटा	–
31.	पिमपिनिला एनीसम	सीतापुष्प	दानें	–	सेटरिया ग्लौका

क्रमशः

परिशिष्ट–ब–जारी

क्र.स.	वानस्पतिक नाम	हिन्दी नाम	प्रयोज्य भाग	विस्थापक	अपमिश्रक
32.	पाइपर नाइग्रम	काली मिर्च	फल	–	शाइनस मोल्ले
33.	फ्यूमेरिया वाइल्लन्टी	पिलपरा	पादप	–	रून्जीया पेक्टीनैटा
34.	बोहाविया डिफ्यूजा	पुनर्नवा	पादप	–	ट्राइएन्थेमा पोरटुलेक्सट्रम
35.	मैन्था पाइपरीटा	पीपरमेन्ट	पत्तियां	माइक्रोमेरिया कैपीटेलेटा	–
36.	मैनीहॉट एस्कुलेंटा	अरारोट	स्टार्च	टैक्का ल्यूंटोपटलियडेस	–
37.	युर्जीनिका इन्डिका	जंगली प्याज	बल्ब	सिल्ला हाइसिन्थिना	–
38.	रॉवोल्फिया सर्पेन्टाइना	सर्पगन्धा	जड़े	रॉवोलिफिया ट्रेटाफाइला	रॉवोलिफिया डेन्सीफ्लोरा
39.	रिहयम पाल्मेटम	–	प्रकंद	रिहयम वेब्बियानम	–
40.	लिमन्नथिमम क्रीस्टेटम	तगरमूल	सूखा पौधा	स्वर्शिया चिरायता	–
41.	वायोला ओडोरेटा	बनफशा	जड़ें	सिफेलिस इपिकाकुन्हा	वायला सिल्वैस्ट्रीस
42.	वेलेरियाना जटामांसी	तगर	जड़ें व कन्द	वेलेरियाना पॉइरोलिफोलिया	–
43.	शोरिया रोबस्टा	साल	वसीय तेल	थीयोब्रोमा कोको	–

क्रमशः

परिशिष्ट–ब–जारी

क्र.स.	वानस्पतिक नाम	हिन्दी नाम	प्रयोज्य भाग	विस्थापक	अपमिश्रक
44.	शाइनस मोल्ले	पेरू पाइपर	सुगन्धित तेल	पाइपर नाइग्रम	–
45.	सॉस्सुरिया कास्टस	कुठ	जड़ें	सास्सुरिया हाइपोल्यूका	सेनेसिया जैक्यूमोन्शियानस
46.	स्वर्शिया चिरायता	चिरायता	सूखा पौधा	स्वर्शिया डेकुसेटा	एण्ड्रोग्राफिस पेनीकुलेटा
47.	सल्विया लेन्टाना	–	कन्द	–	सॉस्सुरिया कास्टस
48.	सिन्कोना ऑफीसिनेलिस	सिन्कोना	जड-छाल	हाइमेनोडिक्टियान ओबेवटम सिन्कोना लैनसीफोलिया	स्वीटेनिया मॉहोगनी
49.	सेन्टेला एशियाटिका	मंडूकपर्णी	पादप	हाइड्रोकोटाइल जावानिका	–
50.	साइडा एक्यूटा	कॉगी	रेशे	कोंकोरस कैप्सूलेरिस	–
51.	सिफेलिस इपिकाकुन्हा	इपिका	फल	स्ट्रिकनॉस पाटेटोरम	–
52.	सिफेलिस इपिकाकुन्हा	इपिका	जड़ें	–	रिचर्डिया स्कब्रा
53.	सेन्टेलम एल्बम	चंदन	तने का पाउडर	जंमनिया अमेरिकाना	–
54.	स्यूडोस्यूगा मैनजीसी	औरीगोना पाइन	सुखी पत्तियां	कॉफी ऍराबिका	–
55.	स्युडर्थरिया विस्सिडा	–	जड़ें	डेस्मोडियम जंजीटीकम	–

क्रमशः

परिशिष्ट–ब–जारी

क्र.स.	वानस्पतिक नाम	हिन्दी नाम	प्रयोज्य भाग	विस्थापक	अपमिश्रक
56.	हेमीडेस्मस इन्डिकस	अनन्तमूल	सुखी जड़ें	स्माइलेक्स एस्परा इक्नोकार्पस फ्रूटेसेन्स	–
57.	होलर्रैना एण्टीडीसेण्टेरिका	कुरची	तने की छाल	राइटिया टोमनटोसा	राइटिया टिंक्टोरिया

परिशिष्ट–स

कृषिकरण हेतु कुछ औषधीय एवं सुगन्धीय पौधे

क्र. स.	वानस्पतिक नाम	हिन्दी नाम	स्वभाव/ प्रयोज्यी भाग	पुष्पकाल/ फलकाल	प्रवर्धन विधियां	बुआई का समय	कृषिकरण सम्भावित क्षेत्र
1.	अपीयम ग्रेवियोलेन्स	अजमोद	शाक/पुष्प	जनवरी–फरवरी/ मई	बीजों द्वारा	मार्च–अप्रैल	हिमाचल प्रदेश, उत्तराखंड
2.	आर्टीमिसिया ब्रेवीफोलिया	सेसकी	शाक/पुष्प	जुलाई–सितम्बर/ अक्टूबर–नवम्बर	बीजों द्वारा	अप्रैल–मई	जम्मू कश्मीर, हि.प्र., उत्तराखंड (1300–4000 मी.)
3.	इफेड्रा जेरारडियाना	चिलगोजा	क्षुप/बीज	अक्टूबर–नवम्बर	बीजों द्वारा जड़ों द्वारा	मार्च–अप्रैल	जम्मू कश्मीर, हि.प्र., उत्तराखंड, सिक्किम
4.	एकोनिटम चसमेन्थम	मोहरी	शाक/जड़े	जुलाई–दिसम्बर	बीजों एंव जड़ों द्वारा	दिसम्बर/ मार्च	जम्मू कश्मीर, हि.प्र., (3100–4000 मी.)

क्रमशः

परिशिष्ट–स–जारी

क्र. स.	वानस्पतिक नाम	हिन्दी नाम	स्वभाव / प्रयोज्यी भाग	पुष्पकाल / फलकाल	प्रवर्धन विधियां	बुआई का समय	कृषिकरण सम्भावित क्षेत्र
5.	एकोनिटम हैट्रोफाइलम	अतीस	शाक / कन्द	जुलाई–सितम्बर	बीजों एंव जड़ो द्वारा	दिसम्बर / जनवरी / मार्च	जम्मू कश्मीर, हि.प्र., उत्तराखंड
6.	एबेलमाचस मोचेटस	मुश्कदाना	शाक / बीज	अक्टूबर / जनवरी–फरवरी	बीजों द्वारा	जून–जूलाई	हिमालय की निचली पर्वत श्रंखृलायें व कनार्टक
7.	एलूरेटीस फॉर्डिआई	टंग तेल	छोटा वृक्ष / बीज	अक्टूबर / जनवरी–फरवरी	बीजों द्वारा	मार्च–अप्रैल	हि.प्र., उ.प्र., उत्तराखंड, आसाम, तमिलनाडू, केरल
8.	ऐरिस्टोलिचिया ब्रैकटिटा	कीडामार	शाक / पच्चांग	अप्रैल–मई / जुलाई–अगस्त	बीजों द्वारा	जनवरी–फरवरी	उ.प्र., झारखण्ड, उत्तराखंड, पं.बंगाल महाराष्ट्र, तमिलनाडू
9.	ऐट्रोपा एक्यूमिनाटा	बेलाडोना	शाक / जड़	जुलाई–अक्टूबर / नवम्बर	बीजों द्वारा	अप्रैल–मई / मार्च	जम्मू कश्मीर, हि.प्र., (2000–3500 मी.)

क्रमशः

परिशिष्ट–स–जारी

क्र. स.	वानस्पतिक नाम	हिन्दी नाम	स्वभाव/ प्रयोज्यी भाग	पुष्पकाल/ फलकाल	प्रवर्धन विधियां	बुआई का समय	कृषिकरण सम्भावित क्षेत्र
10.	कैलेन्डूला औफीसीनेलिस	कैलेन्डूला	शाक/पत्ती	जनवरी–फरवरी/ अप्रैल–मई	बीजों द्वारा	अक्टूबर–नवम्बर/ जून–जुलाई	पंजाब, उत्तरांचल, उ.प्र., म.प्र., छत्तीसगढ़
11.	कोलचिकम ल्यूटियम	हिरणतुतिया	शाक/जड़	अक्टूबर–नवम्बर/ जनवरी–फरवरी	बीजों द्वारा	मई–जून	जम्मू कश्मीर, हि.प्र., उत्तराखंड (400–2200 मीटर तक)
12.	जंशियाना कुरूआ	मचिनो	शाक/कन्द	अक्टूबर–नवम्बर/ जनवरी–फरवरी	कन्दों द्वारा	मई–जून	जम्मू कश्मीर, हि.प्र. उत्तराखंड (1200–3500 मीटर)
13.	प्लैन्टेगो ओवाटा	ईसबगोल	शाक/फल	दिसम्बर–जनवरी/ जनवरी–फरवरी	बीजों द्वारा	अक्टूबर–नवम्बर	तमिलनाडू, छत्तीसगढ़, म.प्र., राजस्थान

क्रमशः

परिशिष्ट–स–जारी

क्र. स.	वानस्पतिक नाम	हिन्दी नाम	स्वभाव / प्रयोज्यी भाग	पुष्पकाल / फलकाल	प्रवर्धन विधियां	बुआई का समय	कृषिकरण सम्भावित क्षेत्र
14.	पेपेवर सोम्नीफेरम	पोस्त	शाक / फल	सितम्बर–जनवरी / जनवरी–फरवरी	बीजों द्वारा	अक्टूबर–नवम्बर	उत्तरांखड, उ0प्र0, छत्तीसगढ, मध्य प्रदेश, राजस्थान
15.	प्रुनस कम्युनिस	अलूचा	छोटा वृक्ष / फल	अप्रैल–मई	जड़े–स्तंभों द्वारा	मई–जून	कश्मीर, हि0 प्रदेश, उत्तरांखड
16.	पिक्रोरोइजा कुरू	कुरू	शाक / कन्द	जून–अगस्त / जनवरी–फरवरी	कन्दों द्वारा	अगस्त–सितम्बर / नवम्बर	कश्मीर, हि.प्र., उत्तरांखड, सिक्किम (3000–5900 मी)
17.	पोडोफाइलम हेक्सेन्ड्रम	पोडो	शाक / कन्द	जुलाई–अगस्त	कन्दों द्वारा	मई–जून	कश्मीर, हि.प्र., उत्तराखंड, सिक्किम (3300-4900 मी)
18.	मेलिया अजेडिरेक	बकायन	वृक्ष / बीज	मई–जून / अक्टूबर–सितम्बर	बीजों द्वारा	जनवरी–फरवरी	उत्तरांखड

क्रमशः

परिशिष्ट–स–जारी

क्र. स.	वानस्पतिक नाम	हिन्दी नाम	स्वभाव/ प्रयोज्यी भाग	पुष्पकाल/ फलकाल	प्रवर्धन विधियां	बुआई का समय	कृषिकरण सम्भावित क्षेत्र
19.	रिहयूम इमोडी	रेवन्द चीनी	शाक/कन्द	जुलाई–अगस्त/ अक्टूबर–सितम्बर	कन्दों द्वारा	अक्टूबर–नवम्बर	जम्मू कश्मीर, हि.प्र., उत्तरांखड (2800–4000 मी)
18.	वेलेरियना ऑफिसिनेलीस	तगर	शाक/कन्द	फरवरी–मार्च	कन्दों द्वारा	फरवरी–अक्टूबर/ नवम्बर	जम्मू कश्मीर, हि.प्र., उत्तरांखड (1800–2800 मी)
20.	स्वरटिया चिरायता	चिरायता	शाक/पंचाग	जुलाई–अक्टूबर	बीजों द्वारा	अक्टूबर–नवम्बर	जम्मू कश्मीर, हि.प्र., उत्तरांखड, सिक्किम, आसाम
21.	सोलेनम डुलकामारा	भलू मॉस	शाक/फल	मई–जून	बीजों द्वारा	सितम्बर–अक्टूबर	जम्मू कश्मीर, हि.प्र., उत्तरांखड (1800–2000 मीटर तक)

क्रमशः

परिशिष्ट–स–जारी

क्र. स.	वानस्पतिक नाम	हिन्दी नाम	स्वभाव / प्रयोज्यी भाग	पुष्पकाल / फलकाल	प्रवर्धन विधियां	बुआई का समय	कृषिकरण सम्भावित क्षेत्र
22.	सोलेनम खसियानम	मकोय	शाक / फल पत्ती	जुलाई–अगस्त / अक्टूबर–नवम्बर	कन्दों द्वारा	फरवरी–मार्च / सितम्बर–अक्टूबर	असोम, पूर्वोत्तर क्षेत्र केरल, झारखण्ड, उड़ीसा, बिहार, पं. बंगाल, सिक्किम, उत्तरांखड
23.	सैलिक्स कैपरिया	बेदमुश्क	छोटा / वृक्ष बीज	अप्रैल–मई	बीजों द्वारा	जून–जुलाई	जम्मू कश्मीर, पंजाब, उत्तरांखड
24.	सॉल्विया ऑफीसिनेलीस	सोग	झाड़ी / पत्ती	अक्टूबर–नवम्बर	बीजों द्वारा	अक्टूबर–नवम्बर	जम्मू कश्मीर

परिशिष्ट–द

कुछ अन्य औषधीय एवं सुगन्धीय पौधे

क्र.स.	*औषधी नाम*	*कुल*	*वानस्पतिक नाम*	*स्वभाव*	*प्रयोज्यी भाग*	*औषधीय गुण*
1.	अंकोल	एलैंजियेसी	*Alangium salviifolium*	शाक	जड़ की छाल, पत्ती, फल एवं बीज	कफ, वातशामक, पित्त संशोधक, वेदनास्थापक, यकृतुत्तेजक, शोथहर, विषध्न, वामक, स्वेदजनक, ज्वरध्न एवं त्वक्दोषहर।
2.	अकरकरा	एस्टरेसी	*Anacyclus pyrethrum*	शाक	मूल एवं फूल	वातशामक, कटु–पौष्टिक, नाड़ीबल्य, वेदनास्थापक एवं कामोद्दीपक।
3.	अगर	थाइमीलियेसी	*Aquilaria agallocha*	वृक्ष	लकड़ी का तेल	सुगन्धित तेल एवं लेप शोथहर, वेदनास्थापक, नाड़ी संस्थान, उत्तेजक, हृदयोत्तेजक, मूत्रशामक एवं शैथिल्य।

क्रमशः

परिशिष्ट–द–जारी

क्र.स.	औषधी नाम	कुल	वानस्पतिक नाम	स्वभाव	प्रयोज्यी भाग	औषधीय गुण
4.	अग्निमंथ	वर्बिनेसी	*Premna latifolia*	शाक	मूल एवं पत्ती	कफ वातशामक, वेदनास्थापक शोथहर, पौष्टिक, अनुमोलक, कफघ्न, प्रेमहघ्न एवं शीतप्रशमक।
5.	अजमोद	एपियेसी	*Trachyspermum roxburghianum*	शाक	सूखे फल	रेचक, दीपक, वात–कफनाशक हिचकी, आध्मान, कृमि, अरूचि एवं उदररोग में उपयोगी।
6.	अजवाइन	एपियेसी	*Trachyspermum ammi*	शाक	बीज, पत्ते एवं तेल	दीपक पाचक, वातानुलोमक, गर्भाश्यात्तेजक एवं उदर–कृमिनाशक।
7.	अपराजिता	फैबेसी	*Clitoria ternatea*	लता	जड़, बीज एवं पत्ती	बुद्धिवर्धक, कफवातशामाक शोध एवं व्रणवाचक मूत्रजनक, श्वास–कासहर, कल–भेदक, वेदनास्थापक, शिरोविरेचक एवं रेचक।

क्रमशः

परिशिष्ट–द–जारी

क्र.स.	औषधी नाम	कुल	वानस्पतिक नाम	स्वभाव	प्रयोज्यी भाग	औषधीय गुण
8.	अमरबेल	कस्क्यूटेसी	*Cuscutta reflexa*	लता	पञ्चांग	वेदना स्थापक, शोथहर, केश्य, ग्राही, यकृदुत्तेजक रक्तशोधक, मूत्रल, स्वेदजनक, ज्वरघ्न एवं कटुपौष्टिक।
9.	अमलतास	फैबेसी	*Cassia fistula*	छोटा वृक्ष	मूल, बीज, फूल एवं पत्ती	कुष्ठध्न, मृदु रेचक, चरकोक्त कण्डूघ्न एवं कृतमाल।
10.	अयापाना	एस्ट्रेसी	*Eupatorium ayapana*	शाक	पञ्चांग (मुख्यतः पत्ती)	रक्तभस्मक, हदयोत्तेजक, स्वेदजनक एवं शीतप्रशमक।
11.	अर्जुन	कॉम्ब्रिटेसी	*Terminalia arjuna*	वृक्ष	तने की छाल	रक्तभस्मक, रक्तपित्तशामक, प्रमेहनाशक तथा हदय रोगों में उपयोगी।
12.	अफीम	पॉपावरेसी	*Papaver somniferum*	शाक	फल एवं बीज	निन्द्राजनक, मादक, विषैली, ग्राही, स्वेदजनक एवं रक्त–स्तम्भक।
13.	अम्बाहल्दी	जिन्जीबरेसी	*Curcuma amada*	शाक	कन्द	सुगन्धीय, एन्टीसेप्टिक क्रीमों एवं सौन्दर्य प्रसाधनों के निर्माण हेतु प्रयुक्त।

क्रमशः

परिशिष्ट–द–जारी

क्र.स.	औषधी नाम	कुल	वानस्पतिक नाम	स्वभाव	प्रयोज्यी भाग	औषधीय गुण
14.	अनन्तमूल	एसक्लेपियाडेसी	*Hemidesmus indicus*	वृक्ष	जड़े	त्रिदोषशामक, दाहप्रशमक, रक्तशोधक, कृष्ठध्न, ज्वरध्न, दीपन–पाचन, मूत्रजनन, एवं चर्मरोगनाशक।
15.	अरणी	वर्बिनेसी	*Premna obtussifolia*	वृक्ष	जड़, पत्ती एवं छाल	कफ वातशामक, वेदनास्थापक, दीपन, पाचन, कटुपौष्टिक कृमघ्न प्रमेहध्न एवं अनुवासनोपग।
16.	आक	एस्कलेपियाडेसी	*Calotropis procera*	शाक	मूल, पत्ती फूल एवं दूध	वेदनास्थापन, शोथध्न, कुष्ठध्न, वमनोपग, दीपक-पाचक, वामक कफनिःस्सारक एवं श्वासहर।
17.	आमड़ा	एनाकार्डिएसी	*Spondias pinnata*	वृक्ष	फल एवं गोंद	वातपित्तशामक, कफवर्धक, रेचक, हृदय व रक्त स्तम्भक, सारक एवं दाहप्रशमक।
18.	अपामार्ग	अमारान्थेसी	*Achyranthes aspera*	शाक	पत्तियाँ	दस्तावर, उदर रोग, आंव विकार एवं दंत शूल में उपयोगी।

क्रमशः

परिशिष्ट–द–जारी

क्र.स.	औषधी नाम	कुल	वानस्पतिक नाम	स्वभाव	प्रयोज्यी भाग	औषधीय गुण
19.	अंगूर	विटेसी	*Vitis vinifera*	झाड़ी	काण्ड एवं पत्ती	वातरक्त, पित्तशामक, वृंहण, वृष्य, तृषा, दाह ज्वरनाशक, रक्त पित्तशामक, श्वास–कास हर कामोत्तेजक एवं मूत्रल।
20.	अंजवार	पौलीगोनेसी	*Polygonum bistorta*	झाड़ी	प्रकन्द	रक्तातिसार, रक्त प्रवाहिका, अतिसार, रक्तमूत्र एवं रक्त प्रदर में उपयोगी।
21.	अंजरूत	फैबेसी	*Astragalus sarcocola*	वृक्ष	गोंद	कफरेचक, पिच्छिल, श्वयथु–विलयक एवं व्रणलेखक।
22.	इंगुदी	बलानिटेएसी	*Balanites aegyptiaca*	छोटा वृक्ष	फल एवं तेल	शिरौविरेचक, कफ विषघ्न, रेचक, कृमिघ्न, मूत्रल, व्रण–रोपक, जन्तुघ्न एवं त्वचारोग नाशक।

क्रमशः

परिशिष्ट–द–जारी

क्र.स.	औषधी नाम	कुल	वानस्पतिक नाम	स्वभाव	प्रयोज्यी भाग	औषधीय गुण
23.	इन्द्रायण	कुकुरबिटेसी	*Citrullus colocynthis*	बहुवर्षीय लता	लता, फल एवं पत्ते	फल, गूदा, कफ व पित्तनाशक शोथघ्न कामनाशक, श्वास–कासहर, कुष्ठघ्न, गुल्मनाशक, प्रमेहघ्न एवं गर्भाशयोत्तेजक।
24.	इमली	फैबेसी	*Tamarindus indicus*	वृक्ष	फल का गुदा, बीज एवं पुष्प	रेचक, तृष्ण–छर्दिनिग्रहक, यकृतुत्तेजक, भेदक, हृदय, रक्त वातप्रशमक।
25.	ईश्वरमूल	एरिस्ट्रोलोचिएसी	*Aristolohia indica*	लता	जड़ एवं तना	कफ-वातनाशक, शोथहर, वेदना स्थापक, विषघ्न, रक्त–शोधक मूत्रल,स्वेदजनक,कफ निस्सा-रक, ग्राही एवं गर्भाशयोत्तेजक।
26.	उलटकम्बल	स्टर्कुलियेसी	*Abroma augusta*	छोटा वृक्ष	जड़ एवं छाल	आंत पीड़ाशामक तथा रजो–रोध एवं कष्टार्त्तव संबंधी विकृत्तियों में उपयोगी।

क्रमशः

परिशिष्ट–द–जारी

क्र.स.	औषधी नाम	कुल	वानस्पतिक नाम	स्वभाव	प्रयोज्यी भाग	औषधीय गुण
27.	एरण्ड	यूफॉर्बियेसी	*Ricinus communis*	शाक	पच्चांग	कफ वातशामक, पित्तवर्धक, शोथहर आमातिसार, तीव्र विरेचक, स्वेदजनन, गर्भाशय–शोधक, कुष्ठधन एवं ज्वरघ्न।
28.	करंज	फैबेसी	*Caesalpinia bonduc*	झाड़ी	बीज	कफ-वातशामक, शोथहर, वेदना स्थापक, यकृतुत्तेजक, कटुपौष्टिक, कृमिघ्न, रक्त–शोधक, गर्भाश्योत्तेजक, एवं यकृत प्लीहोदरनाशक।
29.	कंटकारी	सोलेनेसी	*Solanum surrattense*	शाक	पच्चांग	प्रतिश्वास, श्वास, खांसी, पार्श्वशूल एवं स्वर भेद में उपयोगी।
30.	कपूर कचरी	जिन्जीबरेसी	*Hypericum spicatum*	शाक	मूल स्तम्भ	शोथहर, दुर्गन्धनाशक, कासहर, श्वासहर, ज्वरघ्न, त्वकदोषहर, वेदनास्थापक एवं शूल प्रशामक।

क्रमशः

परिशिष्ट–द–जारी

क्र.स.	औषधी नाम	कुल	वानस्पतिक नाम	स्वभाव	प्रयोज्यी भाग	औषधीय गुण
31.	करंज	फैबेसी	*Pongamia pinnata*	वृक्ष	पच्चांग	वात कफनाशक, रक्तशोधक, ब्रणशोधक, शोथनाशक एवं कासहर।
32.	कायफल	मिरिकेसी	*Myrica esculenta*	वृक्ष	छाल	वात कफनाशक, रक्तशोधक, रक्तस्तम्भक एवं कण्डूरोग में उपयोगी।
33.	कालादाना	कॉन्वोल्वुलेसी	*Ipomoea nil*	लता	बीज	तीव्रचक एवं वात व कफनाशक।
34.	कासनी	एस्टरेसी	*Cichorium intybus*	शाक	पच्चांग	कफपित्तशामक, दाहप्रशमक, शोथहर, निद्राजनक, यकृतु–त्तेजक, पित्तसारक मूत्रल, कटु–पौष्टिक एवं दाह प्रशामक।
35.	कलौंजी	रैननकुलेसी	*Nigella sativa*	शाक	बीज	दीपक, पाचक, गर्भाशयोत्तेजक, मूत्रल, वेदनास्थापक, कृमि एवं रूचिकारक।
36.	कमल	निम्फियेसी	*Nelumbo nucifera*	शाक	पच्चांग	शीतल, पौष्टिक, मूत्रल एवं स्वेदक।

क्रमशः

परिशिष्ट–द–जारी

क्र.स.	औषधी नाम	कुल	वानस्पतिक नाम	स्वभाव	प्रयोज्यी भाग	औषधीय गुण
37.	कंघी	मालवेसी	*Abutilon indicum*	शाक	पञ्चांग	पितघ्न, मूत्र–जनक, स्नेहक, बल्य, स्त्रसक एवं कासहर।
38.	कचनार	फैबेसी	*Bauhinia variegata*	वृक्ष	छाल एवं पुष्प	व्रणशोधन, मूत्रसंग्रहणीय, गण्डमाला, एवं लसीका–ग्रन्थिशोथनाशक एवं मधुर विपाकी।
39.	कीकर	फैबेसी	*Acacia nilotica*	वृक्ष	छाल, गोद एवं फल	कफ वातशामक, व्रणरोपक, स्तम्भक, संकोचक, रक्तरोधक एवं मूत्रल।
40.	कनेर	एपोसाइनेसी	*Nerium indicum*	झाड़ी	मूलत्वक् एवं पत्ती	वातकफनाशक, व्रणशोधक एवं रोपक, रक्तशोधक एवं कुष्ठनाशक।
41.	करौंदा	एपोसाइनेसी	*Carissa carandes*	झाड़ी	जड़ एवं फल	शीतल, रक्त पित्तशामक, एवं मूत्रजनक।

क्रमशः

परिशिष्ट–द–जारी

क्र.स.	*औषधी नाम*	*कुल*	*वानस्पतिक नाम*	*स्वभाव*	*प्रयोज्यी भाग*	*औषधीय गुण*
42.	कमीला	यूफॉर्बियेसी	*Mallotus philippensis*	वृक्ष	फलरज एवं बीज	उदर कृमिनाशक, रक्त एवं त्वचा विकार नाशक, व्रण–शोषक एवं रोपक।
43.	काकड़ाश्रृंगी	एनॉकार्डीएसी	*Pistacia integerrima*	वृक्ष	ग्रन्थियाँ	श्वसन विकार, कटुपौष्टिक, अतिसार व प्रवाहिकानाशक, ज्वरध्न एवं ग्राही।
44.	किलमोड़ा	बर्बेरिडेसी	*Berberis asiatica*	झाड़ी	जड़ व फल	विष विकार, गर्भाशय, ज्वर, प्रमेह, व्रण एवं नेत्र रोग, कर्ण रोग, त्वचा रोग में उपयोगी।
45.	गेंदा	एस्टरेसी	*Tegetes erecta*	शाक	पत्ती	ग्रथियों की सूजन एवं पुराने घावों में उपयोगी।
46.	गोवरी विष	रैननकुलेसी	*Aconitum falconeri*	शाक	कन्द	शोधक, कमर दर्द, साइटिका, न्यूरालजिया, आमवात में उपयोगी।

क्रमशः

परिशिष्ट–द–जारी

क्र.स.	औषधी नाम	कुल	वानस्पतिक नाम	स्वभाव	प्रयोज्यी भाग	औषधीय गुण
47.	गिलोय	मेनिस्पर्मेसी	*Tinospora cordifolia*	लता	काण्ड, पत्ती	त्रिदोष शामक, शोथहर, वात-कफनाशक, कुष्ठघ्न, कृमिघ्न, दाहजनक, मूत्रल, रक्तस्तभक एवं श्वांस-कासहर।
48.	गोखरू	जाइगोफीलेसी	*Tribulus terrestris*	शाक	पत्ती, जड़ व फल	कामोद्दीपक, रक्तशोधक, मूत्र पिण्ड उत्तेजक।
49.	जमाल गोटा	यूफॉर्बियेसी	*Croton tiglium*	वृक्ष	बीज	शोथहर, ज्वरघ्न, विषघ्न व रेचक।
50.	जटामांसी	वैलेरियानेसी	*Nardostachys jatamansi*	शाक	जड़ व पत्तियाँ	मेधाजनक तथा पौष्टिक एवं त्रिदोष नाशक तथा मस्तिष्क व मज्जा तंतु के रोगों में उपयोगी।
51.	जंगली मेथी	फैबेसी	*Indigofera trifoliata*	शाक	पत्ती	डायरिया, दस्त व घावों में उपयोगी।
52.	जंगली थाइम	लैमियेसी	*Micromeria biflora*	शाक	पत्ती	दाद, खुजली एवं एक्जीमा में उपयोगी।
53.	चियूरा	सैपोटेसी	*Aisandra butyracea*	वृक्ष	फल व बीज	त्वचा को स्निग्ध बनाने में व घी - शहद, गुड़, दोना, चारे में उपयोगी।

क्रमशः

परिशिष्ट–द–जारी

क्र.स.	औषधी नाम	कुल	वानस्पतिक नाम	स्वभाव	प्रयोज्यी भाग	औषधीय गुण
54.	चंद्रायण	पॉनियेसी	*Paeonia emodi*	शाक	कन्द एवं फूल	मानसिक व्याधियाँ, उपस्मार पक्षाघात, हिस्टीरिया, कम्पवात नारी प्रजननांग प्रभावक एवं रक्तशोधक।
55.	चिरायता	जैन्शिनैसी	*Swertia chirayita*	शाक	जड़ें एवं छाल	क्षुधावर्धक, श्वासहर, मुत्र–कृच्छनाशक, पुनरावर्तक, ज्वर, अस्थिभंग, जीर्णज्वर एवं वात पित्तज्वर में उपयोगी।
56.	चम्पा	मैग्नोलियेसी	*Michelia champaca*	छोटा वृक्ष	पुष्प एवं छाल	दीपक,पाचक,गर्भाशयोत्तेजक, मूत्रल, वेदनास्थापक, वात–शामक, दुर्गन्धीनाशक, वात–गुल्म, कृमि एवं रूचिकारक।
57.	चांगेरी	ऑक्लीडेसी	*Oxalis corniculata*	शाक	पञ्चांग	वात कफशामक, शोथहर, गुदा : संकोचक, रोचक, दीपक–ग्राही, एवं वेदना–शामक।

क्रमशः

परिशिष्ट–द–जारी

क्र.स.	औषधी नाम	कुल	वानस्पतिक नाम	स्वभाव	प्रयोज्यी भाग	औषधीय गुण
58.	चौपतिया	एकैन्थेसी	*Blepharis persica*	झाड़ी	बीज	नपुंसकता, शीघ्रस्खलन एवं शुक्रतारल्य में उपयोगी।
59.	छोटी इलायची	जीन्जीबिरेसी	*Elettaria cardamomum*	शाक	बीज	वमन निवारक, रक्त पित्त नाशक एवं पथरी को दूर करने में उपयोगी।
60.	तिमूर	रूटेसी	*Xanthoxylum acanthopodium*	वृक्ष	फल, पत्ती एवं बीज	दंत रोगों में लाभकारी, ज्वर नाशक व पौष्टिक।
61.	तिलपर्णी	कैपरिडेसी	*Cleome viscosa*	शाक	बीज, पत्ती	कफवातनाशक, स्वेदजनक, अनुलोमक, कोष्ठ, वातप्रशमक, शूलहर, दाहजनक, उत्तेजक एवं वेदनाहर।
62.	तून	मिलियसी	*Cedrela toona*	वृक्ष	छाल व पत्ती	पौष्टिक, ज्वरनाशक एवं दाहनाशक तथा अतिसार में उपयोगी।

क्रमशः

परिशिष्ट–द–जारी

क्र.स.	औषधी नाम	कुल	वानस्पतिक नाम	स्वभाव	प्रयोज्यी भाग	औषधीय गुण
63.	थुनेर	टैक्सेसी	*Taxus baccata*	वृक्ष	छाल व पत्ती	कफवातशामक, वेदनास्थापक, रेचक, दीपक, वातानुलोमक, ज्वरघ्न, श्वास–कासहर, मूत्रल एवं बलवर्धक।
64.	द्रोण पुष्पी	वर्बिनेसी	*Leucas cephalotes*	शाक	पच्चांग	ज्वरनाशक, पित्तशोधक, रक्त–शोधक, दस्तावर, कृमिनाशक एवं विषघ्न।
65.	दालचीनी	लॉरेसी	*Cinnamomum zeylanicum*	वृक्ष	छाल	कामोद्दीपक, कृमि नाशक पौष्टिक, गुदा द्वार व्याधि में उपयोगी।
66.	दूब	पोएसी	*Cynodon dactylon*	लता	पच्चांग	त्वचा विकार, रक्त विकार कुष्ठं रोग में उपयोगी एवं ज्वरनाशक।
67.	देवदारू	पिनेसी	*Cedrus deodara*	वृक्ष	पत्ती, छाल एवं तना	मूत्रल, चर्म रोग नाशक, शूल अल्सर, सर्पदंश में उपयोगी।

क्रमशः

परिशिष्ट–द–जारी

क्र.स.	औषधी नाम	कुल	वानस्पतिक नाम	स्वभाव	प्रयोज्यी भाग	औषधीय गुण
68.	दवना	एस्टरेसी	*Artemisia pallens*	शाक	पत्ती एवं बीज	दीपक, पाचक, आनुलोमिक, वामक एवं व्रण रोपक।
69.	धूप	एस्टरेसी	*Jurinea macrocephala*	शाक	जड़ व बीज	सुगन्धित तेल एवं काढ़ा शूल, बुखार व रोगाणु नाश करने में उपयोगी।
70.	धाय	लॉइथ्रीएसी	*Woodfordia fruticosa*	झाड़ी	पुष्प	कफ पित्तशामक, मूत्र विरचनीय ज्वरघ्न, दाहप्रशमक, रक्त–स्तम्भक एवं शीतग्राही।
71.	नागकेसर	कलुसीएसी	*Mesua ferrea*	छोटा वृक्ष	पुष्प	कफपित्तशामक, दुर्गन्धनाशक, स्वेदापनयक, दीपक–पाचक, ग्राही, रक्तस्तम्भक, बल्य एवं बाजीकारक।
72.	निर्मली	फैबेसी	*Strychnos potatorum*	छोटा वृक्ष	बीज	जलशोधक, कफवातशामक स्तम्भक, रेचक एवं मूत्रजनक।

क्रमशः

परिशिष्ट–द–जारी

क्र.स.	औषधी नाम	कुल	वानस्पतिक नाम	स्वभाव	प्रयोज्यी भाग	औषधीय गुण
73.	नील	फैबेसी	*Indigofera tinctoria*	छोटा वृक्ष	पच्चांग	केशरंजक, केशवर्धक, दीपक–पाचक, स्वेदजनक, ज्वरघ्न, बलवर्धक, बाजीकारक, मूत्रल व कफघ्न एवं विषध्न।
74.	नीम	मीलियेसी	*Azadirachta indica*	वृक्ष	पच्चांग	कफ पित्तशामक, ग्राही, कृमिघ्न, यकृदुत्तेजक, कटु–पौष्टिक, रक्तशोधक, व्रण–शोधक, वेदनास्थापक एवं गर्भाशयोत्तेजक।
75.	पलास	फैबेसी	*Butea monosperma*	वृक्ष	फल एवं छाल	फूल मूत्रल, दाहप्रशमक एवं श्वेतप्रदरनाशक तथा छाल मूत्रजनक एवं वीर्यपुष्टिकर।
76.	पुदीना	लैमियेसी	*Mentha longifolia*	शाक	पत्ती	बुखार, खांसी, शूल में उपयोगी एवं अरूचिहर।
77.	पारिजात	ओलीयसी	*Nyctanthes arbor-tristis*	वृक्ष	पुष्प एवं पत्ती	ज्वर नाशक, संधिवात एवं मलेरिया में उपयोगी।

क्रमशः

परिशिष्ट–द–जारी

क्र.स.	औषधी नाम	कुल	वानस्पतिक नाम	स्वभाव	प्रयोज्यी भाग	औषधीय गुण
78.	पुनर्नवा	निक्टजिनिएसी	*Boerhavia diffusa*	शाक	जड़	शोध व हृदय रोग, मूत्र कृच्छता में उपयोगी व सर्प विष निवारक।
79.	पीलीजड़ी	रैनन कुलेसी	*Thalictrum foliolosum*	शाक	जड़	दीपक, पाचक, शोथहर, ज्वरघ्न, चक्षुष्प, मृदुरेचक एवं श्वासहर।
80.	बेर	रामनेसी	*Zizyphus mauritiana*	झाडी	सूखे फल, पत्ती, छाल एवं गोंद	कफनिस्सारक एवं उदरा–मार्दवकर, रक्त विकार–शामक तृषाहर एवं इक्षुमेहनाशक।
81.	वनफशा	वायलेसी	*Viola odorata*	शाक	पत्ती व फूल	ज्वर नाशक, त्रिदोष नाशक एवं कफ नाशक।
82.	बच	एरेसी	*Acorus calamus*	शाक	जड़	कृमि नाशक, वमनकारक, मूत्रल एवं कंठ रोगों में उपयोगी।
83.	बथुआ	चीनोपोडियसी	*Chenopodium album*	शाक	पत्ती	अग्निदीपक, वात पितनाशक, कृमि नाशक, कफ नाशक एवं वृद्धिवर्धक।

क्रमशः

परिशिष्ट–द–जारी

क्र.स.	औषधी नाम	कुल	वानस्पतिक नाम	स्वभाव	प्रयोज्यी भाग	औषधीय गुण
84.	ब्राह्मी	एपियेसी	*Centella asiatica*	शाक	पत्ती	मानसिक व्याधि, नाड़ी दौर्बल्य नाशक एवं अपस्मार में उपयोगी।
85.	बांस	पोएसी	*Bambusa arundinacea*	झाड़ी	पच्चांग	गर्भाशय शुद्दि, प्रमेह, बवासीर एवं पित्त, दाह में उपयोगी।
86.	बुरांश	इरीकेसी	*Rhododendron arboreum*	वृक्ष	फूल	ह्रदय रोगों में लाभकारी।
87.	ब्रिहण	सोलेनेसी	*Solanum indicum*	झाड़ी	फल व बीज	ज्वर नाशक, ह्रदय रोग निवारक, यौन दुर्बलता एवं कफ निवारक।
88.	बेल	रूटेसी	*Aegle marmelos*	वृक्ष	परिपक्व फल	कफ वातनाशक, दीपक, पाचक, ग्राही, रक्तस्तम्भक, मृदुरेचक, शोथहर, वेदनाहर, ज्वरघ्न एवं श्वासकासहर।

क्रमशः

परिशिष्ट–द–जारी

क्र.स.	*औषधी नाम*	*कुल*	*वानस्पतिक नाम*	*स्वभाव*	*प्रयोज्यी भाग*	*औषधीय गुण*
89.	बावची	फैबेसी	*Psoralea corylifolia*	शाक	बीज व फल	वात कफनाशक, कटुपौष्टिक, उत्तेजक, वाजीकारक, दीपक, पाचक, प्रमेहघ्न एवं कासघ्न।
90.	भांग	कैन्नेबेसी	*Cannabis sativa*	शाक	पत्ती	निद्राजनक, नशीला, सूजाक व धनु स्तम्भ में उपयोगी।
91.	भृंगराज	एस्टेरेसी	*Eclipta prostrata*	शाक	पच्चांग	वात कफनाशक, शोधहर, वेदनाहर, केशवर्धक, व्रणरोपक, दीपक, शूलप्रशमक, रक्तवर्धक एवं ज्वरघ्न।
92.	महुआ	सैपोटेसी	*Madhuca indica*	वृक्ष	फूल, फल एवं बीज	वात–पित्तनाशक, नाडीबल्य, एवं कफनिस्सारक।
93.	मीठा विष	रैननकुलेसी	*Aconitum ferox*	शाक	कन्द	ज्वरहर,पीड़ानाशक,बलवर्धक, मधुमेह, बहूमूत्र एवं हृदय विकार में उपयोगी।
94.	मंजिष्ठा	रूबियसी	*Rubia cordifolia*	लता	जड़	स्वर शुद्द करने वाली, प्रमेह एवं रक्त विकार शोधक।

क्रमशः

परिशिष्ट–द–जारी

क्र.स.	औषधी नाम	कुल	वानस्पतिक नाम	स्वभाव	प्रयोज्यी भाग	औषधीय गुण
95.	मकोय	सोलेनेसी	*Solanum nigrum*	शाक	फल व पत्ती	यकृत विकार, कफ नाशक, कोढ़ व खुजली में उपयोगी।
96.	ममीरा	रैननकुलेसी	*Coptis teeta*	शाक	जड़ व पत्ती	पौष्टिक रसायन, मृदृ विरेचक एवं नेत्र रोगों में हितकारी।
97.	रतन जोत	यूफॉर्बियेसी	*Jatropha curcas*	शाक	जड़ व तने	मृदृ विरेचक, कृमिनाशक एवं छाल विष विकार दूर करने वाला।
98.	रामबांस	एगेवेसी	*Agave americana*	कंटीली झाड़ी	पत्ती का लुआब	विष व कफ निवारक।
99.	रीठा	एस्टरेसी	*Sapindus mukorossi*	वृक्ष	फल	वामक, वातहर एवं अफीम के विष को दूर करने वाला।
100.	रत्ती	फैबेसी	*Abrus precatorius*	शाक	जड़, बीज	कफ वातशामक, लेखन, कुष्ठघ्न नाडीबल्य, हृदयोत्तेजक, बाजी–कारक, त्रिदोषहर एवं मूत्रल।
101.	लाजवन्ती	फैबेसी	*Mimosa pudica*	शाक	पच्चांग	कफ–पित्तध्न, रक्तपित्त, अतिसार, एवं रोगनाशक।

क्रमशः

परिशिष्ट–द–जारी

क्र.स.	औषधी नाम	कुल	वानस्पतिक नाम	स्वभाव	प्रयोज्यी भाग	औषधीय गुण
102.	लेंटाना	वर्बिनेसी	*Lantana camara*	झाड़ी	पच्चांग	टिटेनस व मलेरिया में उपयोगी।
103.	विजयसार	फैबेसी	*Pterocarpus marsupium*	वृक्ष	छाल, काष्ठ, गोंद एवं पुष्प	मधुमेदोहर, कुष्ठध्न, प्रमेहहर, रक्त विकार नाशक एवं कृमि नाशक।
104.	वसाका	एकैन्थेसी	*Adhatoda vasica*	शाक	पच्चांग	दमा नाशक, कीटनाशक एवं कफनाशक।
105.	वन अजवाइन	लैमियेसी	*Thymus serpyllum*	शाक	पत्ती एवं बीज	मृदु विरेचक, अग्नि वर्धक, गुर्दे एवं नेत्र रोग में उपयोगी।
106.	वन हल्दी	जिन्जीबरेसी	*Curcuma aromatica*	शाक	जड़ व पत्ती	कुष्ट व रक्त–वातनाशक।
107.	सुधामूली	आर्किडेंसी	*Eulophia campestris*	शाक	कन्द	वातपित्तशामक, वीर्यवर्धक, पौष्टिक, बाजीकारक, पक्षाघात एवं प्रमेह में उपयोगी।
108.	हरड़	कॉम्ब्रिटेसी	*Terminalia chebula*	वृक्ष	तना	दीपक, पाचक, मृदुरेचक, रसायन एवं मेध्य।

क्रमशः

परिशिष्ट–द–जारी

क्र.स.	औषधी नाम	कुल	वानस्पतिक नाम	स्वभाव	प्रयोज्यी भाग	औषधीय गुण
109.	हड़जोड़	विटेसी	*Cissus quadrangularis*	झाड़ी	तना	कफ वातशामक, पित्तवर्धक, स्तम्भक, अस्थिसन्धानीय, अनुलोमक एवं कृमिध्न।
110.	हंसराज	एडीएंटेसी	*Adiantum capillus-veneris*	शाक	पच्चांग	पौष्टिक, खांसी, मूत्रल, बिच्छू दंश में उपयोगी।

परिशिष्ट—च

लुप्त प्रायः एवं संकटग्रस्त औषधीय पौधे

क्र.स.	वानस्पतिक नाम	कुल	हिन्दी नाम	अग्रेंजी नाम	प्रयोज्यी भाग	आई.यु.सी.एन. स्तर
1.	अरनिबिया बेन्थेमिआई	बोरेजीनेसी	गॉजबान	–	पत्ती, फूल	लुप्त प्रायः (राष्ट्रीय स्तर)
2.	आइलेक्स खासियाना	एक्यूफोलियेसी	–	–	पत्ती, छाल	लुप्त प्रायः
3.	इवाल्वुलस अल्सिनोइडिस	कांवोलेसी	शंखपुष्पी	Sankhapushi	पच्चांग	संकटापन्न (क्षेत्र मध्य भारत)
4.	एकोनीटम बेलफॉरी	रेननकुलेसी	गोबरी	–	जड़	लुप्त प्रायः (राष्ट्रीय स्तर)
5.	एकोनीटम डाइनोराइजम	रेननकुलेसी	दुधीया विष	Safed bish	जड़	लुप्त प्रायः
6.	एकोनीटम फॉलकोनेरी	रेननकुलेसी	मीठा तिल्लिया	Meetha Tellia	जड़	लुप्त प्रायः
7.	एकोनीटम फेरोक्स	रेननकुलेसी	मीठा जहर	Indian Aconite	जड़	लुप्त प्रायः (क्षेत्रीय स्तर)

क्रमशः

परिशिष्ट–च–जारी

क्र.स.	वानस्पतिक नाम	कुल	हिन्दी नाम	अग्रेंजी नाम	प्रयोज्यी भाग	आई.यु.सी.एन. स्तर
8.	एकोनीटम हैटरोफिलम	रेननकुलेसी	अतीस	Atis	जड़	लुप्त प्रायः (राष्ट्रीय स्तर)
9.	एकोनीटम वायोलसियम	रेननकुलेसी	पतीस	Patis	मूलस्तम्भ	संकटापन्न (क्षेत्र–पूर्व व प. भारत)
10.	एकोरस कलैमस	ऐरीसी	बच	Sweet Flag	मूलस्तम्भ	संकटापन्न (क्षेत्र–पूर्व व प. भारत)
11.	एंजिलिका ग्लोका	एपिएसी	ग्रन्धायण	Angelica	जड़	लुप्त प्रायः (क्षेत्रीय स्तर)
12.	एक्विलेरिया मैलस्सिनेनसिस	थाइमेलीसी	अगर	Agarwood	काष्ठ	लुप्त प्रायः (क्षेत्रीय स्तर)

क्रमशः

परिशिष्ट–च–जारी

क्र.स.	वानस्पतिक नाम	कुल	हिन्दी नाम	अंग्रेजी नाम	प्रयोज्यी भाग	आई.यु.सी.एन. स्तर
13.	एट्रोपा एकुमिनेटा	सोलेनेसी	बेलेडोना	Indian Bella dora	पत्ती एवं जड़	लुप्त प्रायः (क्षेत्रीय स्तर)
14.	ओपर्कुलिना टूर्पेथियम	कनवोल्वुलेसी	निसोथ	–	पञ्चांग	संकटापन्न (मध्य भारत)
15.	कॉस्टस लसिरूस	जिन्जीबरेसी	कॉस्टस	–	पञ्चांग	संकटापन्न (आंकलन की कमी)
16.	कार्डिया राथी	बोरेजीनेसी	छाल	–	फल, छाल	संकटग्रस्त की सम्भावना (क्षेत्र मध्य भारत)
17.	कॉप्टिस टीटा	रैननकुलेसी	ममीरा	Gold Thread	मूलस्तम्भ	लुप्त प्रायः
18.	क्लेरोडेंड्रम सरेटम	वर्बिनेसी	–	–	पत्ती एवं जड़	संकटापन्न (क्षेत्रीय स्तर)
19.	क्लेरोडेंड्रम कॉलिब्रोकिनम	वर्बिनेसी	भृंगी	–	पत्ती एवं जड़	संकटापन्न (क्षेत्रीय स्तर)

क्रमशः

परिशिष्ट–च–जारी

क्र.स.	वानस्पतिक नाम	कुल	हिन्दी नाम	अग्रेंजी नाम	प्रयोज्यी भाग	आई.यु.सी.एन. स्तर
20.	करक्यूमा सिजिया	जिन्जीबेरेसी	नरकाचूर	Black Zedoary	मूलस्तम्भ	लुप्त प्रायः (क्षेत्र–मध्य भारत)
21.	करक्यूमा एंगुस्टीफोलिया	जिन्जीबेरेसी	तीखुर	East Indian Arrow Root	मूलस्तम्भ	संकटग्रस्त की सम्भावना
22.	कुरकुलिगो आर्किओडिस	एमार्लिडेसी	काली मूसली	–	मूलस्तम्भ	संकटापन्न (क्षेत्र मध्य भारत)
23.	ग्लौरियोसा सुर्पबा	लिलिएसी	कलिहारी	Malabar Glory Lily	जड़	लुप्त प्रायः (क्षेत्र मध्य भारत)
24.	जिमनिया सिल्वेस्ट्री	एस्कलीपीडेसी	गुड़मार	Gurmar	पत्ती	संकटग्रस्त (क्षेत्र मध्य भारत)
25.	जंशियाना कुरूआ	जांशियेसी	कुरू	Indian Gentian	मूलस्तम्भ	लुप्त प्रायः (क्षेत्रीय स्तर)

क्रमशः

परिशिष्ट–च–जारी

क्र.स.	वानस्पतिक नाम	कुल	हिन्दी नाम	अग्रेंजी नाम	प्रयोज्यी भाग	आई.यु.सी.एन. स्तर
26.	जूरीनिया डोलोमिया	एस्ट्रेसी	धूप	–	जड़	संकटग्रस्त होने की सम्भावना (क्षेत्रीय स्तर)
27.	टाइलोफोरा इण्डिका	एस्कलेपीयडेसी	अन्नतमूल	Emetic Swallow Wort	पत्तियाँ	संकटापन (क्षेत्र मध्य भारत)
28.	टैक्सस वॉलिचियाना	टैक्ससी	थूनेर	Common Yew	पत्ती एवं छाल	लुप्त प्रायः (क्षेत्रीय स्तर)
29.	डायस्कोरिया डेल्टोइडिया	डायोस्कोरियेसी	क्रिस	–	मूलस्तम्भ	लुप्त प्रायः (क्षेत्रीय स्तर)
30.	डेल्फीनियम डेनुडेटम	रैननकुलेसी	निर्बिसी	–	जड़	लुप्त प्रायः (क्षेत्रीय स्तर)

क्रमशः

परिशिष्ट–च–जारी

क्र.स.	वानस्पतिक नाम	कुल	हिन्दी नाम	अग्रेंजी नाम	प्रयोज्यी भाग	आई.यु.सी.एन. स्तर
31.	डैक्टालोराइजा हत्ताजरीया	ऑर्कीडेसी	हत्तांजड़ी	Palm Herbal Medicine	मूलस्तम्भ	लुप्त प्रायः (क्षेत्रीय स्तर)
32.	थैलिक्ट्रम फोलियोलोसम	रैननकुलेसी	पीलीजड़ी	–	मूलस्तम्भ	संकटापन्न (क्षेत्रीय स्तर)
33.	नार्डोस्टाइकस जटामंसी	वैलेरियनोसी	जटामांसी	Spikenard	मूलस्तम्भ	लुप्त प्रायः (क्षेत्र उतर भारत)
34.	नेपेन्थिस खासियाना	नेपेन्थिसी	टीपू–रकोट	–	पत्ती	लुप्त प्रायः
35.	पिओनिया इमोडी	पिओनेयेसी	उद–सल्प	Himalayan Paeony	जड़	संकटापन्न (क्षेत्रीय स्तर)
36.	पैनेक्स स्यूडो–जिन्सेग	एर्लिसी	जिन्सेग	Asiatic Ginseng	जड़	लुप्त प्रायः (क्षेत्रीय स्तर)
37.	पिक्रोराइजा कुर्रू	स्क्रोफुलेरियेसी	कुटकी	Kutki Ginseng	मूलस्तम्भ	लुप्त प्रायः (क्षेत्रीय स्तर)

क्रमशः

परिशिष्ट–च–जारी

क्र.स.	*वानस्पतिक नाम*	*कुल*	*हिन्दी नाम*	*अग्रेंजी नाम*	*प्रयोज्यी भाग*	*आई.यु.सी.एन. स्तर*
38.	पोडोफॉइलम हैक्सैन्ड्रम	पोडोफाइलेसी	बक्रचिमका	Indian Podophyllum	मूलस्तम्भ	लुप्त प्रायः (क्षेत्रीय स्तर)
39.	पॉलीगोनेटम वर्टिसिलेटम	लिलिएसी	मीठा दूधिया	–	मूलस्तम्भ	लुप्त प्रायः (क्षेत्र उत्तर भारत)
40.	प्रीज्वलस्क्रीया टगुंटिका	सोलेनेसी	मा–नियो–पॉ	Ma-Niao-Pao	जड़	लुप्त प्रायः (क्षेत्रीय स्तर)
41.	फ्रीइटिलेरिया रॉयली	लिलीएसी	–	–	कन्द	लुप्त प्रायः (क्षेत्रीय स्तर)
42.	बलियोस्पर्मम मोंटनम	यूफोरबिएसी	दंती	–	बीज एवं जड़	सकंटग्रस्त (क्षेत्र मध्य भारत)
43.	बर्ब्रेरिस एरिस्ट्रेटा	बर्बेरियेडेसी	चित्रा	Indian Barberry	जड़ की छाल	लुप्त प्रायः (क्षेत्रीय स्तर)

क्रमशः

परिशिष्ट–च–जारी

क्र.स.	वानस्पतिक नाम	कुल	हिन्दी नाम	अग्रेंजी नाम	प्रयोज्यी भाग	आई.यु.सी.एन. स्तर
44.	बर्ब्रेरिस एसियेटिका	बर्बेरियेडेसी	चित्रा	Indian Barberry	तने व जड़ की छाल	लुप्त प्रायः (क्षेत्रीय स्तर)
45.	बर्ब्रेरिस कश्मीरियाना	बर्बेरियेडेसी	–	–	छाल	लुप्त प्रायः
46.	बर्ब्रेरिस लाइसियम	बर्बेरियेडेसी	किरमोंग	–	जड़ की छाल	लुप्त प्रायः
47.	बर्ब्रेरिस पिटियोलेरिस	बर्बेरियेडेसी	–	–	–	लुप्त प्रायः
48.	बर्जिनिया सीलियेटा	सैक्सीफ्रेगेसी	पाषाणभेद	–	मूलस्तम्भ	सकंटापन्न (क्षेत्रीय स्तर)
49.	ब्रूनियम पर्सिकम	एपीयेसी	काला जीरा	Black Caraway	मूलस्तम्भ	सकंटापन्न (क्षेत्रीय स्तर)
50.	ब्यूटिया मॉनोस्पर्मा	फेबेसी	पलास	Flame of the Forest	पत्ती, जड़ की छाल	आंकलन की कमी (क्षेत्र मध्य भारत)
51.	मेक्नोपसिस एकुलिटा	पॅपावेरेसी	कंडा	Blue Poppy	जड़	लुप्त प्रायः (क्षेत्रीय स्तर)

क्रमशः

परिशिष्ट–च–जारी

क्र.स.	वानस्पतिक नाम	कुल	हिन्दी नाम	अग्रेंजी नाम	प्रयोज्यी भाग	आई.यु.सी.एन. स्तर
52.	रियम एस्ट्रेल	पॉलीगोनेसी	डोलू	–	मूलस्तम्भ	सकंटापन्न (क्षेत्रीय स्तर)
53.	रियम नोबाइल	पॉलीगोनेसी	–	–	मूलस्तम्भ	लुप्त प्रायः (क्षेत्रीय स्तर)
54.	रस सेमियलेटा	एनाकर्डियेसी	तातरी	Dry Galls	फल, पत्ती	संकटापन्न (क्षेत्रीय स्तर)
55.	रॉवोल्फिया सर्पेन्टाइना	एपोसाइनेसी	सर्पगन्धा	Rauwolfia	जड़	लुप्त प्रायः (क्षेत्र मध्य भारत)
56.	रोडोडेन्ड्रान एन्थोपोगोन	एरीकेसी	धूप	Dhoop	पत्ती	लुप्त प्रायः (क्षेत्रीय स्तर)
57.	लेवटेरा कैशमेरियाना	मॉलवेसी	–	–	पत्ती	लुप्त प्रायः
58.	लूवुंगा स्कंडेनस	रूटेसी	काकोली	Sugandh Kokila	फल	लुप्त प्रायः (क्षेत्रीय स्तर)

क्रमशः

परिशिष्ट–च–जारी

क्र.स.	वानस्पतिक नाम	कुल	हिन्दी नाम	अग्रेंजी नाम	प्रयोज्यी भाग	आई.यु.सी.एन. स्तर
59.	वैलेरियना जटामंसी	वैलेरिनॉसी	तगर	Indian Valerian	मूलस्तम्भ	लुप्त प्रायः (क्षेत्रीय स्तर)
60.	स्वर्शिया चिरायता	जैन्टायनेसी	चिरायता	Chiretta	पञचांग	लुप्त प्रायः (क्षेत्र उत्तर भारत)
61.	स्वर्शिया एंगुस्टीफोलिया	जैन्टायनेसी	पहाड़ी चिरायता	–	पञचांग	लुप्त प्रायः (क्षेत्र उत्तर भारत)
62.	सॉस्सूरिया अब्वालेटा	एस्ट्रेसी	ब्रहमकमल	–	जड़	लुप्त प्रायः (क्षेत्र उ0 हिमालय)
63.	सॉस्सूरिया गॉसीपीफोरा	एस्ट्रेसी	घूगगी	Sacred Saussurea	जड़	लुप्त प्रायः (क्षेत्र उ0 हिमालय)
64.	सॉस्सूरिया लप्पा	एस्ट्रेसी	कुठ	Kuth	जड़	लुप्त प्रायः (क्षेत्रीय स्तर)
65.	सिन्नामोमम तमाला	लॉरासी	तेजपत्र	Indian Cassia	पत्ती	संकटग्रस्त की सम्भावना

क्रमशः

परिशिष्ट–च–जारी

क्र.स.	वानस्पतिक नाम	कुल	हिन्दी नाम	अग्रेंजी नाम	प्रयोज्यी भाग	आई.यु.सी.एन. स्तर
66.	सिलेस्ट्रस पैनीकुलेटा	सिलेस्ट्रयेसी	ज्योतिषमत्ती	Black oil Plant	बीज एवं जड़ छाल	संकटग्रस्त की सम्भावना
67.	हाइडनोकार्पस कुर्जी	फलेकोरसियेसी	दलमुर्गी	True Chaulmoogra	बीज	लुप्त प्रायः (राष्ट्रीय स्तर)
68.	हैरर्सलीयम कैंडीकेन्स	एपीयेसी	–	-	फल	लुप्त प्रायः (क्षेत्र उत्तर भारत)
69.	हैडीसीयम स्पीकैटम	जिन्जीबेरेसी	कपूर कचरी	Spiked Ginger	मूलस्तम्भ	संकटापन्न (राष्ट्रीय स्तर)
70.	हैडीसीयम कोरोनेरियम	जिन्जीबेरेसी	–	Common Ginger Lily	मूलस्तम्भ	लुप्त प्रायः (क्षेत्र मध्य भारत)
71.	यूर्जिनिया इड़िका	लिलीएसी	जंगली प्याज	Indian Squill	कन्द	संकटापन्न (क्षेत्र मध्य भारत)

परिशिष्ट–छ

लुप्त प्रायः एवं संकटग्रस्त औषधीय पौधे (विलुप्ती के कारक)

क्र.स.	वानस्पतिक नाम	स्वभाव/प्राप्ति स्थल	विलुप्ती कारक	सक्रिय घटक	क्षेत्रीय व्याप्ति
1.	अरनिबिया बेन्थमिआई	शाक, पत्थर चट्टानों व खुले स्थल	4, 5, 1	एर्निबिनस (0.37 %) सुगन्धित तेल	काश्मीर से उत्तराखंड (3500–4000 मीटर)
2.	आइलेक्स खासियाना	वृक्ष/उपोष्ण मिश्रित सदाबहार वन	2	आइसीन, आइजन्थिन	खांसी पर्वत (1000–1500 मीटर)
3.	इवाल्वुलस अल्सिनोइडिस	शाक/आर्द्र खुले स्थल	2, 4, 1, 5	–	मध्य भारत (200 मीटर)
4.	एकोनीटम बेलफॉरी	शाक/उपहिमाद्रि से हिमाद्रि क्षेत्र	1, 2, 3, 4, 5	साइडोएकोनाइटिन (0.4–0.5 %)	उत्तराखंड से नेपाल (3000–4500 मीटर)
5.	एकोनीटम डाइनोराइजम	शाक/उपहिमाद्रि घास के मैदान	2, 4, 1, 5	साइडोएकोनाइटिन (0.51 %)	कश्मीर एवं हिमाचल प्रदेश (3000–4000 मीटर)
6.	एकोनीटम फलकोनेरी	शाक/उपहिमाद्रि एवं हिमाद्री क्षेत्र	1, 2, 3, 5	साइडोएकोनाइटिन (0.51 %)	उत्तराखंड हिमालय (3300–4000 मीटर)

क्रमशः

प्ररिशिष्ट–छ–जारी

क्र.स.	वानस्पतिक नाम	स्वभाव/प्राप्ति स्थल	विलुप्ती कारक	सक्रिय घटक	क्षेत्रीय व्याप्ति
7.	एकोनीटम फेरोक्स	शाक/शीतोष्ण से उपहिमाद्री क्षेत्र	2, 4, 1, 5	कुल क्षाराभ (0.63–4.7 %)	भारतीय पश्चिमी हिमालय (2100–3000 मीटर)
8.	एकोनीटम हैटरोफिलम	शाक/शीतोष्ण से हिमाद्री मैदान	2, 4, 3, 1, 5	अतिसिन (0.4%), एकोनाइटिक अम्ल	कश्मीर से उत्तराखंड तक (3000–4200 मीटर)
9.	एकोनीटम वोयोलसियम	शाक/हिमाद्री क्षेत्र	1, 2, 4, 3, 4	इंडएकोनाइटिन (1%)	भारतीय पूर्व पश्चिम हिमालय
10.	एकोरस कलैमस	शाक/दलदली खुले क्षेत्र	2, 1, 5	सुगन्धित तेल (1.8%) एस्रोन	पं. बंगाल, सिक्किम, मेघालय (2500–3000 मीटर)
11.	एंजिलिका ग्लोका	शाक/आर्द्र व छायादार स्थल	1, 4, 5	सुगन्धित तेल (0.4-1.3%)	सम्पूर्ण हिमालय क्षेत्र (2500–3000 मीटर)
12.	एक्विलेरिया मैलस्सिनेनसिस	शाक/निचली पर्वत श्रृंखला	2, 1, 7, 6, 5	सुगन्धित तेल एग्रोंल (0.08%)	उत्तर दक्षिण भारत (200–1000 मीटर)

क्रमशः

परिशिष्ट–छ–जारी

क्र.स.	वानस्पतिक नाम	स्वभाव/प्राप्ति स्थल	विलुप्ती कारक	सक्रिय घटक	क्षेत्रीय व्याप्ति
13.	एट्रोपा एकुमिनेटा	शाक/खुले स्थान	4, 2, 5	कुल क्षाराभ (0.81%)	कश्मीर एवं हिमालय प्रदेश तक (2000–2500 मीटर)
14.	ओपर्कुलिना टूर्पेथियम	शाक/शुष्क पतझड़ वन	1, 2, 4, 5	ग्लूसाइडिकरेजिन (10%)	मध्य भारत (1000 मीटर तक)
15.	कॉस्टस लसिरूस	क्षुप/आर्द्र व दलदली क्षेत्र	अज्ञात	–	भारतीय उत्तर–पश्चिम पर्वत श्रृंखलायें। (500–1000 मीटर)
16.	कार्डिया राथी	वृक्ष/शुष्क मिश्रित पतझड़ वनों में	1, 2, 5	टैनिन	भारतीय उत्तर पश्चिम पर्वत श्रंखलायें (300 मी.)
17.	काप्टिस टीटा	शाक/आर्द्र छायादार, ढलान	4, 2, 5	रेजिन (0.5–2.7%), बर्बेटिन (7.1–8.6%)	मिशामी पर्वत श्रंखला (2500–3000 मीटर)
18.	क्लेरोडेंड्रम सरेटम	क्षुप/आर्द्र उष्ण पतझड़ वन	2, 4, 1, 5	–	मध्य भारत (400–500 मीटर)

क्रमश:

परिशिष्ट–छ–जारी

क्र.स.	वानस्पतिक नाम	स्वभाव/प्राप्ति स्थल	विलुप्ती कारक	सक्रिय घटक	क्षेत्रीय व्याप्ति
19.	क्लेरोडेंड्रम कॉलिब्रोकिनम	क्षुप/उपोष्ण वन	2, 3, 1, 5	–	भारतीय उत्तरी पूर्वी हिमालय (800–1500 मीटर)
20.	करक्यूमा सिजिया	शाक/आर्द्र पतझड़ वन	1, 4, 5	सुगन्धित तेल (1.6%)	मध्य भारत (300–500 मीटर)
21.	करक्यूमा एंगुस्टीफोलिया	शाक/शुष्क पतझड़ वन	4, 2, 3, 5	–	मध्य भारत (500–800 मीटर)
22.	कुरकुलिगो आर्किओइडिस	शाक/शुष्क पतझड़ वन	2, 4, 5	सुगन्धित तेल (1.6%)	मध्य भारत (500–700 मीटर)
23.	ग्लौरियोसा सुर्पबा	शाक/आर्द्र उष्ण वन	4, 2, 1, 3, 5	ग्लौरिसीन	मध्य भारत की उष्ण पर्वत श्रृखंलायें (2300 मीटर)
24.	जिमनिमा सिल्वेस्ट्री	लता/पतझड़ वन	2, 1, 3, 5	जिमनिमिक अम्ल, हैनट्रीएकोटेनस	मध्य भारत (200–300 मीटर)

क्रमशः

परिशिष्ट–छ–जारी

क्र.स.	वानस्पतिक नाम	स्वभाव/प्राप्ति स्थल	विलुप्ती कारक	सक्रिय घटक	क्षेत्रीय व्याप्ति
25.	जंशियाना कुरू	शाक/ओक के वनों में चट्टानों पर	2, 4, 5, 1	जोंशिन	कश्मीर से लेकर उत्तराखंड तक (2000–4000 मीटर)
26.	जूरीनिया डोलोमिया	शाक/खुले एवं घासीय मैदानो में	5, 11, 2	–	कश्मीर से लेकर उत्तराखंड तक (3000–4200 मीटर)
27.	टाइलोफोरा इण्डिका	लता/शुष्क पतझड़ वनों में	1, 3, 5	टाइलोफोरिन	मध्य भारत (1000 मीटर तक)
28.	टैक्सस वॉलिचियाना	वृक्ष/शीतोष्ण क्षेत्र के मिश्रित वन	1, 5	ट्रैक्सिन	सिक्किम, आसाम, अरूणाचल प्रदेश (1500 –3000 मीटर)
29.	डॉयस्कोरिया डेल्टोइडिया	शाक/खुले स्थान	2, 4, 1, 5	सपोनीन	भारतीय उत्तर–पश्चिम हिमालय (1500–2500 मीटर)
30.	डेल्फीनियम डेनुडेटम	शाक/खुले घासीय मैदान	2	उल्फीलीन	कश्मीर से उत्तराखंड (2500–3000 मीटर)

क्रमशः

परिशिष्ट–छ–जारी

क्र.स.	वानस्पतिक नाम	स्वभाव/प्राप्ति स्थल	विलुप्ती कारक	सक्रिय घटक	क्षेत्रीय व्याप्ति
31.	डैक्टालोराइजा हत्ताजरीया	शाक/ उपहिमाद्री एवं हिमाद्री वन	4, 1, 5	–	कश्मीर से उत्तराखंड तक (2500–4000 मीटर)
32.	थैलिक्ट्रम फोलियोलोसम	शाक/ खुले पर्वत ढलान	1, 2, 4, 5	बबैरिन (0.35%) थैलिक्ट्रिन (0.03%)	उत्तराखंड (1300–4000 मीटर)
33.	नार्डोस्टाइकस जटामंसी	शाक/ नमी छायादार स्थान	2, 4, 1, 5	सुगन्धित तेल	उत्तराखंड (2500–4000 मीटर)
34.	नेपेन्थिस खासियाना	शाक/ झरनों के किनारे	4, 2, 5	–	मेघालय (500 मीटर)
35.	पिओनिया इमोडी	शाक/ शीतोष्ण वनों के किनारे	1, 2, 4, 5	सुगन्धित तेल	मध्य भारत (1800–2500 मीटर)
36.	पैनेक्स स्यूडो–जिन्सेग	शाक/ नमी व छायादार स्थान	1, 2, 5	पैनेक्यूलोन, सपोनिनि	सिक्किम, आसाम, अरूणा–चल प्रदेश, सिक्किम (2000–4000 मीटर)

क्रमशः

परिशिष्ट–छ–जारी

क्र.स.	वानस्पतिक नाम	स्वभाव/प्राप्ति स्थल	विलुप्ती कारक	सक्रिय घटक	क्षेत्रीय व्याप्ति
37.	पिक्रोराइजा कुर्रू	शाक/हिमाद्री वन	4, 2, 1, 5	पिक्रोराइजिन, कुटकीन (3.4%)	भारतीय हिमालय (2500–4000 मीटर)
38.	पोडोफाइलम हैक्सांड्रम	शाक/उपहिमाद्री व हिमाद्री वन	3, 4, 2, 1, 5	पोडोफाइलिन, पोडोफाइलोटोक्सिन	भारतीय हिमालय (3000–4500 मीटर)
39.	पॉलीगोनेटम वर्टिसिलेटम	शाक/खुले व चट्टान क्षेत्र	4, 5, 2, 1	–	उत्तराखंड (2500–3500 मीटर)
40.	प्रीज्वलस्कीया टगुंटिका	शाक/हिमाद्री वन	1	हाइयोसीन, एकोपालमिन,	उत्तरी सिक्किम (5000 मीटर)
41.	फ्रीइटिलेरिया रॉयली	शाक/हिमाद्री खुले स्थल	4, 2, 1, 5	पीमिन	कश्मीर से उत्तराखंड तक (3000–3500 मीटर)
42.	बैलियोर्स्पमम मोंटनम	शाक/खुले वन क्षेत्र	4, 2, 1, 5	–	मध्य भारत (300 मीटर तक)
43.	बर्बेरिस एरिस्ट्रटा	क्षुप/शीतोष्ण वन	1, 2, 3, 5	बर्बेरिन	भारतीय उत्तर–पश्चिम हिमालय (1800–3500 मीटर)

क्रमशः

परिशिष्ट–छ–जारी

क्र.स.	वानस्पतिक नाम	स्वभाव/प्राप्ति स्थल	विलुप्ती कारक	सक्रिय घटक	क्षेत्रीय व्याप्ति
44.	बर्बेरिस एसियेटिका	क्षुप/ उपोष्ण शीतोष्ण वन	1, 4, 3	बर्बेरिन (5%)	कश्मीर से उत्तराखंड तक (1500–3000 मीटर)
45.	बर्बेरिस कश्मीरियाना	क्षुप/उप हिमाद्री वन	2, 4, 1, 5	–	जम्मू कश्मीर (3500–4000 मीटर)
46.	बर्बेरिस लाइसियम	क्षुप/ उपोष्ण शीतोष्ण वन	2, 1, 5	बर्बेरिस	जम्मू कश्मीर से उत्तराखंड तक (1200–2100 मीटर)
47.	बर्बेरिस पिटियोलेरिस	क्षुप/ खुले स्थान	1, 2, 3, 4, 5	–	उत्तरांचल (2400–3000 मीटर)
48.	बर्बेरिस सीलियेटा	शाक/ आर्द्र छायादार चट्टान	1, 3, 4, 5	बर्जिनीन (0.75 %), इ. सीटोस्ट्रोल,	कश्मीर से उत्तराखंड (1200–2500 मीटर)
49.	ब्रूनियम पर्सिकम	शाक/ आर्द खुले मैदान	4, 8, 9	सुगन्धित तेल (2.5%) साइयोल	कश्मीर से उत्तराखंड (2000–3500 मीटर)
50.	ब्यूटिया मॉनोस्पर्मा	वृक्ष/ शुष्क पतझड वन		ब्यूटिन, ल्यूकेसाइनिडिन	मध्य भारत (300 मीटर)

क्रमशः

परिशिष्ट–छ–जारी

क्र.स.	वानस्पतिक नाम	स्वभाव/प्राप्ति स्थल	विलुप्ती कारक	सक्रिय घटक	क्षेत्रीय व्याप्ति
51.	मेक्नोपसिस एकुलिटा	शाक / चट्टान क्षेत्र	4, 2, 1, 5	–	भारतीय उत्तर–पूर्वी हिमालय (3000–3500 मीटर)
52.	रियम एस्ट्रेल	शाक / नमी घासीय मैदान	2, 4, 1, 5	इमोडिन, गैलिक अम्ल	कश्मीर से उत्तराखंड तक (3000–4000 मीटर)
53.	रियम नोबाइल	शाक / खुले मैदान	2, 1, 5	एन्थुक्विनोन	सिक्किम, आसाम, अरूणाचल प्रदेश
54.	रस सेमियलेटा	वृक्ष / उपोष्ण सदाबहार वन	2, 1, 5	टेनिन (50–80%)	भारतीय उत्तर पूर्वी हिमालय (800–1500 मीटर)
55.	रॉवोल्फिया सर्पेण्टाइना	शाक / नमी शुष्क पतझड़ वन	2, 4, 3 1, 5	रिसर्पाइन	मध्य क्षेत्र (100–300 मीटर)
56.	रोडोडेन्ड्रान एन्थोपोगोन	क्षुप / शीतोष्ण शुष्क पतझड़ वन	2, 3	एंथ्रोक्यूनोन	सिक्किम, आसाम, अरूणाचल प्रदेश (3000–4500 मीटर)

क्रमशः

परिशिष्ट–छ–जारी

क्र.स.	वानस्पतिक नाम	स्वभाव/प्राप्ति स्थल	विलुप्ती कारक	सक्रिय घटक	क्षेत्रीय व्याप्ति
57.	लेवटेरा कैशमेरियाना	शाक/खुले घासीय मैदान	4, 5	–	कश्मीर हिमालय (2000–2500 मीटर)
58.	लूवुंगा स्कंडेनस	क्षुप/शीतोष्ण वन	2, 3	सुगन्धित तेल	मेघालय (1500 मीटर)
59.	वैलेरियना जटामंसी	शाक/शीतोष्ण क्षेत्र	2, 1, 4, 5	सुगन्धित तेल (0.5–12%)	भारतीय उत्तर पूर्वी हिमालय (1200–1800 मीटर)
60.	स्वर्शिया चिरायता	शाक/नमी छायादार स्थान	4	वीटर अम्ल ऑफेलिक अम्ल	हिमाचल प्रदेश व उत्तराखंड (1500–3000 मीटर)
61.	स्वर्शिया एंगुस्टीफोलिया	शाक/आर्द्र वनों के दलदली क्षेत्र	2, 4, 5	–	छत्तीसगढ़, बस्तर, रायपुर (400–700 मीटर)
62.	सॉस्सूरिया ओब्वालेटा	शाक/ग्लेशियर क्षेत्र	4, 2, 1, 5	–	कश्मीर से उत्तराखंड तक (3000–5100 मीटर)
63.	सॉस्सूरिया गॉसीपीफोरा	शाक/खुले मैदान	4, 2, 3	–	कश्मीर से उत्तराखंड तक (3500–5700 मीटर)

क्रमशः

परिशिष्ट–छ–जारी

क्र.स.	वानस्पतिक नाम	स्वभाव/प्राप्ति स्थल	विलुप्ती कारक	सक्रिय घटक	क्षेत्रीय व्याप्ति
64.	सॉस्सूरिया कॉस्टस	शाक/घासीय मैदान एवं चट्टान	1, 2, 4, 5	सुगन्धित तेल (1.5%), सॉस्सूरिन	कश्मीर से उत्तराखंड तक (2000–3000 मीटर)
65.	सिन्नामोमम तमाला	छोटा वृक्ष / उष्ण वन	2, 4, 5	सुगन्धित तेल (0.3–0.6%) सिन्नोमोल्डीहाइड	भारतीय उत्तर–पश्चिम हिमालय (2000–3000 मीटर तक)
66.	सिलेस्ट्रस पैनीकुलेटा	काष्ठीय लता/शुष्क, आर्द्रउष्ण पतझड वन	4,2,1,9	प्रीस्टीमेरिन, जाइलेस्टीशेन	मध्य भारत (300–500 मीटर)
67.	हाइड्नोकार्पस कुर्जी	वृक्ष /उष्ण सदाबहार वन	1, 3, 5	–	भारतीय उत्तर–पूर्वी पर्वत श्रृंखलाऐं (200–800 मीटर)
68.	हैरर्सलीयम कैंडीकेंन्स	शाक/पानी पत्थर व खुले दलान	4, 5, 1	सुगन्धित तेल (0.8%)	कश्मीर से उत्तराखंड (1500–2600 मीटर)
69.	हैडीसीयम स्पीकैटम	शाक/नमी व छायादार स्थल	4, 5, 2	सुगन्धित तेल (0.8%)	उत्तराखंड व हिमाचल प्रदेश (1500–2500 मीटर)

क्रमशः

परिशिष्ट–छ–जारी

क्र.स.	वानस्पतिक नाम	स्वभाव/प्राप्ति स्थल	विलुप्ती कारक	सक्रिय घटक	क्षेत्रीय व्याप्ति
70.	हैडीसीयम कोरोनेरियम	शाक/आद्रीय नदी व झरनों के किनारे	4, 1, 5	सुगन्धित तेल	मध्य प्रदेश की पर्वत श्रृंखलाऐं (700–1000 मीटर)
71.	यूर्जिनिया इड़िका	शाक/झरनों के किनारे व चट्टानों पर	4, 2, 1, 5	स्कीलमरिन ए व बी	मध्य भारत (2000–3000 मीटर)

नोटः विलुप्ती के कारक–1ः औषधि के लिए दोहन, 2ः आवास स्थलों में विघटन, 3ः मानव–हस्तक्षेप, 4ः अधिक विदोहन, 5ः व्यापार के कारण, 6ः लकड़ी हेतु दोहन व 7ः स्थानांतरित कृषि के लिए मानव–हस्तक्षेप।

सन्दर्भ ग्रन्थ सूची
(हिन्दी भाषा ग्रन्थ)

अनाम (1991) सिक्किम हिमालय का प्रजातीय औषध वानस्पतिक सर्वेक्षण। सी0सी0आर0ए0एस0 पब्लिकेशन, नई दिल्ली।

अनाम (1999) व्यवसायिक खेती के लिए उपर्युक्त औषधीय एवं सुगन्धित पौधे। सैडमैप, भोपाल (म0प्र0)।

उनियाल, मायाराम (1997) उत्तराखण्ड हिमालय की वनोषधियाँ एवं खनिज। बैद्यनाथ आयुर्वेद शोध संस्थान, पटना।

उनियाल, मायाराम (1999) लद्दाख की संस्कृति एवं परम्परागत तिब्बती चिकित्सा प्रणाली। उनियाल आरोग्य प्रकाशन, दिल्ली।

ऐरी, सुबोध एवं उप्रेती, ज्योति (1996) हिमालय की उच्च शिखरीय औषधीय पादप प्रजातियाँ : संरक्षण एवं उपयोग। उपेन्द्र कर आदि द्वारा सम्पादित हिमालय की जैव–विविधता में। गोविन्द बल्लभ पंत हिमालय पर्यावरण एवं विकास संस्थान, कोसी कटारमल, अल्मोड़ा। पृष्ठ 57–65।

कठोर, यशवंत सिंह (1989) मध्य हिमालय की पुरातत्व निधि। *उत्तराखण्ड.* 3 : 1–9।

गुप्त, उमेशचन्द्र (1914) वैधक शब्द सिन्धु। कलकत्ता।

चौहान, एन0एस0 (1987) हिमाचल प्रदेश में औषधीय पौधों की कास्त की सम्भावनाऐं। *वन संदेश.* 20 (4): 18–27।

चुनेकर, के0सी0 (टीका0) (1988) भावप्रकाश निघण्टु। चौखम्भा भारती अकादमी, वाराणसी।

जैन, एस0के0 व मुद्गल, विश्वनाथ (1984) भारत की वनस्पति। भारतीय वनस्पति सर्वेक्षण, हावड़ा।

पन्त, कैलाशचन्द एवं नेगी, कुलदीप सिंह (1992) उत्तराखंड के कृषि उपयोगी पौधों का संरक्षण। *उत्तराखंड* 6: 111–15।

पाण्डे, पी0सी0, पोखरिया, डी0सी0 व भट्ट जे0सी0 (सम्पादक) कुमायूँ हिमालय का लोक वनस्पति विज्ञान। साइंटिफिक पब्लिशर्स, जोधपुर।

बडोनी, ए0के0 (1995) गढ़वाल हिमालय में जैविक–विविधता संरक्षण एवं सतत् विकास हेतु जड़ी–बूटी उद्योग। सोसाइटी फॉर हिमालयन एनवाइरमेन्टल रिसर्च (शेर), देहरादून।

भण्डारी, चन्द्रराज (1952) वनौषधि चन्द्रोदय। भाग 1–10। ज्ञान मंदिर, भानपुरा (इन्दौर)।

मल्कानिया, निरंजन प्रकाश (1987) उत्तराखंड के चारागाह। *उत्तराखंड* 1 : 58–76।

मुदगल, वी0 एवं हाजरा, पी0के0 (1995) भारत की वनस्पति विविधता । भारतीय वनस्पति सर्वेक्षण, कोलकाता।

वैश्य–रूपलाल (1940) अभिनव बूटी दर्पण। भाग 1–2। चौखम्भा प्रकाशन, वाराणसी।

वैश्य, शालिग्राम (1953) शालिग्राम निघन्टु। खेमराज श्री कृष्णदास, बम्बई।

शर्मा, निरंजन व शर्मा, बाबूलाल (2002) पादप भूगोल। रोहिणी बुक्स, जयपुर।

शर्मा, देवेन्द्र (1997) वनौषधि सार संग्रह। ग्रामीण क्षेत्रीय विकास परिषद, दिल्ली।

शर्मा, प्रियव्रत (1990) द्रव्यगुण विज्ञान। भाग दो। ग्यारहवाँ संस्करण चौखम्भा भारती एकॉडमी, वाराणसी।

शर्मा, पूरनचन्द्र (1991) उत्तराखंड की अनमोल वन संपदा। *उत्तराखंड* 5: 12–13।

शर्मा, रविन्द्र (2002) औषधीय एवं सुगन्धीय पौधों की कृषि तकनीक। दया पब्लिशिंग हाऊस, दिल्ली।

शाह, एन0 सी0 (1980) हिमालय की देव औषधियाँ। *खेती.* 28–31।

शाह, उमेशचन्द्र (1990) उत्तराखण्ड में पाई जाने वाली होम्योपैथी जड़ी बूटियाँ। उ0प्र0 के पर्वतीय आँचल में सम्पदा उपयोग की चुनोतियाँ विषय पर संगोष्ठी –उत्तराखंड शोध संस्थान, पंतनगर। पृ0 25–27।

सिंह, डी0के0, उनियाल वी0पी, मूर्ति एस0के0 व शर्मा जे0आर (1994) पश्चिमी हिमालय की वनस्मृतियाँ, देहरादून।

सिंह, लेखराज व श्रीवास्तव, रूद्रप्रकाश (1973) भारत का वृहत भूगोल। द्वितीय संस्करण। रामनारायण लाल बेनीप्रसाद, इलाहाबाद।

स्वामी, भागीरथ (1936) संदिग्ध निर्णय वनौषधि शास्त्र। भाग 1–9। 143 हरीसन रोड, कोलकाता।

आंग्लभाषा ग्रन्थ

Ahluwalia, K.S. 1952. Medicinal Plants of Kangra Valley. *Indian Forester*. 78: 181-94.

Ambasta, S.P. 1986. Useful Plants of India. Publications and Information Directorate, CSIR, New Delhi.

Anonymous. 1945-76. Wealth of India. Vol. I-XI. Publications and Information Directorate, CSIR, New Delhi.

Aswal, B.S. and Mehrotra, B.S. 1994. Flora of Lahaul – Spiti : A Cold Desert in North-West Himalayas. Bishen Singh and Mahendra Pal Singh, Dehradun.

Atal, P. and Sharma, S. 2002. The Medicinal Wealth of Western Himalayas Agro – Ecoological Region of India. Part I-II. *Annals of Forestry*. 10: 28-41; 137-48.

Atkinson, E.T. 1980. The Economic Botany of the Himalayas. Reprinted by Cosmo Publications, New Delhi.

Atkinson, E.T. 1989. Flora of the Himalayas with special Reference to Kumaon, Garhwal, Nepal and Tibet. Reprinted by Cosmo Publication, New Delhi.

Bennet, S.S.R. 1987. Name Changes in Flowering Plants of India and Adjacent Regions. Triseas Publishers, Dehradun.

Bentley, R. and Trimen, H. 1880. Medicinal Plants. Vol. I-IV. J. & A. Churchill, London.

Biswas, K. 1956. Common Medicinal Plants of Darjeeling and Sikkim Himalayas. Govt. Press, Bengal.

Blatter, E. 1927-29. Beautiful Flowers of Kashmir. Vol. I-II. John Bale Sons & Danielson Ltd., London.

Brandis, D. 1874. Forest Flora of North West and Central India. M.H. Allen & Company, London.

Champion, H.G. and Seth, S.K. 1962. A Revised Survey of Forests Types of India. Government of India Press, New Delhi.

Chopra, I.C., Sobti, S.N., and Handa, K.L. 1956. Cultivation of Medicinal Plants in Jammu and Kashmir. The Indian Council of Agricultural Research, New Delhi.

Chopra, R.N., Badhwar, R. L. and Ghosh, S. 1965. Poisonous Plants of India. Vol.I-II. Indian Council of Agricultural Research, New Delhi.

Chopra, R.N.and Chopra, I.C. 1955. A Review of work on Indian Medicinal Plants. ICAR, New Delhi.

Chopra R.N., Chopra, I.C. and Verma, B.S. 1969. Supplement to Glossary of Indian Medicinal Plants. Publications and Information Directorate, CSIR, New Delhi.

Chopra, R.N., Chopra, I.C., Handa, K.L. and Kapur, L.D. 1958. Chopra's Indigenous Drugs of India. 2nd Edition. U.N. Dhur and Sons Private Limited, Calcutta.

Chopra R.N., Nayar S.L. and Chopra I.C. 1956. Glossary of Indian Medicinal Plants. Publications and Information Directorate, C.S.I.R., New Delhi.

Collett, H. 1902. Flora Similensis. Reprinted by Bishen Singh and Mahendra Pal Singh, Dehradun.

Chowdhary, H.J. and Wadhwa, B.M. 1984. Flora of Himachal Pradesh. Vol. I-III. Botanical Survey of India, Howrah.

Dastur, J.F. 1951. Useful Plants of India and Pakistan. D.B. Taraporewala Sons & Company Ltd., Bombay.

Davis, A. 1959. Across the Inner Line. *Himalayan Journal*. 22: 84-94.

Deb, D. B. 1981-83. The Flora of Tripura State. Vol. I-II. Today and Tomorrow Printers & Publishers, New Delhi.

Dey, A.C. 1980. Indian Medicinal Plants used in Ayurvedic Preparation. Bishen Singh and Mahendra Pal Singh, Dehradun.

Dhaliwal, D.S. and Sharma, M. 1999. Flora of Kullu District (Himachal Pradesh). Bishen Singh and Mahendra Pal Singh, Dehradun.

Dhar, U. and Kachroo, P. 1983. Alpine Flora of Kashmir Himalayas. Scieitific Publishers, Jodhpur.

Dhar, U. 2002. Conservation Implications of Plant Endemics in High – Altitude Himalaya. *Current Science.* 82(2): 141-48.

Dhiman, A.K. 2003 (a). History of Indian Medicine and Pharmacopoeia. *Aryavaidyan.*17 (1) : 24-31.

Dhiman, A.K. 2003 (b). Sacred Plants and their Medicinal Uses. Daya Publishing House, New Delhi.

Dhiman, A.K. 2004 (a). Common Drug Plants and Ayurvedic Remedies. Reference Press, New Delhi.

Dhiman, A.K. 2004 (b). Medicinal Plants of Uttaranchal State. Chowkhamba Sanskrit Series Office, Varanasi.

Dhiman, A.K. 2005. Wild Medicinal Plants of India. Bishen Singh and Mahendra Pal Singh, Dehradun.

Dhiman, A.K. 2006. Ayurvedic Drug Plants. Daya Publishing House, New Delhi.

Drury, H. 1864-69. Handbook of Flora of India. Reprinted by Bishen Singh and Mahendra Pal Singh, Dehradun.

Drury, H. 1873. The Useful Plants of India. 2nd Edition. W. H. Allen and Company, London.

Duthie, J.F. 1906. Catalogue of Plants of Kumaon and of the Adjacent Portion of Garhwal and Tibet based on the Collection made by Strachey and Winterbotton during the years 1846-49. Reprinted in 1974 by Bishen Singh Mahendra Pal Singh, Dehradun.

Duthie, J.F. 1906. Orchids of North-West Himalaya. *Ann. Royal Bot. Garden Calcutta.* 9: 81-211.

Dutt, U.C. 1918. The Materia Medica of Hindoos. 2nd Edition. Thacker Spink & Co., Calcutta.

Dymock, W., Warden, C.J.S. and Hooper, D. 1890-93. Pharmacographia Indica. Vol. I-III. Thacker, Spink and Co., Calcutta.

Gaur, R.D. 1999. Flora of the District Garhwal North West Himalaya (With Ethnobotanical Notes). Transmedia, Srinagar.

Gibbs, H. 1962. The Hills of India. Jarrolds Publishers (London) Ltd., London.

Gupta, R.K. 1968. Flora Nainitalensis. Navyug Traders, Delhi.

Haridasan, K.R. and Rao, R. 1985-87. Forest Flora of Meghalaya. Vol. I-II. Bishen Singh Mahendra Pal Singh, Dehradun.

Hooker, J.D. 1875-1897. The Flora of British India. Vol. I-VII. L. Reeve & Co. Ltd., Kent, England.

Hutchinson, J. 1973. Key to the Families of Flowering Plants. 3rd Edition. Clarendon Press, Oxford.

Kanjilal, U.N. 1911. Forest Flora of the Siwalik and Jaunsar Forest Divisions of the United Provinces of Agra and Oudh. Government Printing Press, India, Calcutta.

Kashyap, S. 1925. The Vegetation of Western Himalayas and Western Tibet in Relation to their Climate. *Journal of Indian Botanical Society*. 4: 327-31.

Kaushik, P. and Dhiman, A.K. 2000. Medicinal Plants and Raw Drugs of India. Bishen Singh and Mahendra Pal Singh, Dehradun.

Khory, R.N. 1882. Bombay Materia Medica. Ranina's Union Press, Bombay.

Kirtikar, K.R. and Basu, B.D.1935. Indian Medicinal Plants. 2nd Edition. Vol. I-IV. Revised by E. Blatter, J.F. Caius and K.S. Mahaskar. Lalit Mohan Basu, Allhabhad.

Issac, R.K. 1981. Traditionally Important Medicinal Plants and Folklore of Uttarakhand Himalayas for Animal Treatment. *Journal of Science Research in Plant and Medicine*. 2 : 61-66.

Jain, S.K. 1982. Botany of Eastern Himalays. In G.S. Paliwal edited 'The Vegetational Health of the Himalayas'. Puja Publications, Delhi. Pp. 201-17.

Jain, S.K. 1998. Dictionary of Ethnobotany and Folk Medicine. Deep Publications, New Delhi.

Jain, S.K. and De Filipps, R. A. 1991. Medicinal Plants of India. Vol. I-II. Reference Publication Inc., Algaonac, Michigan.

Jain, S.K. and Shastri, R.K. 1978. Plants' Resources of the Himalayas. *Proceeding of National Seminar on Research and Development.* Himalayan Region Science and Technology Department, New Delhi. Pp. 98-107.

Kachroo, P., Sapru, B.L. and Dhar, U. 1977. Flora of Ladakh. Bishen Singh Mahendra Pal Singh, Dehradun.

Kamal, Rajiv. 1988. Economy of Plants in the Vedas. Commonwealth Publishers, New Delhi.

Kani, T. 1993. The Advancing Apatanis of Arunachal Pradesh. Purbadesh Mudran, Guwahati.

Kaul, M.K. 1997. Medicinal Plants of Kashmir and Ladakh (Temperate and Cold Arid Himalayas). Indus Publishing Company, New Delhi.

Kaul, M.K., Sharma, P.K. and Singh, V. 1995. Crude Drugs of Zanskar (Ladakh) used in Amchi System of Medicine. In P. Pushpagandan et.al., edited 'Glimpses of Indian Ethnopharmacology'. TBGRI, Trivandrum. Pp. 163-72.

Kumar, Y.K., Haridasan, K. and Rao, P.R. 1980. Ethonbotanical Notes on Certain Medicinal Plants among some Garo People around Balphakram Sanctuary in Meghalaya. *Bulletin of Botanical Survey of India.* 22: 161-65.

Lawrence, W.R. 1895. The Valley of Kashmir. Reprinted in 1967 by Kesar Publishers, Srinagar.

Moodie, A.D. 1959-60. A High Walk in the Central Himalaya. *Himalayan Journal.* 22: 146-52.

Osmaston, A.E. 1922. Notes on Forest Communities of the Garhwal Himalaya. *Journal of Ecology.* 10: 129-67.

Osmaston, A.E. 1927. A Forest Flora for Kumaon. Government Press, Allahabad.

Maithani, G.P., Bahuguna, V.K., Negi, J.D.S. and Nautiyal, S. 1991. Handbook of Some Important Himalayan Shrubs. Forests Research Institute, ICFRE, Dehradun.

Manandhar, N.P. 1980. Medicinal Plants of Nepal Himalaya. Ratna Pustak Bhandar, Kathmandu (Nepal).

Mani, M.S. 1978. Ecology and Phytogeography of High Altitude Plants of the Northwest Himalaya. Oxford & IBH Publishing Company, New Delhi.

Nair, M.P. and Shastri, R.K. 1987-89. Red Data Book of Indian Plants. Vol. I-III. Botanical Survey of India, Howrah.

Nair, N.C. 1977. Flora of Bashar Himalaya, International Biosciences Publishers, Madras.

Naithani, B.D. 1984-85. Flora of Chamoli, Vol. I-II. Botanical Survey of India, Howrah.

Nautiyal, M.C., Prakash, V. and Nautiyal, B.P. 2002. Cultivation Techniques of Some High-Altitude Medicinal Herbs. *Annals of Forestry*. 10(1): 62-67.

Navchoo, I.A. and Buth, G.M. 1989. Medicinal System of Ladakh, India. *Journal of Ethnopharmacology*. 20: 137-46.

Negi, K.S. and Gaur, R.D. 1993. Principal Wild Edible Plants of Western Himalaya, U.P., India. In B.K. Gupta edited 'Higher Plants of Indian Sub-continents'. Bishen Singh and Mahendra Pal Singh, Dehradun. Pp. 1-78.

Nasir, E. and Ali, S.I. 1970. Flora of West Pakistan. Nasir Printing Press, Karachi (Pakistan).

Pandey, G. 1995-2000. Medicinal Plants of Himalaya. Vol. I-II. Sri Satguru Publication, Delhi.

Pandey, P.C., Joshi, G.C. and Kandpal, M.M. 1989. Ethnobotany of Kumaon Himalaya. In N.K. Sah et.al., edited 'Himalaya Environment Resource and Development'. Shree Almora Book Depot, Almora. Pp. 285-94.

Parker, R.N. 1983. A Forest Flora for the Punjab with Hazara and Delhi. B. S. Bedi Printing Press, Dehradun.

Polunin, O. 1950. Plant Hunting in the Nepal-Himalayas. *Geography Magazine*. 22: 132-47.

Polunin, O. and Stantion, A. 1984. Flowers of the Himalaya. Oxford University Press, New Delhi.

Polunin, O. and Stantion, A. 1987. Concise Flowers of the Himalaya. Oxford University Press, New Delhi.

Parrota, J.A. 2001. Healing Plants of Peninsular India. CABI Publishing, UK.

Raizada. M.B. and Saxena, H.O. 1978. Flora of Mussorie. Vol. I. Bishen Singh and Mahendra Pal Singh, Dehradun.

Rau, M.A. 1975. High Altitude Flowering Plants of West Himalaya. Botanical Survey of India, Howrah.

Rawat, M.S. and Chowdhury, S. 1998. Ethno-Medico Botany of Arunachal Pradesh (Nishi & Apatani Tribes). Bishen Singh and Mahendra Pal Singh, Dehradun.

Singh, G. 1979. A Geography of India. Atma Ram & Sons, Delhi.

Singh, T.B. 1999. Glossary of Vegetable Drugs in Brhattrayi. 2nd Edition. Chowkhamba Amarabharati Prakashan, Varanasi.

पादप-अनुक्रमणिका

Plant-Index in English